子どもの食と栄養

「生きる力」を育むために

編著　青木三恵子

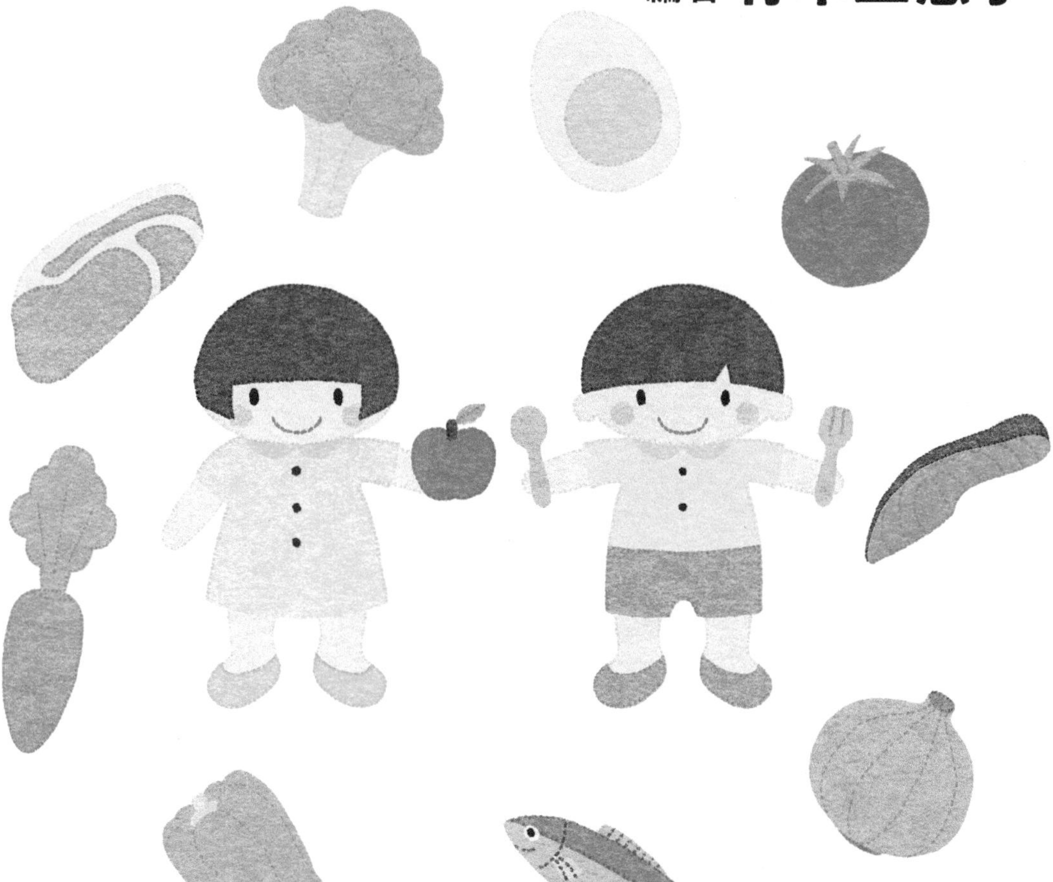

講談社

執筆者一覧

五十音順，＊は編者，数字は担当箇所

青木三恵子＊ 高知大学教育研究部医療学系連携医学部門 客員教授
（2.1 節，2.2.2 ～ 2.2.4 項，4 章，5 章，6.3 節，7 章，8.4.2 項，8.5 節，9.1.1 項，9.3 節，10 章，2 ～ 7，9 章コラム）

AKINTIJE SIMBA Calliope
ルワンダ共和国保健省西部州チャンググ県ミビリジ病院 病院長（9.1.3 項）

伊藤早苗 琉球大学熱帯生物圏研究センター 研究員（1 章，1 章コラム）

荻野隆光 川崎医科大学救急医学 教授，同附属病院 高度救命救急センター長（8.2.9 項）

奥谷文乃 高知大学教育研究部医療学系看護学講座 教授（2.2.2 ～ 2.2.4 項）

Carmen miwa Shindoi de Kurosawa
パラグアイ共和国イタプア県ピラポセンターピラポ病院 小児科医（9.1.4 項）

佐々木敏 東京大学大学院医学系研究科社会予防疫学分野 教授（2.2.1 項）

澤田崇子 関西福祉科学大学健康福祉学部福祉栄養学科 准教授（4 章）

重宗之雄 公益財団法人味の素ファンデーション 専務理事（9.1.6 項）

髙橋　脩 社会福祉法人豊田市福祉事業団 理事長（8.3 節）

等々力英美 放送大学沖縄学習センター 客員教授，琉球大学熱帯生物圏センター 研究員（9.2 節）

中川　聰 tripod design CEO，東京大学大学院工学系研究科機械工学専攻 特任教授（8.4.1 項）

林健太郎 Barefoot Doctors Group 代表（9.1.2 項）

古川福実 高槻赤十字病院 院長（8.2.1 ～ 8.2.8 項）

村瀬嘉代子 一般財団法人日本心理研修センター 理事長，大正大学名誉教授（8 章コラム）

村田吉弘 株式会社菊乃井 代表取締役，NPO 法人日本料理アカデミー 理事長（6.1 ～ 6.2 節）

森　温子 元 JICA ボランティア 青年海外協力隊（9.1.5 項）

森崎菜穂 国立成育医療研究センター社会医学研究ライフコース疫学研究 室長（3 章，8.1 節）

横溝　功 岡山大学大学院環境生命科学研究科 教授（9.4 節）

協力者

五十音順，敬称略

青木　藍

稲垣容子 （社福）立正会たちばな上中野保育園

井上恵子 岡山学院大学 特任講師

海野愛莉 （社福）白鳩福祉会うらやす白鳩保育園

岡野田鶴子 （社福）秋穂福祉会清心保育園

岡本菜和 （社福）秋穂福祉会清心保育園

島田郁子 高知県立大学健康栄養学部 講師

武鑓加恵

土肥　優 （社福）白鳩福祉会うらやす白鳩保育園

内藤智子 （社福）立正会たちばな上中野保育園

西脇真琴 豊田市こども発達センター

福島忠則 広島市市民局文化スポーツ部文化振興課

宮本　拓 岡山大学名誉教授

本文デザイン・イラスト　**おのみさ**

はじめに

子どもはとてもかわいい。ポチャポチャ，ふんわり，ヨチヨチしていて手を差し伸べたくなります。しかし，やかまし村（リンドグレーン）には産まれたばかりの妹ケルスティンを見たお兄ちゃんのオッレが「かわいくなかった，サルのようにくちゃくちゃだった」という件（くだり）があります。でも大人は，生まれてきたことだけで愛おしいのです。実際，サルのようにくしゃくしゃのサルの赤ちゃんを使ったハーロウの実験が人々の心をかき乱したのは幼いものや命あるものへの普遍の愛ゆえです。第二次世界大戦で原爆が投下された直後の重傷者で身動きならない真っ暗な地下室で赤ちゃんが生まれたときの希望の気持ちが「産ましめんかな（栗原貞子）」という詩に感動的に詠（うた）われています。タゴールはこういいました。

Every child comes with the message that
God is not yet discouraged of humanity.

子どもは皆，神様はまだ人間というものに失望していないというメッセージを携えて産まれてくる

保育士は人気の資格です。将来，子どもをもったときにも役立つ。ただ，他の資格の専門性が狭いのに比べると保育の学習はとても広範囲です。歌だけが得意とか算数だけは教えられるというわけにいかないのです。まして，子どもが好きということは必要ですが，十分ではありません。一般的にはきちんと責任感のある仕事をするなら，ちょっとくらい変人でも，いい人であれば悪くありません。しかし，保育士は目の前の子どもを広く，将来まで見通す人格力が必要です。それを裏づけるのは幅広い教養（リベラルアーツ）と，今得られる学問や知見の深い理解です。そしてプロとして子どもを守る強さも求められます（ときには保護者を超えてでも）。保育士になるための学習は答えがひとつだけのものは少なく，まさにアクティブラーニングです。限られた修業年限のなかで興味と関心をかき立て力量をつけてください。無知・勉強不足は悪意なき過失です。保護者の歓心を買うために，ときには成果が見えやすいことを教えたくなります。泥遊びなどは後始末も大変だし，役に立つのかどうかもわからず，保護者もそれほど喜ばないのかもしれません。しかし，いますぐ役に立つものはたかが知れています。

アメリカでの介入試験「ペリープログラム」やその他の社会実験で，幼児期早期での教育的働きかけや保護者支援が，成長後の子どもの社会的成長や就業形態や資産形成にまで好影響を及ぼすことが示されています。「ケガせんようにちょっと見ておいて」「とりあえず，おなかが空かんように何か食べさせておいて」ということを遙かに超えた教育実践は可能なのです。

日本は少子化が著しく進んでいます。2019 年の 15 歳未満人口は人口の 12.1% 1,533 万人で半世紀近く減少し続けています。出生数自体も 1949 年には過去最高の約 270 万人でしたが，2019 年は 86 万人と 1/3 以下で，内訳は 0 ～ 2 歳 2.3%，3 ～ 5 歳 2.3%，6 ～ 8 歳 2.5%，9 ～ 11 歳 2.5%，12 ～ 14 歳 2.6% です。

なぜ子どもの数は減っているのでしょうか。みんなが子どもを好きではなくなったのなら仕

方ありませんが，かなりの人の欲しいけれど産めない，欲しいだけの人数は産めないという事実があります。それは個々の保育士の力を超えることです。しかし，子どもの育ちを使命とするなら，なぜかを考え，世をよくしようとする高邁な精神で，小さくてもできることをする必要はあるかもしれません。

若いときの学びは効率がいいです。一学んで十身につきます（年をとると逆転します）。また，そのときは十分に消化できなくても，何年も経ってから，若いときとは違う理解ができるという反芻動物みたいなおまけもついてきます。この教科書は，多くの先生方が，子ども時代の育ちの大切さに共感し書いてくださいました。難しいところはあるかもしれませんが，先生方の熱意を受けとってください。1人の人の写真があるとき，見ただけではその人がどちらの方向に動いていくのか，おなかがすいているのか兄弟はいるのか……または何歳くらいまで元気に生きるのか，どういう病気にかかるのかなどはわかりません。しかし疫学研究を見れば予測がつきます。予測がつけば対策も立てられるのです。そういう観点から，この教科書では栄養疫学を横に広げたかたちとして世界状況と，縦に広げて死因などをみる人口動態と過去にどのように病気と闘ってきたかを述べています。高等教育は未来をつくるためにあり，抽象性を理解し，データ，図，表を正確に読み，事実を複眼的に理解し，今にとどまらず未知の課題を見つけて解決する力を養うのです。保育の仕事は左手に温かい情と右手に冷静な事実認知が必要です。

子ども時代は人生の核です。その後の若くて生命力のみなぎっているときは子どものときのことを一時忘れるかもしれません。しかし次第に，人生を生きていく力，人との協力を信じる力，粘り勁さ（レジリエンス）などが子ども時代に受けた温かい育ちにあることに気づくようになります。人生のピークを下りゆき，体力も人間関係も細っていくとき，心を温めるのは父母や祖父母，飼っていた犬だったりするようです。子どもをこころおきなく産み育てることのできる社会にするには，男女の不均衡解消が最優先で，非正規格差をただす社会正義が“仁獣（麒麟）”のように現れるべく力を合わせたいところです。子どもたちのためにも，一定の努力をする普通の市民が自力で暮らせる社会をつくりましょう。すべての人が当たり前に暮らせる社会は子どもがのびのび育つ社会と重なるように思います。

謝辞　楽しんでつくったよといってくれたフェルト工芸は素晴らしくて表紙のデザインにつながり，お弁当の絵はおいしい食事をした後の豊かな幸せな気分が浮かびあがったといわれ，某オリンピアンが2年連続優勝したリバーマラソンの写真は水しぶきと歓声が飛んできそうです。イラストレーターのおのみささんには手の向き指の形まで何度も描き直していただきました。また講談社サイエンティフィクの堀恭子さんは龍宮で惚けている私を，気は優しく力持ちで細やかに支えてくださいました。皆さまに心から感謝いたします。

2020年3月

編著者　**青木三恵子**

目次

はじめに …… iii

第1章　子どもの健康と食生活の意義

1 子どもの健康と食生活 …… 1
2 日本の子どもの食生活の変遷と現状および今後の課題 …… 2
コラム 社会における子どもの育ちの保障 …… 20

第2章　栄養の基礎

1 栄養の基本的概念 …… 22
2 食事摂取基準と献立作成・調理の基本 …… 38
3 調理の基本 …… 52
4 食べ物を知る・選ぶ：食品表示 …… 59
コラム 食育おもちゃ・エプロンシアター …… 64

第3章　子どもの発育・発達と食生活

1 乳児期の授乳・離乳の意義と食生活 …… 66
2 幼児期の心身の発達と食生活 …… 85
3 学童期の心身の発達と食生活 …… 92
4 生涯発達と食生活 …… 99
5 妊娠・授乳，妊娠可能な時期の食と栄養 …… 103
コラム おちちの不思議 …… 108

第4章　子どもの食事をつくってみる（調理の実習）

1 調理における衛生・安全管理の実際－家庭でのとり扱いを中心に …… 110
2 乳児期の食べ物 …… 112
3 幼児期の食べ物 …… 115
4 学童期の食べ物 …… 118
5 妊娠・授乳期の食べ物 …… 121
6 生涯発達と食生活 …… 121
コラム 備蓄－何とか食べて生き延びる練習
子どもは食べだめも飲みだめもできません …… 123

第5章　食育の基本と内容

1 保育における食育の意義・目的と基本的考え方 …… 125
2 食育基本法 …… 126
3 食育の内容と計画および評価 …… 127
4 食育のための環境 …… 130
5 地域の関係機関や職員間の連携 …… 131
6 食生活指導および食を通した保護者への支援 …… 132
7 給食だよりの製作 …… 134
コラム もったいない「Mottainai」：他者・他文化の尊重 …… 136

第6章　食文化

1 どんなものを食べているか言ってみたまえ …… 138
2 世界無形文化遺産としての和食 …… 139
3 減塩：必要性とその方法－イギリスでの実践から学ぶ …… 146
コラム 食器が伝えるメッセージ …… 151

第7章　家庭や児童福祉施設における食事

1 家庭における食と栄養 …… 153
2 児童福祉施設における食と栄養 …… 154
3 ある孤児院での記録　精神的充足と身体発育 …… 157
コラム 牛女 …… 160

第8章　特別な配慮を要する子どもの食と栄養

1 疾病や体調不良の子どもの食と栄養 …… 162
2 アレルギーの子どもの食と栄養
「食物を避ける」ことから，「食べて治そう」に劇的な転換 …… 171
3 障害のある子どもの食と栄養：身体障害，知的障害，発達障害 …… 188
4 ユニバーサルデザインとノーマライゼーション
すべての生きる－食と栄養－を支える理念 …… 195
5 特徴ある生活のスタイルで暮らす人たち …… 201
コラム 心身を育て豊かにするもの－ある小さなお弁当の話－ …… 205

第9章 世界の子どもたちは今

1 途上地域における子ども …… 207
2 沖縄の健康長寿と26ショック …… 220
3 大人の健康から子どもの課題を考える …… 227
4 90億人時代の食糧問題 …… 237
コラム 温暖化・気候変動と将来の人たちの暮らし …… 243

第10章 食と食卓の風景

1 食べ物や食卓を描く …… 246
2 絵本に描かれた食や食卓 …… 246
3 映画や物語に描かれた食卓 …… 247
コラム 動物や腸内細菌とともに …… 250

参考図書 …… 253
付録：みんなでつくってみよう！ …… 254
索引 …… 256

本書を読む前に

多く使われる「保育園」という名称については以下を参照してください。

保育園，幼稚園，認定こども園はすべて子どもを預かる施設ですが，下記のようなちがいがあり，児童福祉法での正式名称は「保育所」です。本書では固有名詞以外は「保育所」を使用しています。

「保育園（保育所）」「幼稚園」「認定こども園」のちがい

項目	保育園	幼稚園	認定こども園
管轄	厚生労働省	文部科学省	内閣府
保育対象	0歳～小学校就学前	3歳～小学校就学前	0歳～小学校就学前
目的	保護者の委託を受けて，保育に欠けるその乳児または幼児を保育することを目的とする施設	義務教育および小学校の就学の基礎を養う学校	学校教育と保育を一体的に提供する施設
資格・免許とその取得方法	**保育士資格** • 厚生労働大臣が指定している保育養成施設を卒業する • 年1回ある国家試験に合格する	**幼稚園教諭免許** • 幼稚園教諭養成課程のある短大・大学・大学院を卒業し，国家試験に合格する • 保育士資格を取得し，3年以上の実務経験を経て国家試験に合格する	保育教諭（**保育士資格**と**幼稚園教諭免許**を併有）
主な職場	保育所 乳児院 児童養護施設など	幼稚園	こども園
備考	正式名称は「保育所」	幼稚園教諭免許は免許更新が必要	幼保連携型認定こども園

詳しくはp.154を参照。

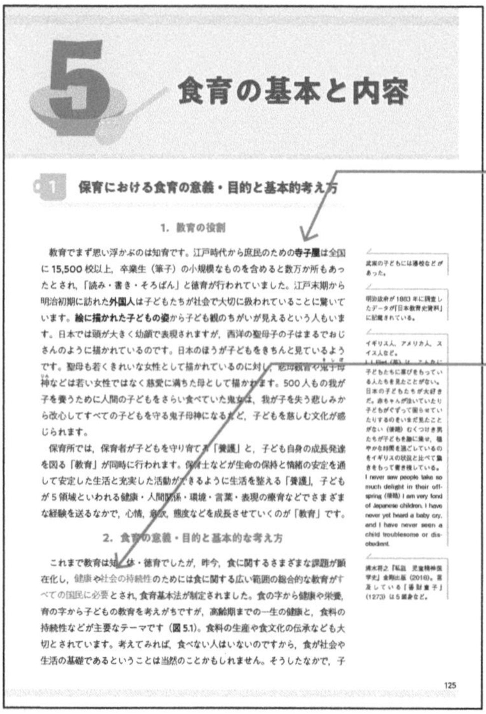

5 食育の基本と内容

1 保育における食育の意義・目的と基本的考え方

1. 教育の役割

教育でまず思い浮かぶのは知育です。江戸時代から庶民のための**寺子屋**は全国に15,500校以上，卒業生（筆子）の小規模なものを含めると数万か所もあったとされ，「読み・書き・そろばん」と徳育が行われていました。江戸末期から明治初期に訪れた**外国人**は子どもたちが社会で大切に扱われていることに驚いています。**絵に描かれた子どもの姿**から子ども観のちがいが見えるという人もいます。日本では頭が大きく幼顔で表現されますが，西洋の聖母子の子はまるでおじさんのように描かれているのです。日本のほうが子どもをきちんと見ているようです。聖母も若くきれいな女性として描かれているのに対し，慈母観音や鬼子母神などは若い女性ではなく慈愛に満ちた母として描かれます。500人もの我が子を養うために人間の子どもをさらい食べていた鬼女は，我が子を失う悲しみから改心してすべての子どもを守る鬼子母神になるなど，子どもを慈しむ文化が感じられます。

保育所では，保育者が子どもを守り育てる「養護」と，子ども自身の成長発達を図る「教育」が同時に行われます。保育士などが生命の保持と情緒の安定を通して安定した生活と充実した活動ができるように生活を整える「養護」，子どもが5領域といわれる健康・人間関係・環境・言葉・表現の療育などでさまざまな経験を送るなかで，心情，意欲，態度などを成長させていくのが「教育」です。

2. 食育の意義・目的と基本的な考え方

これまで教育は知・体・徳育でしたが，昨今，食に関するさまざまな課題が顕在化し，健康や社会の持続性のためには食に関する広い範囲の総合的な教育がすべての国民に必要とされ，食育基本法が制定されました。食の字から健康や栄養，育の字から子どもの教育を考えがちですが，高齢期までの一生の健康と，食料の持続性などが主要なテーマです（図5.1）。食料の生産や食文化の伝承なども大切とされています。考えてみれば，食べない人はいないのですから，食が社会や生活の基礎であるということは当然のことかもしれません。そうしたなかで，子

武家の子どもには藩校などがあった。

明治政府が1883年に調査したデータが「日本教育史資料」に記載されている。

イギリス人，アメリカ人，スイス人など。

I. I. Bird（英）は，こんなに子どもたちに喜びをもっている人たちを見たことがない。日本の子どもたちが大好きだ。赤ちゃんが泣いていたり子どもがぐずって困らせていたりするのをいまだ見たことがない（後略）むくつけき男たちが子どもを膝に乗せ，穏やかな時間を過ごしているのをイギリスの状況と比べて驚きをもって書き残している。
I never saw people take so much delight in their offspring (後略) I am very fond of Japanese children. I have never yet heard a baby cry, and I have never seen a child troublesome or disobedient.

清水將之『私説 児童精神医学史』金剛出版（2016）。言及している「善財童子」（1273）は5歳身など。

125

本文は広範囲な内容をわかりやすくするために文字を太字もしくは赤字にしてあります。

黒の太字：内容を十分理解してほしい文言です。それに関係する事柄を横のスペースに⌐で記載しています。基本的に該当する文言と同じ位置に配置していますが，スペースの都合上，上下しているものもあります。

赤字：重要な文言です。太字は黒字と同様に関連する事柄を記載しています。

1章 子どもの健康と食生活の意義

1 子どもの健康と食生活

1. 子どもにとっての食とは

私たちは，食べることによって生きることができます。子どもの場合，さらに，日々**身体**を大きくする必要もあります。子どもの食や食生活は，小児期の特徴である**発育や発達**だけではなく精神的な良好さにまで影響します。同時に，将来の食習慣の基礎となり，生活習慣病の発症などとも関連します。子どもは自分で食事を用意することも食環境を変えることもできません。親や家族，保育や教育にかかわる者，地域社会にいる大人が，子どもの食の特徴を踏まえて，生涯を通じた健康の維持・増進のために望ましい食環境をつくること，そして次世代を健康に育て導くことは大人の責務です。

身体，肉体，からだ（体）など，微妙なちがいがある。「精神」と「心」も使い分ける。

大きさだけではなく機能も発現・充実していく。

2. 健康とは

1948 年に世界保健機関（World Health Organization）が制定した WHO 憲章では，その前文で，「健康」を次のように定義しています。

> Health is a state of complete physical, mental, social well-being and not merely the absence of disease or infirmity.
>
> 健康とは，ただ単に病気や虚弱の状態でない，というだけではなく，肉体的にも，精神的にも，社会的にも完璧に良好な状態である。

これは，とても厳しい定義で，実際には到達しにくいことです。そこで現実的に健康をとらえ，具体的に大切にしていくためには，健康に関する価値観や価値基準のことをさす健康観が参考になります。健康観は，一人一人異なり，その人の社会的属性（文化，時代，国・地域，気候，宗教，教育，職業，学校，ジェンダーなど）や人的属性（年齢，身体状況，性など）などによりかたちづくられ，変化もします。しかし，子どもは，まだ健康とは何かはわかっていません。保育に携わる大人が，長期的な視野で適正な健康観を育むように支援していく必要があります。

3. 子どもが自ら健康をつくり出す

それでは，子どもが肉体的にも，精神的にも，社会的にも完璧に良好である状態，すなわち「健康」であるためには，どのような食生活を送らせればよいのでしょうか。

保育所保育指針（2017年）には，そのねらいおよび内容として，乳児保育では「健康な心と体を育て，自ら健康で安全な生活をつくり出す力の基盤を培う」，また，1歳以上の保育では「健康な心と体を育て，自ら健康で安全な生活をつくり出す力を養う」と記されています。心と体と社会性の健康は密接にかかわりあっています。ですから，心と体と社会のいずれもがそれぞれ十分に満たされるような状況をつくり，そのなかで子どもたちが自分の力で健康で安全な生活をつくり出すことができるように支援をしていくことが必要です。

2 日本の子どもの食生活の変遷と現状および今後の課題

1. 子どもの身体発育の状況

日本の乳幼児の身体発育値は，厚生労働省が10年ごとに行っている乳幼児身体発育調査結果でみることができます。2010年度 乳幼児身体発育曲線（**図1.1**）では，男女別に身長と体重の3，10，25，50，75，90，97 **パーセンタイル値**を示しています。母子健康手帳にもこの身体発育曲線が記載されており，子どもの身体発育を評価できます。

パーセンタイル値とは，小さいほうから数えて何%目の値がどのくらいかを示したもので，50パーセンタイルの値は中央値とも呼ばれ，この値よりも小さいものと大きいものがちょうど半数ずついることになる。

図1.2は，1990年度，2000年度，2010年度の数値を比較したものです。注目すべきは，身長，体重の平均値が，男女ともに1990年からの20年間に低下していることです。

小・中・高校生の身体発育値は，文部科学省が毎年行っている学校保健統計調査結果に示されています。2017年度身長発育パーセンタイル曲線が**図1.3**，体重発育パーセンタイル曲線が**図1.4**です。思春期以前に，男女の体格差はほとんどありません。しかし，9～12歳頃の成長急伸（成長期スパート）では，女子のほうが早くスパートを開始するものの，男子のほうがスパート期間の成長量が大きいため，最終的には男子のほうが体格は大きくなります。

図1.5と**図1.6**には，1948年度からの身長と体重の推移を示しました。身長は，男女ともに1948年度以降，伸びる傾向にありましたが，1945～2001年度あたりにピークを迎え，その後は横ばい傾向です。体重も，男女ともに1948年度以降，増加傾向にありましたが，1999～2006年度にピークを迎え，その後，

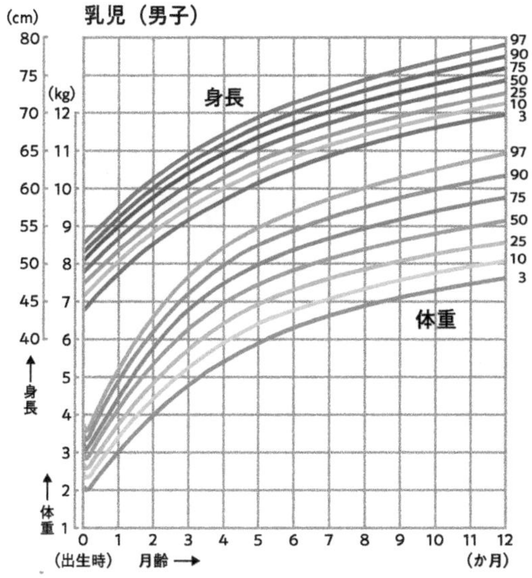

図 1.1-1　2010 年度調査　乳児（男子）身体発育曲線（身長，体重）

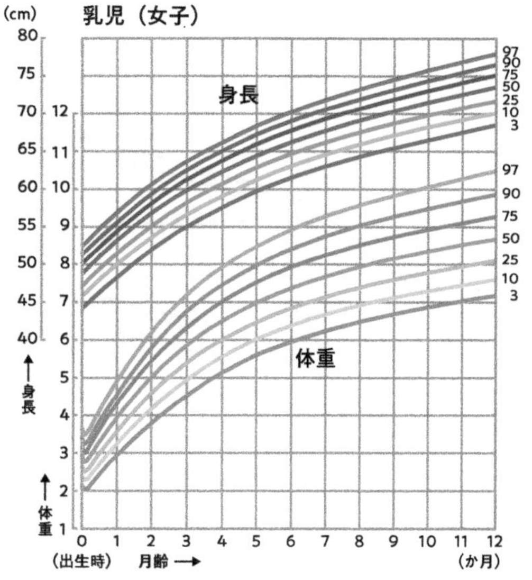

図 1.1-2　2010 年度調査　乳児（女子）身体発育曲線（身長，体重）

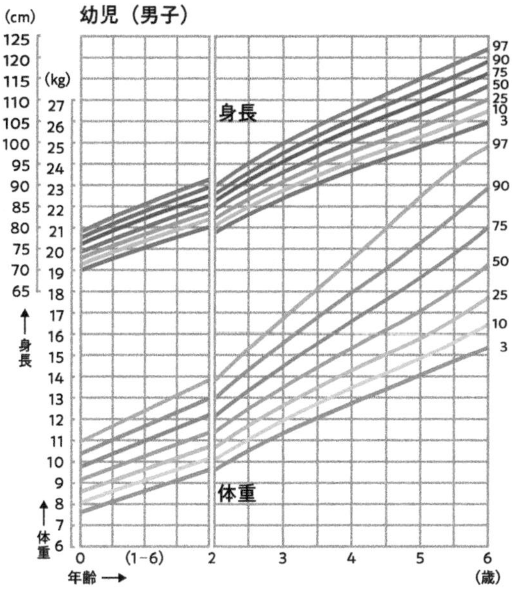

図 1.1-3　2010 年度調査　幼児（男子）身体発育曲線（身長，体重）

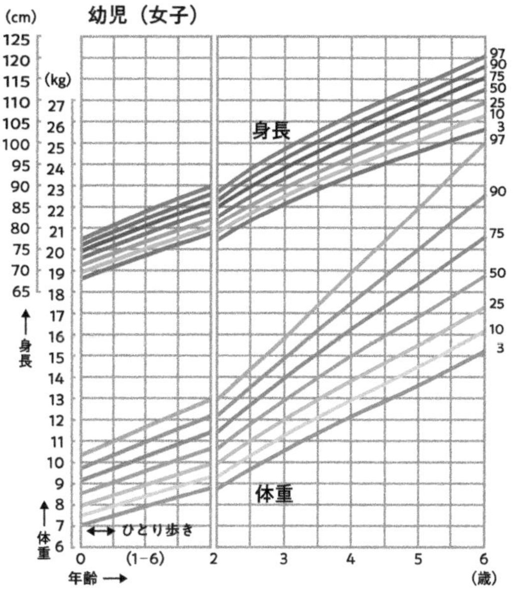

図 1.1-4　2010 年度調査　幼児（女子）身体発育曲線（身長，体重）

図 1.1　乳幼児身体発育曲線

〔2010 年度 乳幼児身体発育調査結果（厚生労働省）より加藤らが作成：保健医療科学，63(1)，17-26 (2014)〕

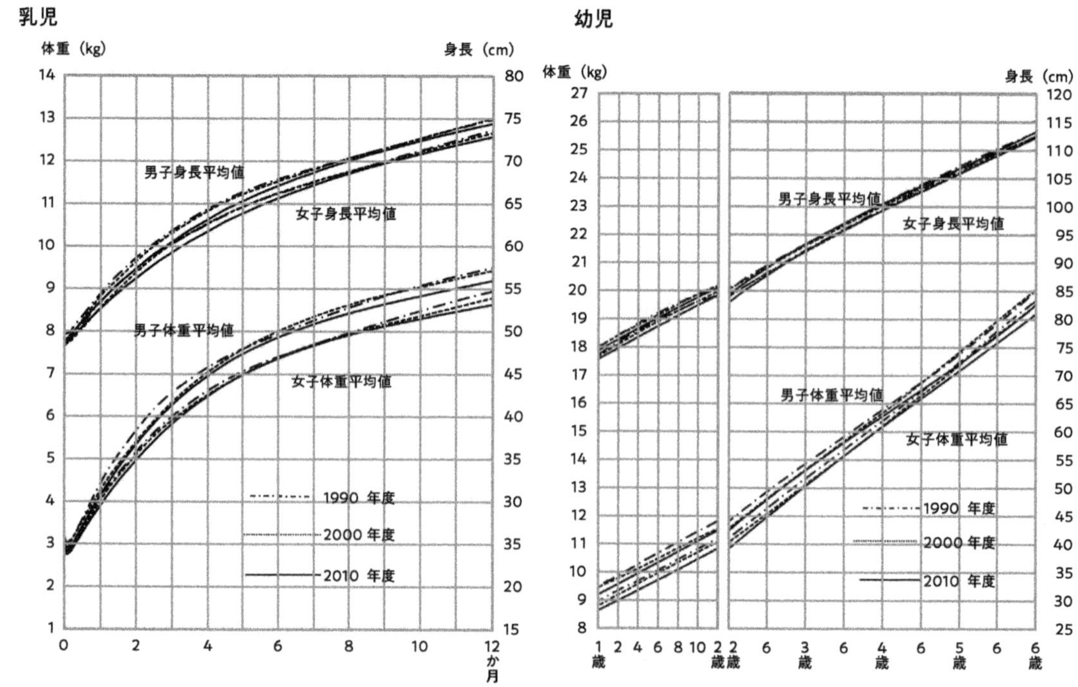

図 1.2　乳幼児の身長および体重の 1990 年度，2000 年度，2010 年度の比較

〔2010 年度 乳幼児身体発育調査結果（厚生労働省）より〕

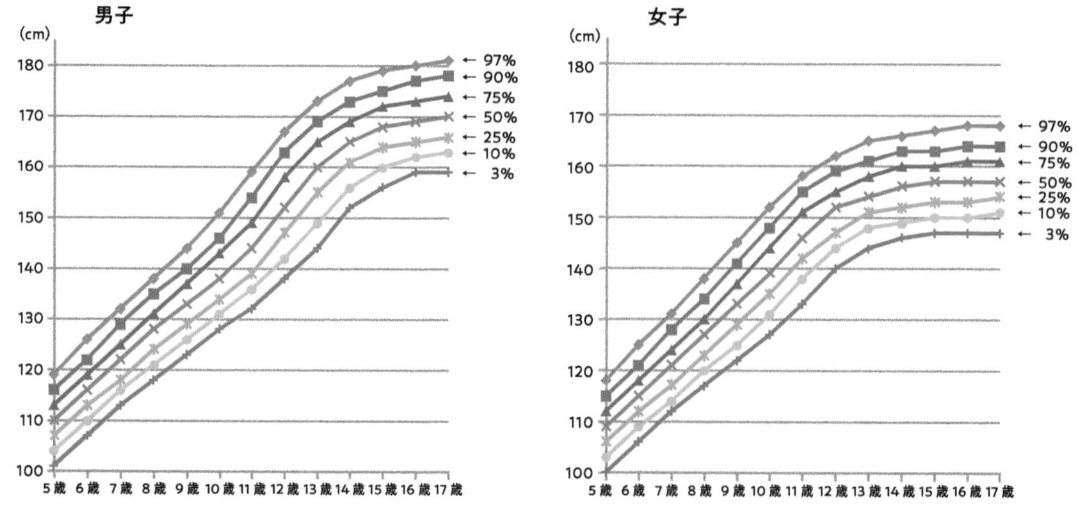

図 1.3　身長発育パーセンタイル曲線

〔2017 年度 学校保健統計調査結果（文部科学省）より〕

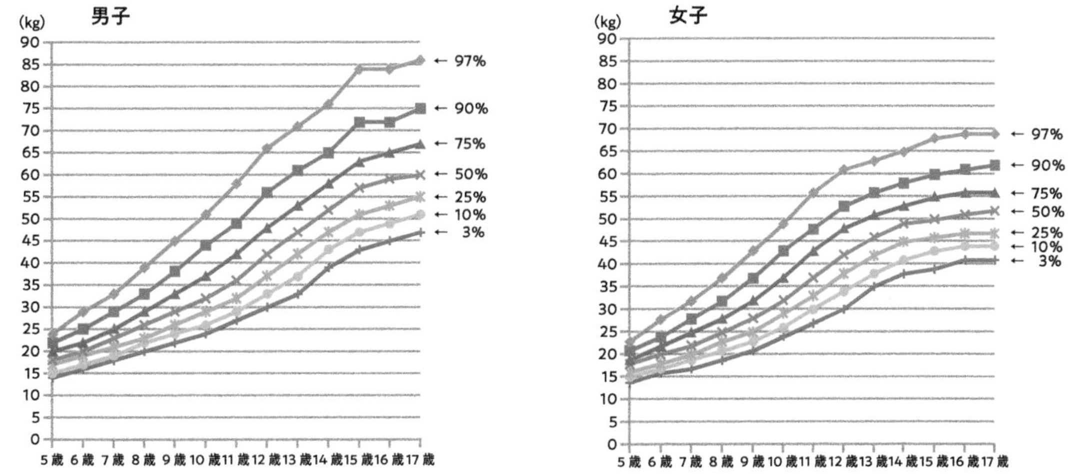

図 1.4　体重発育パーセンタイル曲線

〔2017 年度 学校保健統計調査結果（文部科学省）より〕

低下もしくは横ばい傾向です。

また，肥満傾向児と痩身傾向児の割合の推移を**図 1.7** と **1.8** に示します。性別，年齢別，身長別の標準体重から**肥満度**を算出し，標準体重を 20%以上上回る者を肥満傾向児，－20%以上下回る者を痩身傾向児としています。男女ともに，1977 年度以降，肥満傾向児の出現率は増加傾向でしたが，2003 年度あたりから減少傾向となっています。また，男子では，1977 年度以降，痩身傾向児の出現率が増加傾向にあります。

これらの乳幼児，小・中・高校生の身体発育のデータからわかるのは，第二次世界大戦後，身長，体重ともに大きくなってきた子どもの体位が，2003 年度あたりから，身長は横ばい，体重は減少または横ばいの傾向にあることです。ただ，肥満傾向児は一時期よりは減ってきてはいるものの，17 歳男子では 10 人に 1 人が肥満度 20%を超えています。逆に，男子の痩身傾向児の割合が増えてきていることも無視できません。身長や体重の変化は，低出生体重児の増加，乳幼児からの食生活や運動，生活リズムなどの生活習慣の変化，不必要なやせ願望等の心理的・社会的要因などが複合的に影響し合っている可能性が考えられます。

肥満度＝（実測体重－標準体重）/ 標準体重× 100（%）
幼児は，
15%以上：太りぎみ
20%以上：やや太りぎみ
30%以上：太りすぎ
学童は，
20%以上：軽度肥満
30%以上：中等度肥満
50%以上：高度肥満
学童前期の肥満の 40%は成人肥満に移行，思春期肥満は生活習慣の固定化などで 70%が移行するので，生活習慣の是正が行いやすい低年齢での改善が望ましい。なお，乳児には肥満の概念は用いない。

2. 食品や栄養素等の摂取状況

子どもの食品や栄養素等の摂取状況は，厚生労働省が毎年行っている国民健康・栄養調査より知ることができます。2017 年の 1 ～ 6 歳，7 ～ 14 歳，15 ～ 19 歳

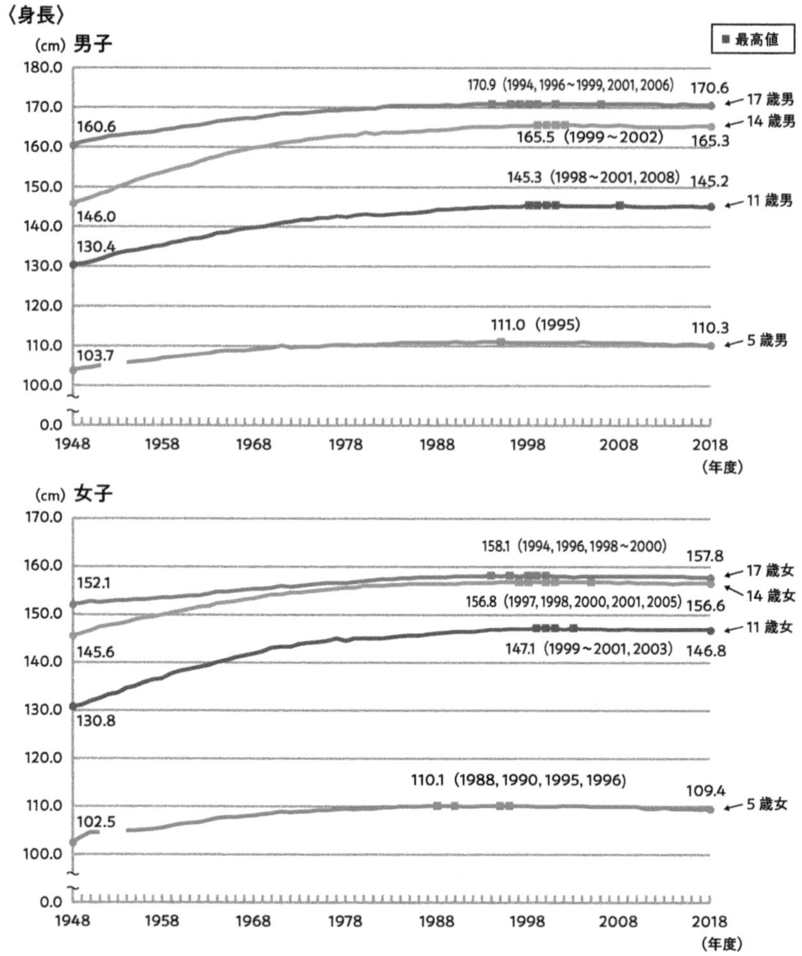

図 1.5　幼児，小学生，中学生，高校生の身長（平均値）の推移

〔2017 年度 学校保健統計調査結果（文部科学省）より〕

および 20 歳以上の食品群別摂取量（**表 1.1**）と栄養素等摂取量（**表 1.2**）を示しました。食品群別摂取量をみると，男女ともに 7 ～ 14 歳のほうが 15 ～ 19 歳よりも，いも類，乳類の摂取量が多くなっています。乳類については 1 ～ 6 歳のほうが 15 ～ 19 歳よりも多くなっています。また，栄養素等摂取量をみると，男女ともに 7 ～ 14 歳のほうが 15 ～ 19 歳よりも，ビタミン A，ビタミン B_2，B_{12}，カリウム，カルシウムの摂取量が多くなっています。これらは，学校給食の恩恵が大きいと考えられます。学校給食は，食事摂取基準を踏まえた学校給食摂取基準（2018 年一部改正，文部科学省）に基づいて運営されます。児童生徒が健康の増進および食育の推進を図るための望ましい栄養量のうち，昼食において摂取することが期待される栄養量をとれるように身体活動レベル 2（ふつう）

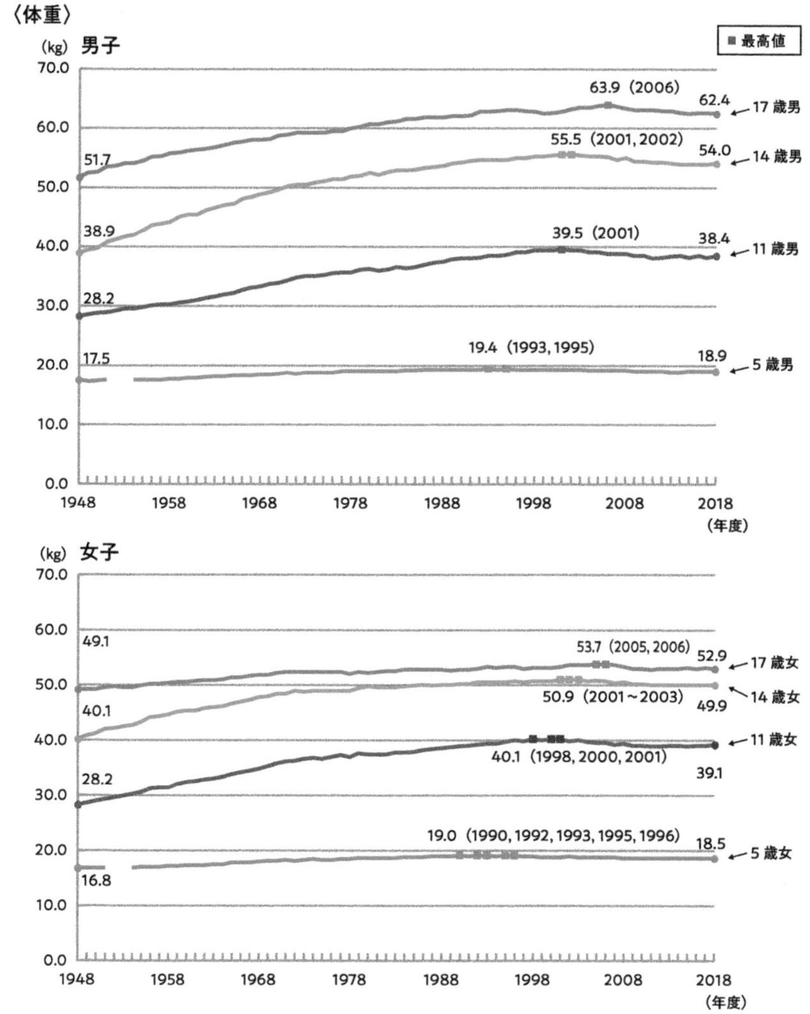

図 1.6　幼児，小学生，中学生，高校生の体重（平均値）の推移

〔2017 年度 学校保健統計調査結果（文部科学省）より〕

を対象として献立を作成します。基本は 1 日の 1/3 量ですが，不足しがちな栄養素は多めにとるなどの配慮がされます。また，栄養量だけではなく地域の特性への配慮や食文化の理解と継承，学級担任との連携なども図るよう求められています。

女子の場合，成長のスパート時期が男子よりも早く，実際に食事摂取基準でも推定エネルギー必要量は 12 ～ 14 歳で最も多いです。このため，女子では 15 ～ 19 歳よりも 7 ～ 14 歳のほうが，摂取推奨量が多い食品群，栄養素が多くなっています。しかし，実際には，特に**カルシウム**と鉄の摂取量が少ないなど，日本人の食事摂取基準の推奨量に達していない年齢階級が多いという課題があります。

［例］カルシウム推奨量：800mg/ 日（12～14 歳女子）に対して，7～14 歳女子の摂取量は 610mg/ 日。

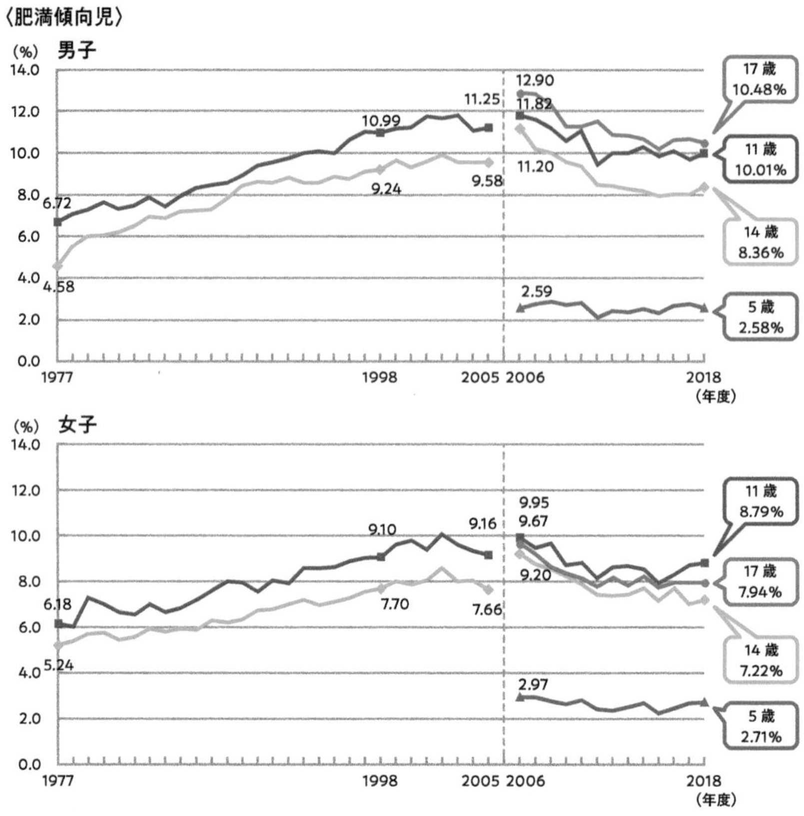

図 1.7 肥満傾向児の出現率の推移

〔2017 年度 学校保健統計調査結果（文部科学省）より〕

> 1 歳以上のすべての子どもたちの摂取量は WHO：5 g，国際学会など 6 g の推奨量を超えていて，子どものときからすでに塩分のとりすぎになっていることがわかる。

> たんぱく質エネルギー比率：総エネルギー摂取量のうちたんぱく質由来のエネルギーの割合。脂質エネルギー比率，炭水化物（糖質）エネルギー比率も同様。

特に女子では骨形成期間が短いことと第二次性徴発現に向けての成熟の時期にあたるので懸念されます。また，**食塩相当量**や脂肪エネルギー比率が高いことも問題です。これらは子どもだけではなく，大人も同様です。

国民健康・栄養調査結果の栄養素等摂取量の推移（1946 年から 2018 年）を**表 1.3** に示しました。1970 年にかけてエネルギー摂取量が増加していますが，その後は減少しています。エネルギー比率をみると，**たんぱく質エネルギー比率**は 2000 年にかけて増加し，その後，減少しています。脂肪エネルギー比率は 1946 年以降増加，炭水化物エネルギー比率は減少していて，今も脂質摂取の増加傾向と炭水化物摂取の減少傾向が続いていることは気になるところです。そして，たんぱく質も脂質も，動物性食品由来の摂取量が増えています。米を中心とした日本の伝統的な食事から，欧米型の食事への急激な変化の現れと考えられます。この結果は成人も含めた結果ですが，子どもも同じ傾向にあると考えられます。

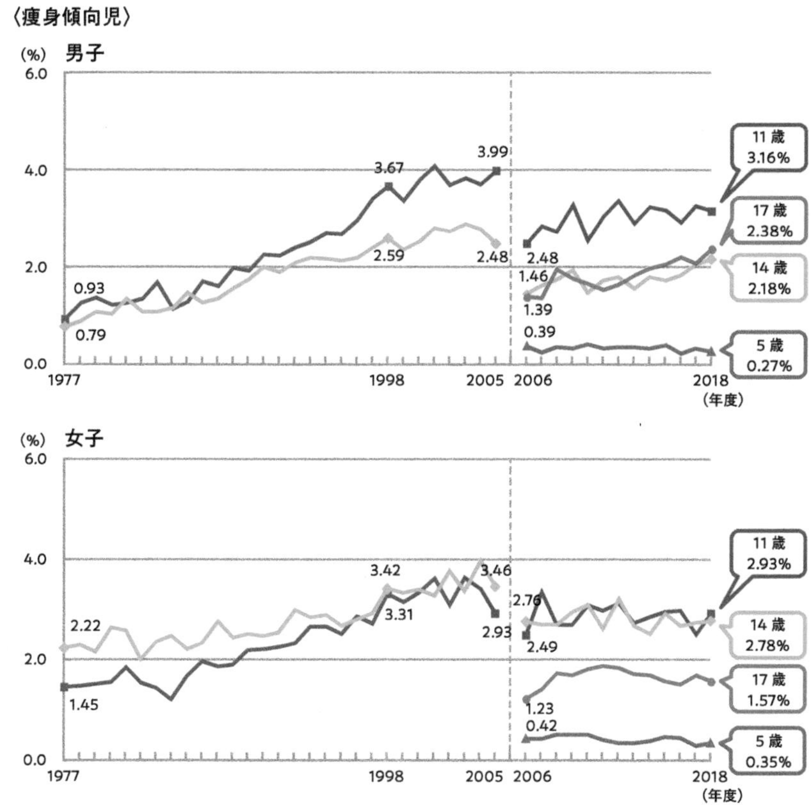

図 1.8　痩身傾向児の出現率の推移

〔2017 年度 学校保健統計調査結果（文部科学省）より〕

3　食行動の変化－朝食の欠食

食品や栄養素等の 1 日当たりの平均摂取状況は前述のとおりですが，個人の摂取量にはばらつきがあり，また 1 日のなかで偏りなく食事をしているかどうかまではわかりません。子どもは一度にたくさんの量を食べることができないので，必要な栄養素等を朝・昼・夕・間食に分けて摂取する必要があります。欠食してしまうと，必要な栄養が摂取できなくなる危険があります。

そこで，食習慣のなかで最も個人差が出やすい朝食欠食率（2017 年 国民健康・栄養調査結果）を**図 1.9** に示します。ここでの朝食の欠食とは，調査日（特定の 1 日）に朝食として，菓子，果物，乳製品，嗜好飲料などの食品のみを食べた場合，錠剤などによる栄養補給，栄養ドリンクのみの場合，食事をしなかった場合の合計です。1 ～ 6 歳と比べて 7 ～ 14 歳の朝食欠食率はやや低くなりますが，15 ～ 19 歳，20 ～ 29 歳となるにつれ，男女ともに増えています。

表 1.1　男女別，年齢階級別の食品群別摂取量（平均値）

1人1日当たり（g）

	男性				女性			
年齢階級	1～6歳	7～14歳	15～19歳	20歳以上	1～6歳	7～14歳	15～19歳	20歳以上
調査人数（人）	611	1,045	559	9,987	633	943	491	11,864
穀類	268.0	484.2	638.4	499.0	260.3	396.5	404.7	361.8
いも類	36.2	65.4	56.8	56.3	35.5	59.2	48.6	52.1
砂糖・甘味料類	3.5	5.6	6.9	6.8	3.6	5.4	5.6	6.7
豆類	31.4	45.3	49.7	63.5	32.5	43.4	37.0	61.2
種実類	1.2	1.9	1.9	2.6	1.1	2.2	1.4	2.8
野菜類	148.4	248.6	250.7	283.7	149.5	234.7	216.6	270.5
うち緑黄色野菜	53.0	73.0	78.1	86.7	50.2	67.5	74.8	89.2
果実類	101.2	73.9	74.9	90.9	96.4	82.1	69.9	111.7
きのこ類	7.5	12.9	14.7	17.0	6.9	11.9	11.6	17.0
藻類	5.5	8.3	8.1	12.1	7.3	8.1	8.1	11.1
魚介類	31.7	48.5	51.5	78.0	27.4	43.4	42.6	64.3
肉類	63.2	123.1	180.7	109.1	60.1	99.1	124.6	79.6
卵類	22.2	30.6	50.5	38.9	22.8	29.5	44.3	34.1
乳類	199.0	323.0	154.8	100.2	190.2	287.4	120.7	120.3
油脂類	6.9	11.2	15.2	12.2	6.4	10.6	11.6	10.1
菓子類	33.1	37.4	28.0	21.6	28.1	37.2	30.8	27.6
嗜好飲料類	225.7	342.0	439.5	740.6	197.6	282.8	399.5	601.7
調味料・香辛料類	52.9	82.8	88.3	108.9	54.9	71.7	66.7	89.1

〔厚生労働省，2017年 国民健康・栄養調査結果より〕

次に，2015年度 乳幼児栄養調査結果の子どもと保護者の朝食習慣を**図 1.10**に示します。2～6歳の子どものうち，毎日，朝食を「必ず食べる」子どもの割合は 93.3%，保護者の割合は 81.2%で，欠食習慣（「週に2～3日食べないことがある」「週に4～5日食べないことがある」または「ほとんど食べない」）のある子どもは 6.4%，保護者は 18.6%です。

図 1.11 は，保護者の朝食習慣別に，**図 1.12** は，朝食の共食状況別に，朝食を必ず食べる子どもの割合がどのくらいかを示したものです。保護者の朝食習慣別にみると，保護者が朝食を「必ず食べる」場合は，朝食を必ず食べる子どもの割合が 95.4%と最も高く，一方，保護者が朝食を「ほとんど食べない」「全く食べない」と回答した場合は，朝食を必ず食べる子どもの割合が8割を下回っています。

また，朝食の共食状況別にみると，朝食を「家族そろって食べる」場合，朝食を必ず食べる子どもは最も高く 96.8%で，「ひとりで食べる」場合は，最も低く 76.2%でした。幼児の朝食摂取習慣は，保護者の影響が大きいことがわかります。家族全員がそろわなくても誰かいっしょに食べる人がいれば（共食習慣），朝食を欠食しにくいこともわかります。朝食の意義は栄養摂取だけではなく，一日のはじまりの状態の確認なども含めた大切な時間であることも併せて考えておきたいところです。

表 1.2　男女別，年齢階級別のエネルギー・栄養素等摂取量（平均値）

		男性				女性			
年齢階級		1 ～ 6 歳	7 ～ 14 歳	15 ～ 19 歳	20 歳以上	1 ～ 6 歳	7 ～ 14 歳	15 ～ 19 歳	20 歳以上
調査人数	人	611	1,045	559	9,987	633	943	491	11,864
エネルギー	kcal	1,280	2,100	2,425	2,097	1,237	1,837	1,773	1,694
たんぱく質	g	45.1	75.4	85.7	75.7	43.1	65.8	64.8	64.0
うち動物性	g	25.8	44.3	50.8	41.2	24.0	38.2	38.3	34.2
脂質	g	40.9	66.9	76.6	61.4	38.9	60.5	61.4	53.2
うち動物性	g	22.2	37.6	42.9	31.4	20.5	33.0	32.9	26.2
炭水化物	g	179.4	289.9	334.6	281.1	175.2	250.6	232.5	231.0
食物繊維	g	8.6	13.4	13.5	15.0	8.6	12.6	11.3	14.4
ビタミン A	μgRE*1	397	601	542	541	391	519	450	520
ビタミン D	μg	3.9	7.1	7.3	8.2	3.6	5.9	5.7	7.5
ビタミン E	mg*2	4.4	6.1	6.9	6.9	4.1	5.9	5.9	6.4
ビタミン K	μg	125	196	210	245	130	162	190	229
ビタミン B_1	mg	0.58	0.95	1.12	0.94	0.56	0.87	0.83	0.81
ビタミン B_2	mg	0.82	1.32	1.24	1.20	0.79	1.18	1.02	1.12
ナイアシン	mgNE*3	7.8	13.1	15.8	16.6	7.4	11.2	12.3	13.8
ビタミン B_6	mg	0.73	1.10	1.23	1.23	0.69	0.98	0.95	1.07
ビタミン B_{12}	μg	3.5	5.6	5.5	6.8	2.9	4.8	4.2	5.8
葉酸	μg	156	236	252	297	151	218	228	285
パントテン酸	mg	3.96	6.42	6.47	5.83	3.84	5.59	4.97	5.16
ビタミン C	mg	53	66	71	92	52	68	69	97
ナトリウム	mg	2,097	3,600	4,077	4,251	2,134	3,249	3,283	3,610
食塩相当量	g*4	5.3	9.1	10.4	10.8	5.4	8.3	8.3	9.2
食塩相当量	g/1,000kcal	4.2	4.4	4.4	5.3	4.5	4.6	4.8	5.5
カリウム	mg	1,489	2,257	2,219	2,356	1,441	2,050	1,782	2,216
カルシウム	mg	421	678	508	498	398	610	426	492
マグネシウム	mg	148	232	242	260	146	209	189	234
リン	mg	692	1,129	1,144	1,051	657	996	888	925
鉄	mg	4.4	6.9	7.8	8.1	4.3	6.1	6.5	7.3
亜鉛	mg	5.5	9.2	10.8	8.8	5.3	7.9	7.8	7.3
銅	mg	0.69	1.13	1.30	1.23	0.69	0.99	0.97	1.06
脂肪エネルギー比率	%*5	28.1	28.7	28.3	26.1	27.6	29.4	30.8	27.9
炭水化物エネルギー比率	%*5, 6	57.8	56.8	57.4	59.3	58.5	56.1	54.4	57.0
動物性たんぱく質比率	%*5	55.3	58.0	57.3	52.6	53.7	57.2	57.4	51.6
穀類エネルギー比率	%*5	39.2	41.6	47.0	42.8	39.4	40.2	42.0	39.2

＊1　RE：レチノール当量
＊2　α-トコフェロール量（α-トコフェロール以外のビタミン E は含んでいない）
＊3　NE：ナイアシン当量
＊4　食塩相当量＝ナトリウム量（mg）× 2.54/1,000 で算出
＊5　個々人の計算値を平均したもの
＊6　炭水化物エネルギー比率＝ 100 －たんぱく質エネルギー比率－脂肪エネルギー比率 で算出

〔厚生労働省，2017 年 国民健康・栄養調査結果より〕

表 1.3　エネルギーおよび三大栄養素等摂取量の平均値の年次推移
(1 歳以上，男女計，1 人 1 日当たり)

		1946	1950	1955	1960	1965	1970	1975	1980	1985	1990	1995	2000	2005	2010	2015	2018
エネルギー	kcal	1,903	2,098	2,104	2,096	2,184	2,210	2,188	2,084	2,088	2,026	2,042	1,948	1,904	1,849	1,889	1,900
たんぱく質	g	59.2	68	69.7	69.7	71.3	77.6	80.0	77.9	79.0	78.7	81.5	77.7	71.1	67.3	69.1	70.4
うち動物性	g	10.5	17	22.3	24.7	28.5	34.2	38.9	39.2	40.1	41.4	44.4	41.7	38.3	36.0	37.3	38.9
脂質	g	14.7	18	20.3	24.7	36.0	46.5	52.0	52.4	56.9	56.9	59.9	57.4	53.9	53.7	57.0	60.4
うち動物性	g	-	-	-	-	14.3	20.9	25.6	27.2	27.6	27.5	29.8	28.8	27.3	27.1	28.7	31.8
炭水化物	g	-	418	411.2	398.8	384.2	368.3	337	313	298	287	280	266.2	267.4	257.6	257.8	251.2
たんぱく質エネルギー比率	%	12.4	13.0	13.3	13.3	13.1	14.0	14.6	15.0	15.1	15.5	16.0	16.0	14.9	14.6	14.6	14.8
脂肪エネルギー比率	%	7.0	7.7	8.7	10.6	14.8	18.9	21.4	22.6	24.5	25.3	26.4	26.5	25.5	26.1	27.2	28.3
炭水化物エネルギー比率	%	-	79.7	78.2	76.1	70.4	66.7	61.6	60.1	57.1	56.7	54.8	54.7	56.2	55.7	54.6	56.8

-：データなし
※エネルギー比率は平均値より算出

〔厚生労働省，2017 ～ 2018 年 国民健康・栄養調査結果より作成〕

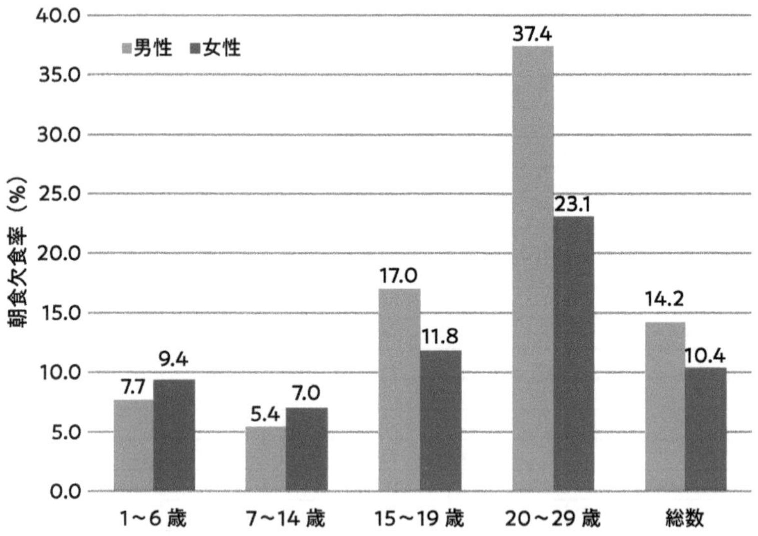

図 1.9　男女別，年齢階級別の朝食欠食率

ここでの欠食とは，調査日（特定の 1 日）に，菓子，果物，乳製品，嗜好飲料などの食品のみを食べた場合，錠剤などによる栄養補給，栄養ドリンクのみの場合，食事をしなかった場合の合計。
〔厚生労働省，2017 年　国民健康・栄養調査結果より作成〕

4. 基本的生活習慣－生活リズム

乳幼児栄養調査（2015 年度）より，子どもと保護者の起床時刻と就寝時刻を**図 1.13** に示します。子どもは平日，休日ともに午前 7 時台に起床する者が最も多く，午後 9 時台に就寝する者が最も多くいます。保護者は，平日は午前 6 時台，休日は午前 7 時台に起床する者が最も多く，平日，休日ともに午後 11 時台に就寝する者が最も多いという結果でした。

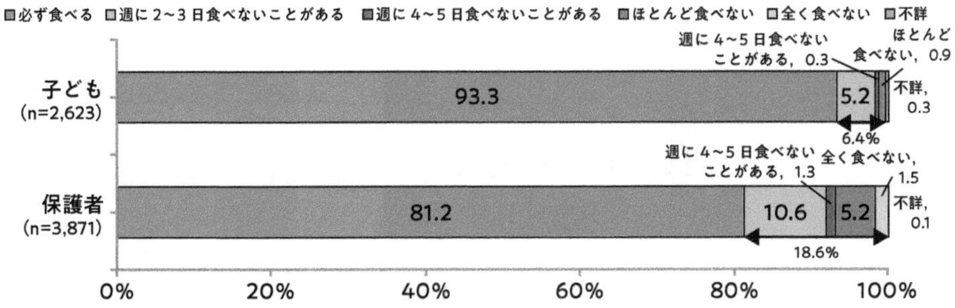

図 1.10　子どもと保護者の朝食習慣

回答者：子どもについては2～6歳児の保護者，保護者については0～6歳児の保護者
〔厚生労働省，2015年度 乳幼児栄養調査結果より〕

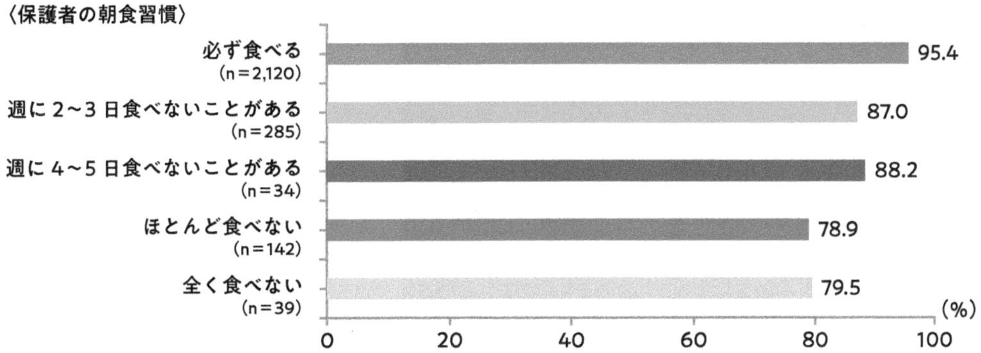

図 1.11　保護者の朝食習慣別　朝食を必ず食べる子どもの割合

回答者：2～6歳児の保護者
〔厚生労働省，2015年度 乳幼児栄養調査結果より〕

次に，保護者の就寝時刻別に，午後10時以降に就寝する子どもの割合を**図 1.14**に示します。平日，休日とも保護者の就寝時刻が遅くなるほど，午後10時以降に就寝する子どもの割合が高くなっています。保護者の生活リズムが子どもに影響していることがわかります。

子どもの起床時刻・就寝時刻別の朝食を必ず食べる子どもの割合を**図 1.15**に示します。平日，休日ともに，起床時刻が早いほど，就寝時刻が早いほど，朝食を必ず食べる子どもの割合が高いことがわかります。特に，起床時刻が朝8時を過ぎると，また就寝時刻が午後10時を過ぎると，朝食を必ず食べる子どもの割合が9割を下回ります。また，起床，就寝時刻が決まっていない場合，朝食を必ず食べる子どもの割合が6割前後となり，早寝・早起きの習慣や**安定した規則正しい生活リズム**が朝食を食べることにつながる可能性がありそうです。

社会全体の生活のあり方や過剰な便利さを求める傾向のなかで，弱い立場の人たちが不規則な就業に非正規で従事している可能性がある。

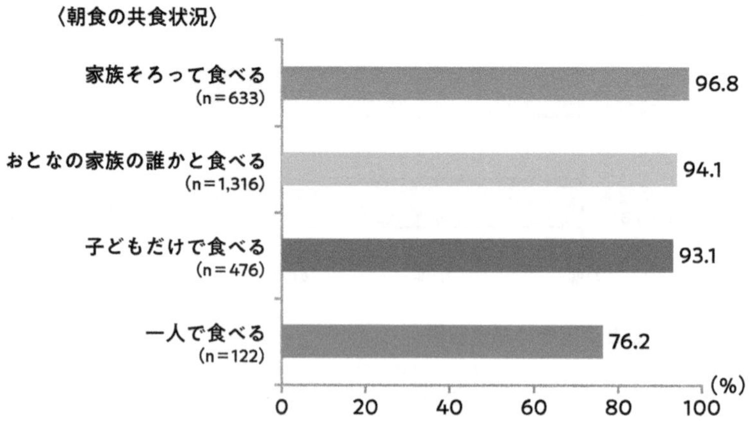

図 1.12　朝食の共食状況別　朝食を必ず食べる子どもの割合

回答者：2 ～ 6 歳児の保護者
〔厚生労働省，2015 年度 乳幼児栄養調査結果より〕

5. 食をとりまく環境

近年，少子・高齢化，核家族化（ひとり親家族を含む）などによる家族構造の変化，女性の社会進出，外食産業や食品加工技術の発展などにより，子どもの食環境は大きく変化してきています。

国民生活基礎調査は，1950 年代からの厚生行政基礎調査，国民健康調査，国民生活実態調査および保健衛生基礎を統合して 1986 年から実施されています。国民生活基礎調査（2017 年）による児童の有無別世帯割合の年次推移を**図 1.16** に示します。単身者世帯が増えたため，世帯数は 1953 年から 2016 年では 2.9 倍，1986 年から 2016 年では 1.3 倍に増えたこともあり，児童（18 歳未満の子ども）のいる世帯は 1986 年には全体の 46.2％でしたが，30 年後の 2016 年には 23.4％にまで減少しています。平均世帯人員も 1953 年 5.00 人（世帯数は 17,180 千世帯）でしたが 2016 年には 2.47 人になっています（世帯数 49,945 千世帯）。また，児童数でみると，特に **2 人または 3 人以上**の児童がいる世帯の割合が減少しており，1 世帯当たりの児童数も 1.69 人です（**表 1.4**）。

少子化の進行とともに，核家族化も進み，1 世帯当たりの構成人数が減っています。これは，子どもが誰かと食事を食べる，という共食の機会が少なくなっていることも意味します。

また，2017 年の児童のいる世帯における母の仕事の状況を**図 1.17** に示します。児童のいる世帯の母親の就業率は，末子の年齢が上がるにつれて増大しています。しかし，その実態は非正規職の増加です。正規職の人は 20 ～ 25％程度で出産

カップルの子どもの数も減少傾向にある。夫婦の完結出生児数（結婚持続期間 15 ～ 19 年の初婚どうしの夫婦の平均出生数）は 1940 年 4.27，1970 ～ 2002 年 2.2，2005 年頃から減少しはじめ 2015 年 1.94 まで減少した。合計特殊出生率も低下が著しく，2005 年に過去最低 1.26，2017 年 1.43，1949 年頃は 4.32，出生数も過去最高の約 270 万人であった。人口を維持する合計特殊出生率は現在おおむね 2.07 とされ，未婚率も上昇傾向にあり，人口減少に歯止めがかからない。

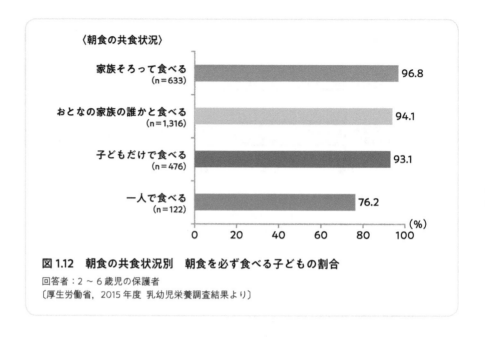

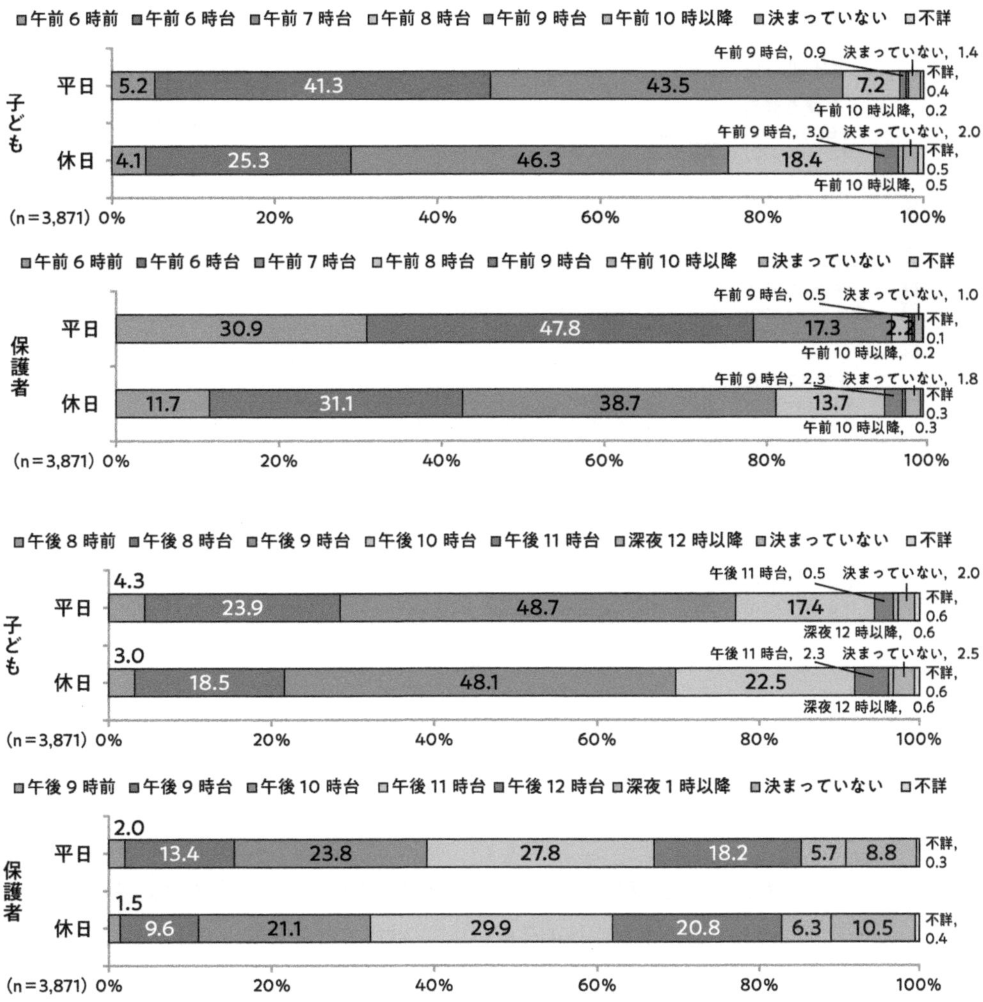

図 1.13　子どもと保護者の起床時刻，就寝時刻（平日，休日）

回答者：０～６歳児の保護者
〔厚生労働省，2015 年度 乳幼児栄養調査結果より〕

育児時にも退職せず働き続けているのではないかと考えられます。図には示していませんが，**母親の就業率**は，1995 年 44.8 %，2004 年 56.7 %，2016 年 67.2%，2017 年 70.8%と増加しています。最近では保育所に入れたいけれど入れない待機児童が社会問題になっています。利用料については，2019 年 10 月から０歳～２歳児は住民税非課税世帯，３歳～５歳児のクラスの子どもたちはすべて無料になりました。

25 ～ 44 歳女性の就業率（2016 年）は約 73%。

次に，（公財）食の安全・安心財団が作成した外食率と食の外部化率の推移を**図 1.18** に示します。食の外部化率とは，家計の食料・飲料費に占める外食費と惣菜・料理小売品費の割合をいいます。1975 年には，外食率，食の外部化率と

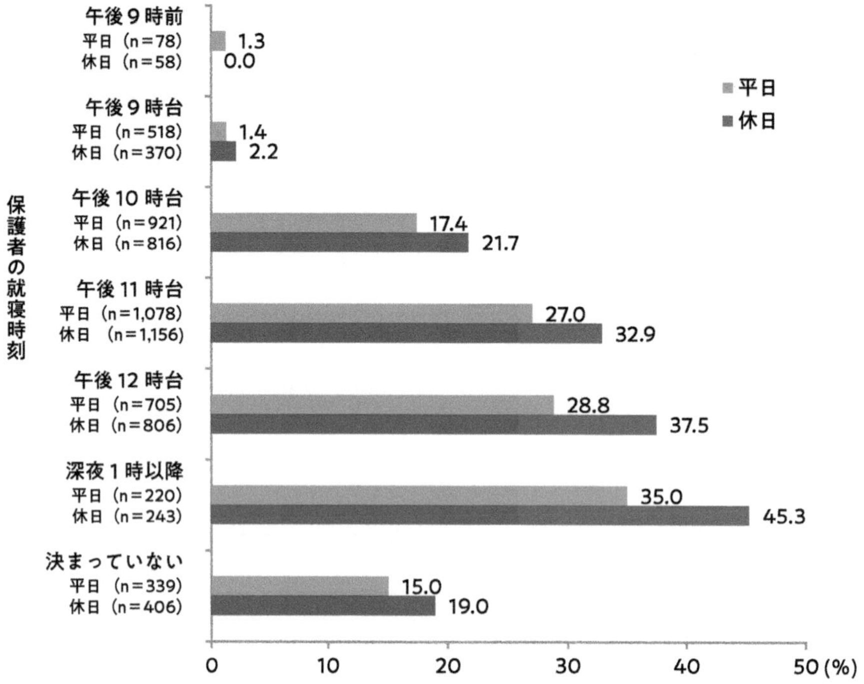

図 1.14　保護者の就寝時刻（平日，休日）別　午後 10 時以降に就寝する子どもの割合

回答者：0 ～ 6 歳児の保護者
〔厚生労働省，2015 年度 乳幼児栄養調査結果より〕

家庭調理が減ったのは，何が原因なのだろうか。生活に必要な労働（家事）を担うのは誰なのか，どのようなあり方が望ましく社会の活力を伸ばしていくのだろうか。一方で，製造者だけではなく消費者もいっしょになってより良質な中食をつくることを考えよう。

もに 30%以下でしたが，1997 年頃にかけて急増しました。その後，外食率は減少していますが，外部化率は 45%前後で推移しています。外部化率が変わらず，外食率が減少しているということは，出来合いの総菜や弁当などの**中食**（なかしょく）の消費が増加したことを意味します。外食産業や食品加工技術の発展によって，家庭で担っていた食事づくりを社会化するようになったのです。家でパンを焼かないでパン屋で買うことが家事の手抜きだと考える人はいないように，人の考えはダイナミックに変化します。大切なことは，より良質な社会化が進むように消費者としても協働していくことです。

そうしたなか，むしろ気をつけたいのは，子どもの食環境が大きく変化していることです。子どもが独（ひと）りで食事を食べる「孤食」や，いっしょに食べても個々に違うメニューを食べる「個食」などといった問題が大きくなってきています。食事とは，単に生命の維持に必要なエネルギーや栄養素を摂取することではありません。いっしょに食べる人とのコミュニケーションの場でもあります。心身ともに健康であるために，共食はとても重要な役割を果たします。また，子どもが自身の力で健康な心と体を育て，自ら健康で安全な生活をつくり出すようになるためには，食べさせるだけではなく，食を選択する力を身につけさせておかなけ

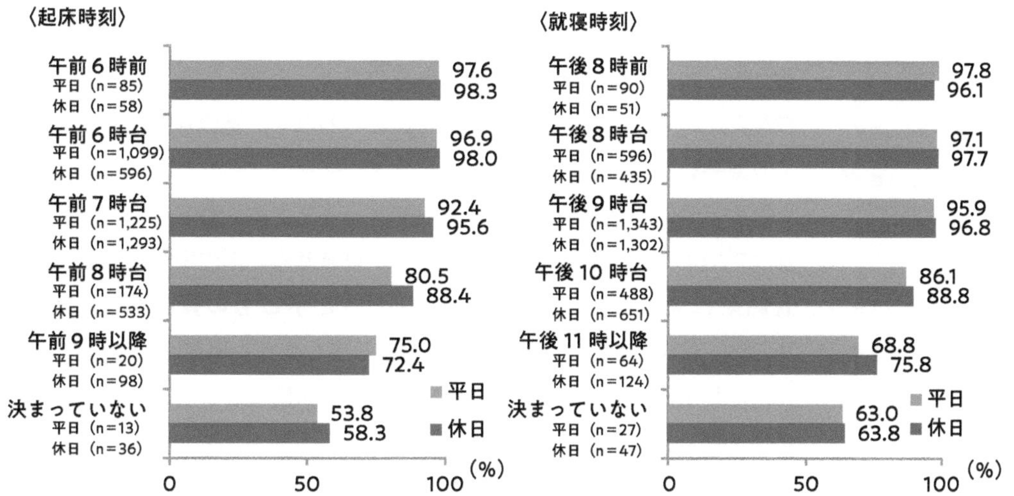

※起床時刻「午前9時以降」は「午前9時台」と「午前10時以降」の合計。
就寝時刻「午後11時以降」は「午後11時台」と「深夜12時以降」の合計。

図 1.15　子どもの起床時刻・就寝時刻（平日，休日）別　朝食を必ず食べる子どもの割合

回答者：2～6歳児の保護者
〔厚生労働省，2015年度 乳幼児栄養調査結果より〕

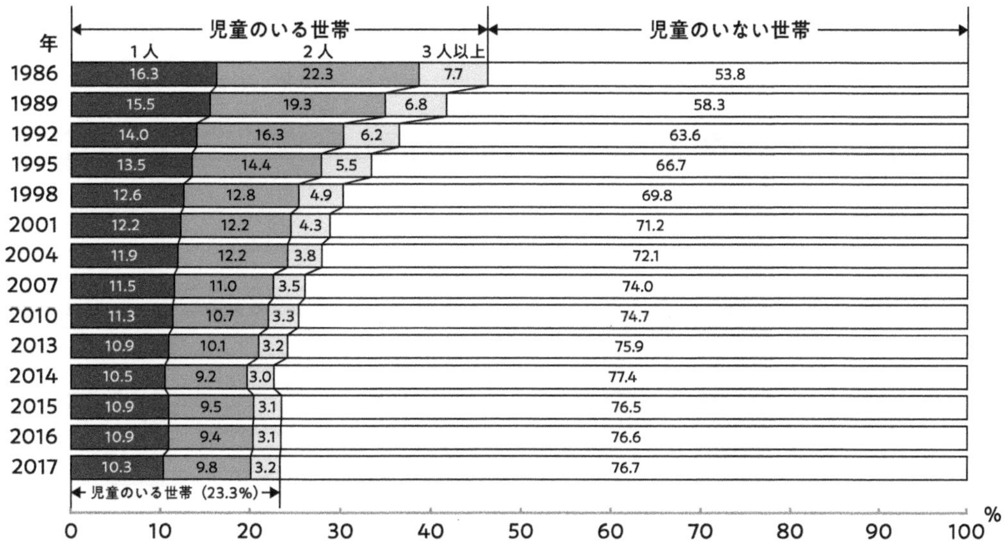

注：1) 1995年の数値は，兵庫県を除いたものである（阪神淡路大震災のため）。
2) 2016年の数値は，熊本県を除いたものである（熊本地震のため）。

図 1.16　児童の有無別世帯割合の年次推移

		〈1986年〉	〈2016年〉	
実数は	世帯総数	37,544千世帯	49,945千世帯	（133.0%）
	児童1人世帯数	6,107千	5,436千	（89.0%）
	児童2人世帯数	8,381千	4702千	（56.1%）
	児童3人以上世帯数	2,877千	1,527千	（53.1%）

〔厚生労働省，2017年国民生活基礎調査の概況より〕

相対貧困率は，収入から税金などを引いた世帯の可処分所得（いわゆる手取り）を世帯人数の平方根で割った値の中央値の半分の値を貧困線といい，それ以下の人の割合。平方根で割るのは，世帯人数が少ないと生活コストが割高になるため。たとえば，人数が増えたからといって照明の電気代が同率に増えるわけではないため。
諸外国との比較（2015）では，日本の貧困率は15.6%でG7中2位，1位はアメリカの16.8%で，貧困が格差の問題であることがわかる。ひとり親世帯50.8%（OCED35か国中最下位），子どもの貧困率は17歳以下をいう。日本の子どもの貧困率の高さは2019国連子どもの権利委員会勧告でも指摘された。

複数の仕事をかけもちせざるをえないなどにより，子どもが親と触れ合う時間をも奪っている可能性がある。

ればなりません。食の外部化が進み，家庭で調理をする機会が減り，見よう見まねで学ぶ機会が減るなか，何をどれだけ，どのように食べればよいかは，大人が教えなければなりません。進学や就業のため一人暮らしをする子どもが増える高校卒業以降のため，つくることだけにとらわれず，食の管理能力を育てることがより重要になります。

社会経済的な格差の広がりによって，子どもが置かれる環境のちがいが大きくなっていることも考えていかなければいけません。厚生労働省の国民生活基礎調査結果によると，1985年に10.9%だった**子どもの貧困率**は，2012年には16.3%，2015年には13.9%と少し改善しましたが，現在は15.6%とOECD平均13.7%より多く，まだ6～7人に1人は貧困状態にいます。**ひとり親世帯（多くは母子家庭）の貧困**率は2012年54.6%，2015年50.8%と半数を超えています。

表1.4　全世帯に対する児童のいる世帯割合（全世帯に対する比率）

	児童のいる世帯／1世帯当たりの児童数	核家族世帯	単独世帯	夫婦のみの世帯
1986年	46.2%／1.83人	46.5%	18.2%	14.4%
2016年	23.4%／1.69人	36.8%	26.9%	23.7%

注：核家族は夫婦またはひとり親と未婚の子のみの世帯（2016年は熊本県を除く）

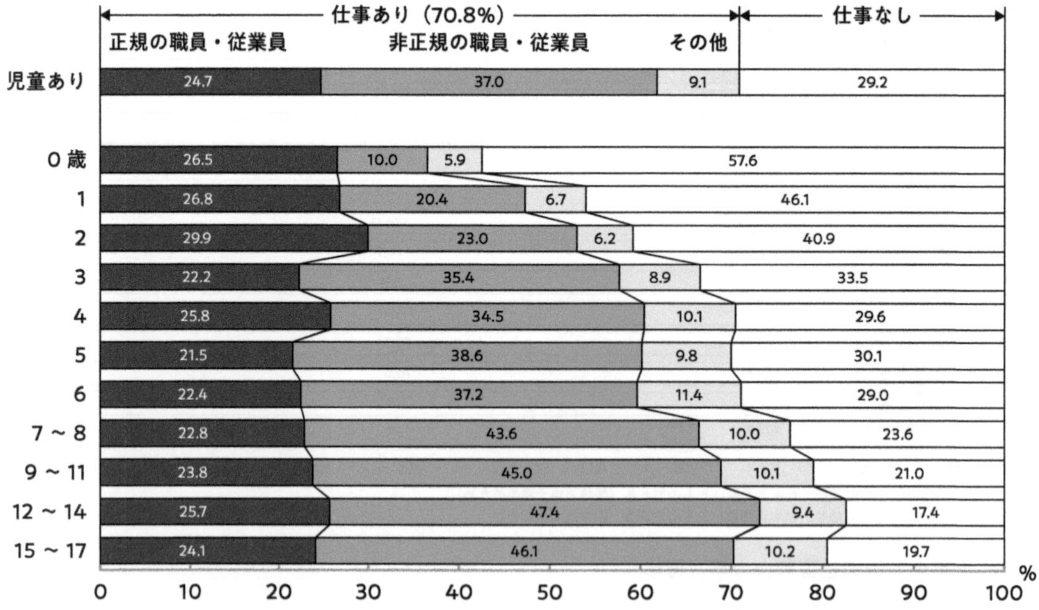

注：1）「末子の母のいない世帯」，母の「仕事の有無不詳」を含まない。
2）「その他」には，会社・団体等の役員，自営業主，家族従業者，内職，その他，勤めか自営か不詳及び勤め先での呼称不詳を含む。

図1.17　末子の年齢階級別にみた母の仕事の状況
〔厚生労働省，2017年 国民生活基礎調査の概況より〕

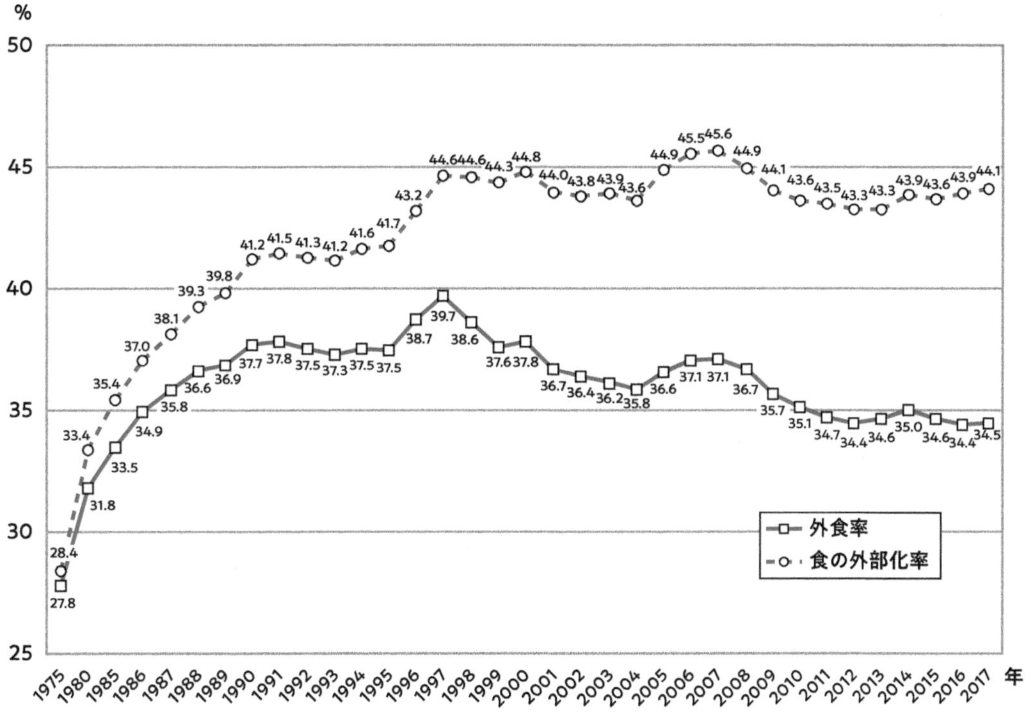

図 1.18　外食率と食の外部化率の推移

〔公益財団法人 食の安全・安心財団 Web サイトより〕

世帯の状況や地域により働いているにもかかわらず貧困に陥るようなことがあってはなりません。また，学習到達度調査（PISA）では 13 品目の学用品の保有率で子どもの貧困を測るものもあります。このように貧困率だけでは表せない貧困もあります。そして，**貧困**は世代を超えて連鎖していく危険があり，それは遠からず安定した社会への脅威となります。

「子ども食堂」「フードバンク」など民間の支援が活発に行われている。

このようななか，すべての子どもが生涯を通じて心身ともに健康でいるためには，どのような支援が必要になるのでしょうか。家庭や地域社会だけではなく，食品産業なども巻き込み，社会全体で，どこにいても安心できる食環境をつくっていくことが必要です。

コラム

社会における子どもの育ちの保障

児童福祉法は1947年に制定され2016年に改正されました。このなかで,「第1条　全て児童[1]は,(省略),適切に養育されること,その生活を保障されること,愛され[2],保護されること,その心身の健やかな成長及び発達並びにその自立が図られることその他の福祉を等しく保障される権利を有する。」「第2条　全て国民は,児童が良好な環境において生まれ,かつ,社会のあらゆる分野において,児童の(省略)意見が尊重され,その最善の利益が優先して考慮され,心身ともに健やかに育成されるよう努めなければならない。」と記されています。また,日本国憲法25条では「すべて国民は,健康で文化的な最低限度の生活を営む権利を有する　(後略)」とし,それを達成する責任は国にあることや,教育を受ける権利や児童を酷使してはならない(児童労働の禁止)などを明確に示しています。また,国際条約である「子どもの権利条約」も,児童には特別な保護を与える必要があるとして子どもの最善の利益[3]を

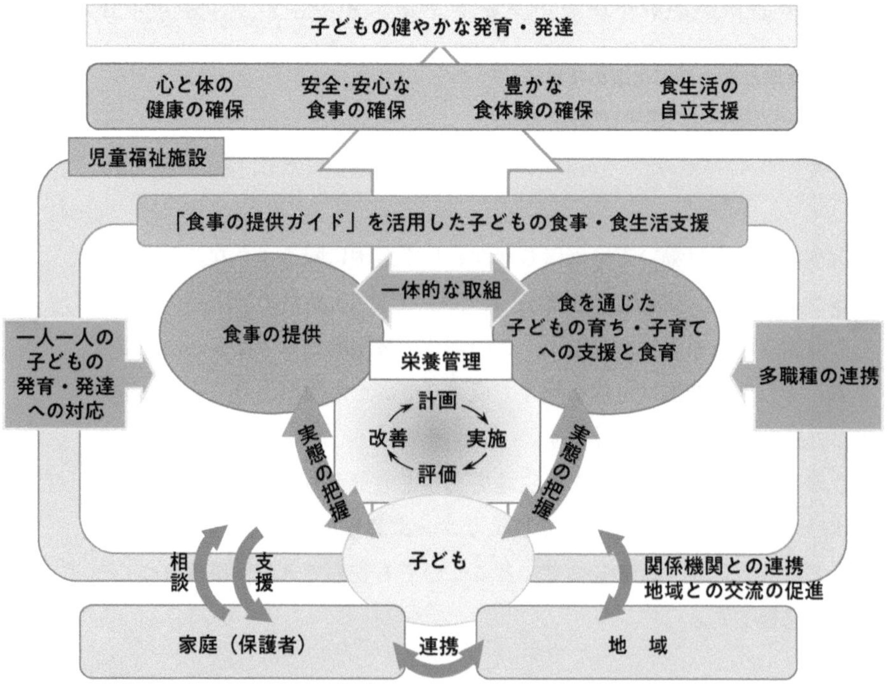

図　子どもの健やかな発育・発達をめざした食事・食生活支援の概念図

〔厚生労働省雇用均等・児童家庭局母子保健課,「児童福祉施設における食事の提供ガイド:児童福祉施設における食事の提供及び栄養管理に関する研究会報告書(2010)より〕

第一次的に考慮すべきと謳っています。

心身ともに健やかに育つために,「食べること」は欠かすことのできない営みです。2005 年の食育基本法の制定などを踏まえ, 2009 年に施行された保育所保育指針（2017 年改正）には,「食育」が位置づけられました。保育所における「食育」は, ①健康な生活の基本としての「食を営む力」の育成に向け, その基礎を培うことを目標とし, ②子どもが生活と遊びの中で, 意欲を持って食に関わる体験を積み重ね, 食べることを楽しみ, 食事を楽しみ合う子どもに成長していくことを期待するものであり, ③乳幼児期にふさわしい食生活が展開され, 適切な援助が行われるよう, 食事の提供を含む食育の計画を作成し, 保育の計画に位置付けること, とされています。特に家庭との連携が重要で, 保護者に対して, 食生活に関する相談や助言, 給食を試食する機会の提供などを通して, 食への理解が深まるように支援していくことが求められています。

児童福祉施設における食事の提供ガイド（厚生労働省, 2010 年）でも, 子どもの健やかな発育・発達をめざした食事・食生活支援の概念図を示しています（**図**）。食事の提供と食を通じた育ちを一体的なとりくみとすること, その際には, 一人一人の子どもの発育・発達に対応することと, 多職種が連携することが重要です。また, 子どもを中心として, 家庭への支援や連携, 地域との交流・連携を深めながら子どもの健やかな発育・発達をめざすとしています。どこで暮らす子ども[4] にもさまざまな方策で二重三重に守るしくみをつくり, 温かな手が届かぬことのないように, 心身とも健やかに育つように[5] ととりくみが行われなければなりません。

---

1) 児童福祉法 第 4 条で, 児童とは 18 歳未満をいう。対象はいつからかというと, 民法 第 3 条では,「私権の享有は, 出生に始まる」とし, ヒトとして人権等が認められる（ヒトの始期）のは出生時とする。それでは「出生」とは産まれ始め（一部露出）なのか産まれ終わり（全部露出）なのか, 議論のあるところである。また, 胎児には人権はないのか？　ヒトとして守られるのは受精から出生までのいつかというと, 妊娠 22 週以降は中絶されることはない。欧米などでは胎児条項といって, 母は守られるが胎児は守られない国もある。日本で妊娠 22 週からとされる根拠は, 母体外に出ても生きられるということはヒトと考えられるということである。生殖技術の進歩は著しい。生命とは何かを今一度考えてみよう。

2) 具体的ではなく抽象的な概念である「愛され」という文言が盛り込まれていることの意味を考えてみよう。

3) 日本では子どもは親のもの, 大人に従うべきという感覚があり, 虐待・スポ根や親子心中につながることがある。2019 年は子どもの権利条約 30 周年。国連子どもの権利委員会調査で, 虐待の多い日本政府に勧告・要請がなされた。それらを受けて, 児童福祉法及び児童虐待の防止等に関する法律の一部改正が 2020 年から施行。子どもへの虐待では母親への DV が背景にある場合もある。民法の「懲戒権」も見直す。世界では 54 か国が子どもへの体罰を禁止している。国連 SDGs（持続可能な開発目標）全 17 項目の 16 番目「平和と公正（justice）をすべての人に」の 2 番目 16.2 は「子どもに対する虐待・搾取, 人身売買およびあらゆる形態の暴力および拷問を撲滅」で, 体罰, 心理的虐待（攻撃）, 性的虐待（女子高生売春, 子どもは 18 歳未満）なども含まれる。

4) 子どもの権利条約では, 前文：児童が, その人格の完全なかつ調和のとれた発達のため, 家庭環境の下で幸福, 愛情及び理解のある雰囲気の中で成長すべきである。第 20 条 3：必要な場合には児童の監護のための適当な施設への収容を含むことができる, とし, 施設収容は最終手段でなるべく他の方法をとるべき, としている。

5) 社会の子育てへの支援については, 行政, 司法, 民間などから多様な支援が行われている。
乳児家庭全戸訪問事業（こんにちは赤ちゃん事業）→養育支援事業, 妊婦健康検査, 子ども・子育て支援法, 児童虐待防止法等々。
しかし, 我が子への虐待・致死, いじめによる自殺, 保育環境の貧弱さ, 働きやすさや労働に対する適正・公平な評価（ひとり親家庭への支援も大切であるが女性の低賃金是正が必要）など喫緊の問題が山積している。

2章 栄養の基礎

1 栄養の基本的概念

1. 生命－ヒトの生命の他生物との連続性や類似性

A　生きるとは

生きる（生命体）とは，自己と外界とを隔て（る膜をもち），物質をとり込み（栄養）・不要物を出し（代謝），増殖することです。

B　生命の誕生

太陽誕生後の約46億年前に地球は誕生しました。誕生直後の地球表面は高温のマグマの海で，とても生命が誕生するような環境ではありませんでした。水は宇宙空間には大量に存在しており，地球の大気にも大量の水蒸気があり，地球が冷えるにつれて水になり海をつくりました。地球は自分の重力（引力）と太陽からの距離（熱）の絶妙なバランスにあったことで水を保ちました。命のない物質だけがある場所での生命の誕生はとても不思議ですが，有機物の生成は意外に簡単に起こることが確かめられています。最初の生命体は深海底の熱水噴出孔のまわりなどでできたのではないか，それから海あり浅瀬ありという多様な環境で紫外線や雷のような強いエネルギーにより反応が進んだのではないかとも考えられています。海ができて水蒸気が海水になった後の大気は二酸化炭素と窒素でした。

C　シアノバクテリア（藍藻類）

27億年前には光合成のできるシアノバクテリア（藍藻類）が海に現れました。太陽エネルギーを用いて，6分子の二酸化炭素（CO_2）と6分子の水（H_2O）から1分子の糖（グルコース，$C_6H_{12}O_6$）をつくり出し，そのときの廃棄物（副産物）として6分子の酸素（O_2）をつくり出しました。酸素はおまけであって，炭素（C）を自分のものにしようとする反応でした。

$$6\,CO_2 + 6\,H_2O \Longrightarrow C_6H_{12}O_6 + 6\,O_2$$

二酸化炭素　水　糖（グルコース）　酸素

↑ 太陽光エネルギー

二酸化炭素をとり込んだので，大気中の二酸化炭素は減少し，大気は窒素になりました。シアノバクテリアが産生した酸素はそのうち海中に溶けきれず大気中に放出され，宇宙からの放射線や太陽の紫外線などにより酸素原子3個の**オゾン**（O_3）ができ，高度25 km付近にオゾン層が形成されました。

オゾンはO_3。酸素分子O_2が放射線などで分解されて酸素原子Oになったり，オゾンO_3と酸素原子Oが結合して，またO_2×2分子に分かれたりして変動している。
オゾン層はフロンガスなどで損なわれ，穴が開いたようなオゾンホールができると，有害な紫外線などが地表に届き，がんなどを発生させる。南極近くに開いているためオーストラリアなどでは警戒している。

D　生命爆発

オゾン層が有害な紫外線を吸収してくれるようになったので，生命体は陸に上がることができるようになりました。現在地球上には870万種もの生物がいるとされていますが，それらのほとんどはシアノバクテリアが副産物として産生した酸素や生成した糖のうえに成り立っています。もうひとつ生物が陸に上がることができるようになったのには，地球の最深部の核の鉄が磁場をつくり出して有害な宇宙線や強烈な太陽風から守ってくれるようになったからです。核をもつ細胞（真核細胞）ができたのは20億年前で，5.4億年前のカンブリア紀ではカンブリア生命爆発といって，一挙に多くの生物種が分化しました。一方で気候変動などによりほとんどの生物が絶滅した（**大量絶滅**）という経験を5回しています。

生物学者の多くが現在6回目の大量絶滅が進行中であるとしている。

E　ATPは生物共通の生命活動を支えるエネルギー

ATPはエネルギーを蓄えるための物質で，しかも効率的にエネルギーを生み出すことができ「エネルギーの共通通貨」ともいわれています。前述の光合成といっている糖合成反応のもうひとつの重要な働きは，太陽エネルギーをATPというかたちで蓄えることなのです。驚くべきことに，細菌も植物や動物などのあらゆる生物が，エネルギーとしてATPを全身に用いています（**図2.1**）。あらゆる生物が用いているということは，原始の生命が誕生した初期にATPシステムをとり入れた**真核細胞**がいて，それが大いに発展したということを意味します。ATPは主に細胞内のミトコンドリアという小器官で合成されており，日々のエネルギーの**ほとんど**をまかなっています。ミトコンドリアは細胞内に多数ある小器官のひとつですが，不思議なことに独自のDNAをもち（別の生物だということ）二重膜に包まれており，自律的に増殖もします。そのようなことから，かつてある単細胞生物が別の酸素を利用する単細胞生物（好気性細菌でのちの**ミトコンドリア**）を貪食して合体（キメラ）したのではないかと考えられているのです。前述のシアノバクテリアも現在もそれ自身で単独に繁殖してもいますが，すべての緑色植物に入り込み，その葉緑体として独自のDNAをもちながら細胞内共生もしているのです。

ATP：アデノシン三リン酸。adenosine triphosphate

核をもつ細胞。より原始的なものに原核細胞があり，これは核をもたない。

ほかに「解糖系」があるが，効率が悪く，多くのエネルギーを得られない。

私たちのミトコンドリアはすべて母親由来である。

2．栄養－栄養物の摂取

A　栄養とは－栄養と代謝

栄養とは，生物が自分とは異なるものをとり入れ，不要になった物質を排出す

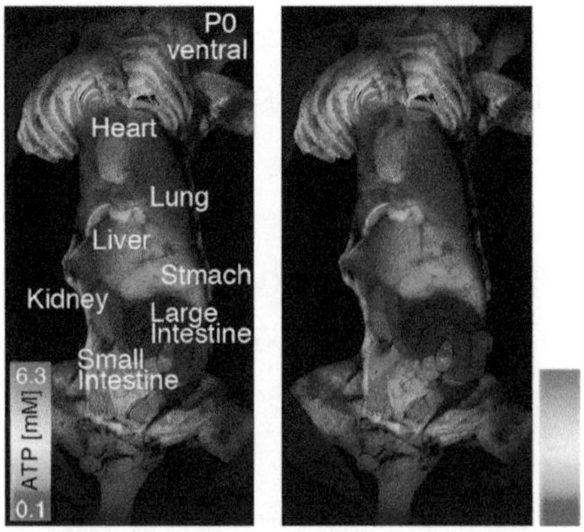

図 2.1　マウス全身（体幹）の ATP 画像
（上部の縞模様は肋骨，画像は臓器表面の ATP 濃度をとらえており赤色ほど ATP 濃度が高い）哺乳類であるマウスは代謝も身体構造もヒトと同じである。体中のすべての場所で ATP が用いられている様子を画像でとらえている。
〔画像提供：京都大学医学部腎臓内科 山本正道〕

ることです。植物では無機質の C や O_2，CO_2 などで，動物は植物や植物を食べた動物などを栄養源とします。体内の栄養の活動を代謝といい，多くはさまざまな酵素がひとつだけの反応を担います（特異性）。消化管は発生時に陥入して口から肛門まで空いたホース状の器官で基本的には体の外部です。物質は外部である胃腸内で細かく消化され吸収されて初めて代謝系に入ります。

B　栄養摂取の方法

細菌や**虫**などは栄養物質への走行性があります。植物は根から物質を吸い上げ，向日性で太陽光エネルギーを得て糖合成します。だたし，過剰の太陽光は有害なので抗酸化物質を合成して身を守ります。野菜を食べるといいのはそのためです。さて，動物はどのような方法で栄養物を見つけるのでしょうか。

線虫は味，においへの走行性が観察しやすく，実験動物としてよく用いられる。がん患者の尿への走行性を診断に利用することが実用化されている。

C　ケミカルセンサー

生き物は棲んでいる環境や食性により，自分に必要なさまざまな物質を見つけるための嗅覚や味覚などがあり，これをケミカルセンサーといいます。夜行性か昼行性かなどにより嗅覚が発達したもの，視覚や聴覚が鋭いものなど得意な感覚をもっています。動物は喰うものであると同時に喰われるものでもあります。たとえばシマウマはライオンに喰われますが草を食べます。また，どんな生物も死後は微生物などに分解されて**物質として循環**します。追いかけて捕まえるにせよ逃げるにせよ，環境に出ているにおいなどの物質を把握することは生き延びるために必要なのです。

老インディアン，ウィロー・ジョーンの死に際の言葉：わしが死んだらあのモミの老木のそばに埋めてくれ，あの木は（中略）わしに薪を恵み，暖めてくれた。あそこにわしを埋めれば（栄養になって）あの木はもう二冬は生き延びられるじゃろう。
〔『リトル・トリー』より〕

D　嗅覚

嗅覚の特徴は遠いところにあるものの物質（におい）を感知できることで，におい物質は非常にたくさんあります。犬に代表されるように，動物は優れた嗅覚を備えています。いかに早く，遠くの敵や獲物のにおいに気づくかが生存にかかわります。また雄（オス）は自分の遺伝子を残そうとして雌（メス）を探します。蛾（が）で発見された**フェロモン**が有名です。母子もそれぞれのにおいを認識して自分の子どもに貴重な乳や餌を与えます。

同一種にのみ認知してもらえるにおい物質。

E　味覚

味覚は口腔などで物質を受容して神経を通じて伝え，脳で認知する情報です。狭い意味では，味にはこれ以上分割できない５つの基本味があります（**表 2.1**）。

このほか唐辛子（痛覚），渋柿（収斂（しゅうれん）），わさび（冷感）など体性感覚を味と感じているものもあります。また，においや舌触り，触感，喉ごし，かたさ，組織，温度，盛りつけなども味に影響を与えるなど，ほかの感覚が味わいに影響することを多感覚（マルチセンサリー），統合感覚（クロスモーダル）といいます。

化学物質を認知できる最も薄い濃度を「**閾値（いきち）**」といい，ショ糖（砂糖）では0.086%程度，硫酸キニーネでは0.000049%程度で，毒物の可能性のある苦味の閾値が格段に小さいことがわかります。においは気体なのでもっと低濃度です。

その物質が何かわかる濃度を「認知閾」，何であるかはわからないものの純水やただの空気ではないという識別ができる濃度を「検知閾」という。

近年の研究で「味」だと感じていた感覚は舌の味覚と鼻の嗅覚の協働だということがわかってきました。特に，食べた物のにおいが喉の奥から鼻腔に流れることが重要です。何らかの原因で味覚や嗅覚に障害（味覚障害，嗅覚障害）が起きると，食べても味がわからず，口のなかに砂などが入っているような感覚になり，生きる喜びも感じられなくなるほど患者さんには苦痛のようです。

F　その他の感覚

視覚は，その生物が自分の食べるものがよく見えるシステムをもっています。

この世界は光と色彩にあふれていると私たちは感じていますが，色があるのではなくて，見たいもの，見る必要のあるものが見えるような**視細胞**（錐体）をもっているのです。ヒトの場合，**3 種類の錐体（すいたい）**（L 錐体：赤，M 錐体：緑，S 錐体：青）が光に反応して興奮を脳に伝え，それを色と認識します。光の３原色は「赤」「緑」「青」で，３色が混ざると「白」になります。**絵の具の 3 原色**とは異なります。

視細胞には明るいところで色を伝えることのできる錐体と暗いところでかすかな光をとらえる桿体がある。

鳥類，爬（は）虫類は４種，哺乳類の多くは２種類をもつ。

黄色，シアン（空色），マゼンタ（赤紫色）。プリンターのインクの色で３色を混ぜると「黒色」になる。

3．栄養素の欠乏症の克服のために人類が払った犠牲から栄養をみる

A　栄養学の歴史

人類は日照が豊かで，自然エネルギーに恵まれたところで文明を起こしてきました。豊かな水（大河）があり，エネルギー源になる穀類やいも類と，たんぱく

表 2.1　5 つの基本味とそれが象徴するもの

基本味	象徴的な食べ物	
甘味	糖，でんぷん（でんぷんそのものは無味であるが口腔内のアミラーゼで分解されて甘味を生じる）	食べたグルコースは体成分に合成しなおされるか分解されて ATP を産み出し，最終的には人体（腎臓・肝臓）に負担をかけない二酸化炭素と水になるクリーンなエネルギー源。 $C_6H_{12}O_6 + 6\,O_2 \Rightarrow 6\,CO_2 + 6\,H_2O + ATP$ グルコース　酸素　二酸化炭素　水　エネルギー 脳はグルコースをほとんど唯一のエネルギー源としている。ヒトの場合，重量 2% の脳が摂取した酸素の 20% を使用している（エネルギーを消費している）。
うま味	たんぱく質，アミノ酸	必須アミノ酸 体は常につくっては壊しを続けており，アミノ酸を必要としている。体内でつくることができない必須アミノ酸は食品から摂取する必要がある。
酸味	ビタミン C ビタミン C の結晶は強い酸味を呈する。通常の食品の濃度のビタミン C では酸味は強くないが，ビタミン C を多く含む果実はクエン酸を含むことが多く，酸味のある果実を食べればビタミン C も摂取できる。 発酵・腐敗	**ヒト**は体内でビタミン C を合成できない。果実は狩猟採集の時代から楽に入手できるので，ビタミン C は古代から不足しにくかったと考えられるが，摂取しなければ死に至る。大航海時代に長期航海で新鮮な野菜などを食べないことで発症し，注目されはじめた。
塩味	ミネラル	Na（ナトリウム）は K（カリウム）とともに物質輸送など細胞内の生化学的反応に重要な働きをしている。 NaCl（食塩）として摂取しなくても食品に含まれている **Na** 量で不足はしないとされる。むしろ過剰摂取はさまざまな病気の原因となる。
苦味	毒物，内臓（ミネラル）	毒物は忌避のため閾値が小さい。 Mg（マグネシウム）など必須なミネラルで苦味を呈するものもある。

源になる豆類を育てる農業が基本でした。**食べ物の多くが欠乏**する飢餓こそあれ，特定の栄養素の不足で病気が出るほど選り好みはできず，感染症やケガで人々の平均寿命も短く，微量なものの欠乏症はあまり知られていませんでした。

B　壊血病（Scurvy）

大航海時代，船員たちは次々と得体のしれない状態になって死んでいきました。15 ～ 19 世紀の間に **200 万人の水夫**が壊血病で死亡したといわれています。18 世紀になってもイギリス艦隊は太平洋航海で 2,000 人中 997 人が死亡。そうしたなか，スコットランド人軍医リンドは着任した航海ですでに症状が出始めていた水夫に，通常の食事に以下のものを加える介入試験を行いました。シードル（リンゴ果汁を発酵させたもの），硫酸，酢，海水，オレンジ 2 個とレモン 1 個，にんにく……。効果は 6 日ほどで劇的に現れました。これ以降，イギリス海軍は **14 日以上**の航海にはレモンジュース摂取を義務づけたのです。ただし，レモンは高価だったので，のちにライムに代えられ，イギリス水兵は**ライム**野郎（limeys）

多くの動物は体内でビタミン C を合成できる。ヒト，サル，モルモットなどが合成できない。

世界には海から遠く，岩塩もない地域があり，食塩を使用しない人たちがいて，彼らには健康上の問題は見つかっていない。
必要最低限量はまだ十分なデータはないが，WHO は 200 ～ 500 mg，食塩に換算して 0.5 ～ 1.3 g としている。食事摂取基準でも 1.5 g もあれば十分との考えをとる。ただ，これまでの習慣から急な減塩はかなり難しい。

現在でも食料不足の人は 8 億人以上とされ，5 歳未満の子どもの死亡や発育不良の原因になっている。たんぱく質とエネルギーの不足を PEM（Protein Energy Malnutrition），その重篤な状態を「マラスムス」という。重篤なたんぱく質不足を「クワシオルコール」という。

たとえばバスコダガマの喜望峰を周る航海では 160 人中 100 人が死亡。マゼランの世界一周航海では 218 人中生存者はたった 18 人であった。

ビタミン C は水溶性なので余剰は尿に排泄されてしまい蓄積はきかないが，症状が出るまでには多少の時間がかかった。

ただし，レモン果汁 50 mg，ライム果汁 33 mg で，ライムの効果はやや低かった。
かき 70 mg，いちご 62 mg

といわれます。ちなみに，7つの海を制したというイギリス海軍の強さは，水夫が壊血病で死ぬことを防ぎえたからだとも考えられています。兵隊が死んでは戦えないからです。

アメリカに多いアイルランドからの移民は，1840年代のアイルランドのじゃがいもの大凶作が原因で新天地を求めて移住した人たちです。このときアイルランドでは壊血病が蔓延しました。**じゃがいも**のビタミンC含有量は温州ミカン並みでりんごより多いのです。また乳児用の優れた調製粉乳がない19世紀末に，栄養学の裏づけのない粉乳を**母乳**の代わりに与えられた乳児が罹(かか)る例がありました。現在ではこの病気に苦しむ人はいなくなりました。

じゃがいも 35 mg
りんご 4 mg

人乳のビタミンCは5 mg/100 gで，乳児が1日に700～1,000 g飲めば35～50 mgになり，必要量を十分に満たす。

C 脚気（Beriberi）

海軍軍医の高木兼寛は，**国民病**といわれ軍隊でも深刻な問題であった脚気(かっけ)の改善にとりくみました。イギリス留学時代のイギリスに脚気はなかったことと，豊かな食事をとる上級軍人は罹らないことから，白米中心の食事が脚気の原因ではないかと考えました。ヨーロッパに脚気はなかったので研究さえされていませんでした。1883年，軍艦龍驤は270日の長期航海で，乗組員378人中169人の患者が出てうち25人が死亡しました。危機感を覚えた高木は練習船筑波で食事を洋食に変え，同じ航路で航海し，一人の死者も出しませんでした。そして**栄養が原因**だと確信し，海軍の兵食は麦ごはんにし，副食に肉を出すなど食事を改善したのです。一方，陸軍軍医の森林太郎（鴎外）は細菌が原因と考えました。1885年に緒方正規も脚気菌を発見したと発表しました。陸軍は，日清戦争では患者41,431人，死者4,064人，日露戦争では患者211,600人，死者27,800人でした。熾烈を極めた旅順の二〇三高地肉弾戦などの戦闘による戦闘死46,400人に比べて脚気による死者がいかに多かったかがわかります。一方，海軍では，日清戦争では患者34人，死者0人，日露戦争では患者87人，死者3人でした（**表2.2**）。

偏食の平安貴族などが罹っていたが蔓延したのは江戸中期。「江戸煩い」「大阪腫れ」などいわれ，田舎では少なかった。

たとえば，日本に寄港・停泊中の外国艦船からは患者が出ないので，感染症ではないと考えた。

高木らが食事改善で脚気死を克服した一方で，**森林太郎**らは，実態に目を向けず，多くの死者を出し続けました。間違いは仕方なかったとしても，早くに対応すればどれだけの無駄な死者を出さずにすんだことでしょう。

北里柴三郎は細菌説を否定し，栄養説を支持したため東大に帰れず，福沢諭吉の援助で研究を続け，のちに慶應に医学部をつくった。破傷風の血清療法，ペスト菌発見など多大の業績により第1回ノーベル医学賞にもノミネートされた。

1910年には鈴木梅太郎が米糠から脚気予防成分を抽出し「**オリザニン**」と命名しました。鈴木のほうが早かったにもかかわらず，残念なことに少し後に報告したC. Funk(フンク)は英語で発信したために世界で認知され，Funkが有名になりました。

稲の学名オリザ（*Oryza sativa*）から命名した。市販薬もつくられた。

豊かな食生活ができる現代でも，偏った食生活や加糖飲料の大量摂取で脚気になる若者はいます。また，**高エネルギー輸液でビタミンB_1**を摂取させず，脚気を発症した事故もありました。

糖の代謝にはビタミンB_1が必要。

表 2.2　軍隊の兵食のちがいによる脚気の犠牲者のちがい（概数）

	〈海軍〉 患者／死亡者数（人）	〈陸軍〉 患者 ／死亡者数（人）
日清	34 ／ 0	41,431 ／ 4,064
日露	87 ／ 3	211,600 ／ 27,800
計	121 ／ 3	25,3031 ／ 31,864
食事	多くても飯は麦飯 2.5 合まで 牛肉などの食料配給規定あり	白米 6 合 戦地では特に副食はおろそかになった

ただし，母数は海軍のほうが少ない。陸軍も平時には海軍の実績にならい，それぞれの部隊で麦飯にして脚気の発症を抑えていたが，戦時には大本営の指揮するところになり，森林太郎の頑なな考えで多くの犠牲者が出続けた。科学的根拠を軽視する体質は第二次世界大戦まで続いた。

D　ペラグラ（Pellagra）

ペラグラは「ざらざらの皮膚」という意味で，「皮膚炎」「下痢」「痴呆」そして重症者は「死亡」の症状が出ます。トウモロコシを主食にしてほとんど副食を食べない貧しい地域に発生します。原因はトウモロコシに少ない「ナイアシン（ビタミン B 群）」またはナイアシンの前駆体の「トリプトファン（必須アミノ酸）」の不足です。

原因は栄養不足で感染症ではないことを示すために J. Goldberger（ゴールドバーガー）は 1916 年に「汚物のパーティ（Filth Parties）」として患者の鼻水を自分の鼻や喉に塗りつけたりして発症しないことを証明しました。研究者の熱意に頭が下がりますが，危険です。現在では非常に偏った食生活，アルコール多飲などでまれに発症します。

E　生存の基盤－水：近代水道の誕生

水は生存や健康に重要ですが，現在でも衛生的な水が得られない人は 7.5 億人，清潔なトイレが使えない人は 25 億人います。

イギリスではロンドンへの人口集中でテムズ川の水を安全な水にするために 1.8m もの分厚い砂濾過（ろか）層（微生物層もできる）をゆっくり濾過させる「緩速砂濾過法」（1829 年）を開発しました。1852 年には首都水道法ができ，欧米でも広まりつつありました。もともとはインド地域の風土病のような病気であったコレラはイギリスのインド支配などで拡散し，19 世紀末から 20 世紀にかけて世界中で**コレラ**が大流行（パンデミック）しました。致死率は 50％を超え，3 日コロリ，コレラコロリなどといわれ，数日で死に至る恐ろしい病気でした。

日本の 1878（明治 10）～ 1913 年のコレラによる死者は 37 万人。
R. Koch（コッホ）のコレラ菌発見は 1884 年。

1892 年にドイツ**エルベ川**河口のハンブルク市と隣接するアルトナ市（現在はハンブルク市）でコレラが発生しました。ハンブルクでは発生初日に 22 人死亡など計 8,605 人の死者が出ました（**図 2.2**）。当時，アルトナ市の緩速濾過施設は完成していましたがハンブルク市はまだでした。結果は劇的でした。人口 10 万人あたりの死者数はハンブルク市 1,340 人，アルトナ市 230 人だったのです。しかも，普通なら体力の弱い子どもや高齢者が多く死亡するのですが，アルトナ市の死者はハンブルクに働きに行っている大人が多かったのです。

エルベ川（全長 1,091 km ヨーロッパ 14 番目の長さの国際河川，流域面積 148,268 km^2 水源はチェコ。727 km がドイツ国内 日本最長は信濃川 367 km 流域 11,900 km^2）

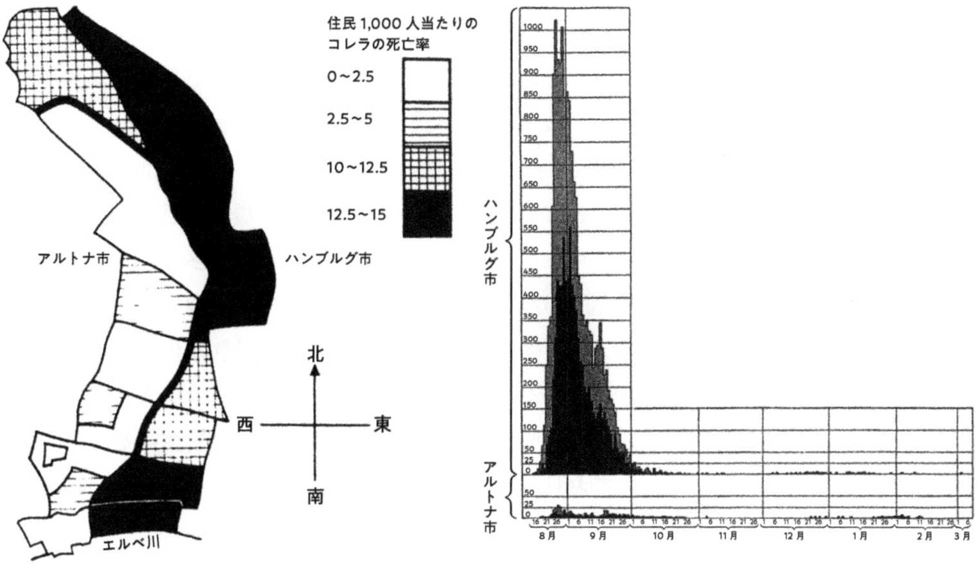

図 2.2　1892 年に発生したコレラのハンブルク市とアルトナ市の死亡率（左）および死亡数（右）のちがい

〔Fruhe Grossstadte und Ihre Hygieneprobleme — Die Choleraepedemie in Hamburg 1892；R. Heihoff〕

4. 実際に食べものからどのような栄養をとればよいのか

A　栄養素の大まかな分類

生存に必要な物質のうち，基本的には**口から**食べ物として摂取するものを栄養物とします。例外的にビタミン D は食べ物から摂取しますが，日光に当たると体内で生合成もされます。機能から大きく分けると，エネルギー源，たんぱく源，ビタミン類，ミネラル類になります。エネルギー源になるのは「炭水化物（糖質）」「脂質」および「タンパク質」です。炭水化物と脂質は主に C（炭素），H（水素），O（酸素）原子からできていて，たんぱく質はそれらに N（窒素）が加わります。なお，アルコールもエネルギー源になります。日本では少量なら百薬の長などという言い訳がありますが，WHO は，アルコールは有毒で精神作用を有し，1 年当たり 300 万人の死因や若すぎる死を起こしていると警告しています。

栄養学の進歩により現在では，静脈，胃などに栄養を注入することができる。

B　炭水化物と食物繊維

炭水化物は，炭素（C）と水（H_2O）がくっついた化合物で，$C_m(H_2O)_n$ で表します。

$C_m(H_2O)_n$
炭素　水

最少の大きさの糖を単糖類といい，代表的なものは炭素と水素が 6 個ずつ結合した $C_6(H_2O)_6$，つまり $C_6H_{12}O_6$「グルコース（ブドウ糖）」です。ほかに「果糖（フルクトース）」と「ガラクトース」があります。単糖類が２つ重合したものを二糖類といい，「ショ糖（砂糖）」「乳糖」「麦芽糖」などがあります。３～９個重合したものをオリゴ糖（少糖類），10個以上重合したものを多糖類といい，代表的なものは「でんぷん」や「セルロース」です。前述の炭水化物（セルロースなどを除く）は易消化性炭水化物といい，体内で代謝されて1g当たり約4kcalのエネルギーを産生します。脳などはエネルギー源としてブドウ糖を必要としますが，エネルギー源がない場合は困るので，肝臓がたんぱく質から糖をつくります。体内のグルコースの蓄えは多くないので，飢餓や長期絶食の場合，体脂肪の次に自分の筋肉を分解してブドウ糖をつくります。

炭水化物にはヒトの体内で消化されない難消化性炭水化物があり，これを食物繊維といい，水溶性と不溶性があります。ヒトは消化できませんが，腸内細菌は代謝してエネルギーを産生します。近年，**多くの生活習慣病を防ぐ**働きがあることがわかってきており，多くの人に不足しているので留意しなければなりません。

9.3節（p.227）を参照。循環器疾患（心筋梗塞，脳卒中など），糖尿病，がん（乳がん，胃がん）などの発症・死亡を引き下げるとされる。

C　脂質と必須脂肪酸

脂質は水に溶けず有機溶媒には溶ける身体の成分です。単純脂質や複合脂質などがあり，主なものは単純脂質の中性脂肪（トリグリセリド）で，エネルギーの貯蔵スタイルです。炭素と水素からなる骨格の両末端にカルボキシル基（$-COOH$）とメチル基（$-CH_3$）をもっています。

脂肪酸には，二重結合がなく酸化しにくい飽和脂肪酸と，二重結合があるために酸化されやすく不安定な不飽和脂肪酸（二重結合が１つだけある一価不飽和脂肪酸と，２つ以上ある多価不飽和脂肪酸）があります。多価不飽和脂肪酸は二重結合の場所がメチル基末端から３つ目のn−3系と６番目のn−6系があります。n−3系脂肪酸とn−6系脂肪酸は体内で合成できない必須脂肪酸です。多くの人でn−6系は多すぎるくらい摂取していますが，n−3系は不足しがちです。n−3系の代表的なものは，魚油，えごま油，亜麻仁油などです。コレステロールは生命活動に重要な脂質のひとつで，体内で生成され，再利用もされています。食事からのコレステロール摂取が多すぎると**血中コレステロール**も高くなりがちなので，日本人の食事摂取基準（2020年版）では１日200mg未満（卵なら１個まで）にするのが望ましいとされました。

LDLという，いわゆる悪玉コレステロール。善玉といわれるHDLは多いほうがよい。

産生エネルギーは1g当たり約9kcalで炭水化物の約２倍です。ただし炭水化物は水を加えて加熱して食べるため，たとえば炭水化物を75%くらい含む米を加水・加熱した米飯100gは170kcalで，脂質100%のサラダ油100gのエネルギーは920kcalで5.4倍となります。

脂質のとりすぎは健康には好ましくなく，脂質からのエネルギーは摂取エネルギーの25%程度が望ましいとされています。量とともにどの脂肪酸かということも重要です（食事摂取基準の数値（p.46）参照)）。

D　たんぱく質と必須アミノ酸

たんぱく質はアミノ酸がペプチド結合（－CONH－）というかたちで多数結合している物質をいいます。

アミノ酸はカルボキシル基（－COOH）とアミノ基（$-NH_2$）をもつ化合物で，自然界には500種もありますが，ヒトが利用しているのは20種で，そのうち9種は体内で合成できず，食べ物から摂取しなければならない必須アミノ酸です。

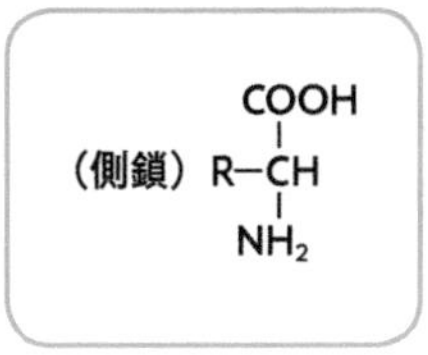

必須アミノ酸は，イソロイシン，ロイシン，リジン，メチオニン，フェニルアラニン，トレオニン（スレオニン），トリプトファン，バリン，ヒスチジンで，残りのアミノ酸はチロシン，システイン，アスパラギン酸，アスパラギン，セリン，グルタミン酸，グルタミン，プロリン，グリシン，アラニン，アルギニンです。たんぱく質の良質さとは，必須アミノ酸を十分に含んでいるかどうかをいいます。動物由来のたんぱく質は十分に含んでおり，植物由来たんぱく質では一部の必須アミノ酸が少ないことが多いです。ただ，同時に食べることで，植物性食品のたんぱく質中の必須アミノ酸の不足を動物由来のたんぱく質で**補う**ことができます。

補足効果という。さまざまな食べ物を食べるとよいということにもなる。

結合しているアミノ酸の数が少ないものをペプチドといい，いろいろな機能をもっていることがあります。タンパク質は膨大な種類があり，多くは非常に**高分子**（分子量が多い）の化合物です。

比較的少ないアミノ酸からできているヒトのインスリンの分子量は5,807。ブドウ糖の分子量は180。

たんぱく質は肉や魚からとるイメージがありますが，それには多くの場合，脂質が付随してきます。肉の脂は飽和脂肪酸でなるべく多くならないように留意する必要がありますが，魚の場合は不飽和脂肪酸で多くとるほうがよいのです。また，欧米では肉を牛肉，豚肉，ラム肉などの赤肉と，鶏肉，七面鳥，魚肉などの白肉などとに分けて考えます。赤肉とハムなどの加工肉はがんのリスクを上げるとされます。ただし日本人はそれほど多く肉を食べないので，極端に肉を多食しなければ心配ないかもしれません。ここでいう赤肉とは脂肪の少ない赤身肉という意味ではなく，赤身の牛肉でも牛肉は赤肉です。

もうひとつ考慮しなければならないのは，生産にどのくらいの飼料を必要とするかです。牛肉が高価なのは多くの飼料を必要とし，環境負荷も大きいからです。

E　ビタミン（表2.3）

ビタミンは微量で代謝に必須の有機物で，体内で合成できないか，できても必要量をまかなえないもので食べ物から摂取しなければならないものです。水溶性のものと脂溶性のものとで，全部で13種類あります。ナイアシンとビタミンK以外は光に弱いです。

水溶性９種：B 群（B_1，B_2，ナイアシン，B_6，B_{12}，葉酸，パントテン酸，ビオチン），C
脂溶性４種：A，D，E，K

水溶性ビタミンは摂取量が多すぎると尿中に排泄され，過剰症は起こらない代わりにストックもできないので，毎日摂取する必要があります。脂溶性ビタミンは蓄積するので，過剰症が起こる危険があります。腸内細菌が産生するものも多く，抗生剤を服用すると腸内細菌も殺してしまい欠乏することがあります。通常の食事では過剰なまでのビタミンをとることは難しいですが，サプリメントなどでの過剰摂取，特にビタミン A 過剰では胎児の催奇形性があります。

３章を参照。

妊娠・子育てに重要なビタミンについて特記します。

葉酸：妊娠可能な女性への注意事項として以下が述べられています。

胎児の神経管閉鎖障害は，受胎後およそ 28 日で閉鎖する神経管の形成異常で，無脳症，二分脊椎，髄膜瘤などの異常を呈します。神経管閉鎖異常は多因子による複合的なもので，葉酸摂取だけで予防できるものではありませんが，リスク低減には有効といわれています。それ以外のいくつかの胎児奇形もリスク低減が期待できます。ですから，最も重要な神経管の形成期に母体が十分な葉酸栄養状態であることが望ましく，野菜をあまり食べないとか，簡単なサラダしか食べない

表 2.3　ビタミンの働き

	ビタミン名	関与する反応・作用	主な欠乏症，特徴	多い食べ物
水溶性	B_1	糖代謝の補酵素	脚気，ウェルニッケ脳症，ネギ類で効果を高める	麦，胚芽
	B_2	エネルギー産生	口角炎	
	ナイアシン	補酵素	ペラグラ	
	B_6	アミノ酸代謝	腸内細菌が産生	
	B_{12}		欠乏は起こりにくいが胃切除などで欠乏しやすい コバルトを含む，貧血	
	葉酸		補酵素，悪性貧血 妊娠中は必要量が増大	青菜，果物
	パントテン酸	補酵素	腸内細菌が産生	
	ビオチン	補酵素そのままで	腸内細菌が産生 生卵白を大量摂取すると吸収を阻害して欠乏する	
	C	鉄の吸収を高める	壊血病	野菜，果物
脂溶性	A		夜盲症，抵抗力低下，成長停止	
	D	カルシウム（Ca）の吸収を高める	くる病	
	E	抗酸化作用，過酸化脂質生成防止	未熟児の貧血 過剰症は起こりにくい	胚芽油
	K	血液凝固	頭蓋内出血，新生児メレナ 腸内細菌が産生	

人は要注意です。受胎の予測は困難なので，受胎前後の3か月以上は特に注意する必要があります。

ビタミンD：新生児の頭蓋骨の石灰化不良（頭蓋癆）や乳児のくる病は決してまれではありません。母乳のビタミンD量は授乳婦のビタミンD栄養状態や日照に左右されるので，授乳しているときは自分の栄養状態と日照に留意します。また子も適度の日照を確保します。紫外線による皮膚でのビタミンD産生は調節されているので過剰に産生されることはありません。冬季に日照時間が極度に少ない地域の人，外に出ることの少ない人や高齢者は注意が必要です。

ビタミンK：ビタミンKは胎盤を通過しにくいこと，母乳中のビタミンK含有量が低いこと，乳児では腸内細菌によるビタミンK産生・供給量が少ないことから，新生児は出生後数日で消化管出血や生後1か月頃の頭蓋内出血を起こしやすいです。これらを防ぐため，出生後ただちにビタミンK経口投与が行われています。授乳婦は腸内細菌が産生してくれるので不足することはなく，非授乳時より多く摂取する必要もありません。

F　ミネラル（表2.4）

無機質（周期表にある元素）で，食事摂取基準には13種がとり上げられています。骨などの構成成分としてだけではなく，酵素反応などに関与し，体内でつくり出すことはできないので食べ物から摂取します。

不足しがちなミネラルはカルシウムと鉄で，特に若い女性は不足している人が多いです。鉄欠乏により貧血になるとなんとなくだるいというような不定愁訴になりやすいです。カルシウム不足では将来の骨粗しょう症や骨折，寝たきりなどのリスクも高くなります。

G　不足しがちな栄養素

精製した食物を食べると不足しやすい栄養素があります。健康な食生活を送るには出来合いのものばかりではなく，食材から食事をつくる努力が必要です。

食物繊維：便秘ではありませんか？
DHA：魚を食べていますか？
葉酸：葉物野菜を毎日食べていますか？
ビタミンD：適度に日光に当たっていますか？
カルシウム：長い間，牛乳を飲んでいないのではないですか？

表 2.4　食事摂取基準にとりあげられているミネラルの働き

ミネラル	作用	欠乏症	多い食べ物
ナトリウム (Na)	細胞外液中の陽イオン	生体に必要な成分ではあるが，調味料以外の食品に含まれている量で不足することはない 過剰摂取と高血圧には相関がある	調味料
カリウム (K)	浸透圧の調整のためカルシウムの排泄作用がある	細胞内陽イオンとして浸透圧の調節など Na と拮抗する働き	野菜, 果物, いも
カルシウム (Ca)	体重の 1 ~ 2%と多いミネラルで，その 99%は骨などの硬組織。1%は神経伝達，筋収縮，血液凝固	くる病，子どもの発達の遅れ，女性では骨粗しょう症 リンとの割合で吸収が影響される	牛乳，小魚
マグネシウム (Mg)	成人で 25 g。その 60%は骨などの硬組織。酵素の成分	循環器疾患に影響するなど	
リン (P)	骨成分として体内に多く存在	必要なミネラルであるが，加工食品に多く含まれ不足することはない。むしろ過剰摂取でカルシウムの吸収阻害が起こる	
鉄 (Fe)	体内に 4 g，赤血球へモグロビン，筋肉中のミオグロビン，肝の貯蔵鉄	鉄欠乏性貧血 月経のある女性で不足気味となる	レバー
亜鉛 (Zn)	体内には 2 g 程度。酵素の成分	味覚障害，皮膚炎，成長遅延など	カキ（牡蠣）
銅 (Cu)	体内に 90 mg，酵素	貧血	
マンガン (Mn)	体内には 10 mg と微量酵素の成分	代謝障害	
ヨウ素 (I)	甲状腺に 8 mg	海藻を食べる習慣があるので日本人には欠乏症は起こりにくい	海藻
セレン (Se)	グルタチオンペルオキシダーゼとして酸化による損傷の保護		
クロム (Cr)	酵素成分	糖質代謝，脂質代謝の障害	
モリブデン (Mo)	酵素成分		

H　食べすぎないほうがよい食べ物

以下の食べ物に注意しましょう。

食塩を含む調味料：日本人は今の半分でも多いくらいです。

大型魚：水銀を生物濃縮しているので，妊娠を考えているのであれば控えましょう。

飽和脂肪酸：肉の脂です。食べすぎは血管の老化を招きます。

トランス脂肪酸：冠動脈疾患を増やすといわれています。

加工食品：どのような栄養がとれるかわからず，食塩，脂質が多いものが多いです。

WHO は，健康に便益はないとしてエネルギー比を 1%未満にするべきとしている。

5. 食べ方から健康づくりを考える

A　おおまかに栄養バランスをとるには

日々，栄養計算をして食べるのは煩雑なので，おおまかに栄養バランスをとるための方法がいくつも考えられています。

B　エネルギー産生栄養素バランス：PFC比（図2.3）

PFCとは，たんぱく質（Protein），脂質（Fat），炭水化物（Carbohydrate）をさします。これまでの食文化などから，最も健康的でいろいろな病気になりにくい栄養バランスを示しています。それぞれから得られるエネルギー量（kcal）を食べ物から摂取する全エネルギーに対するパーセンテージで示しています。

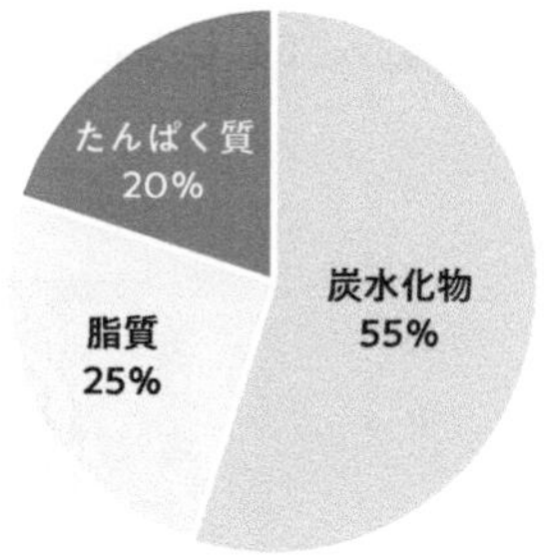

図2.3　望ましいPFC比

炭水化物は55%（50～60%）くらいとし，食物繊維は不足している人が多いので積極的にとるようにします。

脂質は25%まで（乳児期を除く。成長期やスポーツ選手などは30%くらいまで）とします。料理に用いる油だけではないので注意します。**現在は多すぎる傾向**があるので少なくするように努力します。

9章を参照。

たんぱく質は15～20%にします。成長期や高齢期では低たんぱくに注意します。

C　3色を考えます（3色食品群をもとにした食育キューブ）

食べるときは3つのファクターを満たすことを考えます。

> エネルギーの素：精製した穀類ではなく，玄米か麦ごはん。イモでもよい。
> パンはどうしても食べたいときだけにする。パンは1食で約1.5gの食塩を含む。
>
> たんぱく源：多すぎる必要はないが適正量の魚，脂の少ない肉，卵，豆腐など。
>
> 野菜：緑の濃い野菜をなるべくたくさん，味をあまりつけずに食べる。レタスにドレッシングをかけると，野菜というより油を食べることになる。

3色に加えて，できれば，カルシウムが不足しないように乳製品もとりましょう。

D　一汁三菜のかたちから入る

「ごはん，味噌汁，メインのおかず，野菜のおかず，もう一品，野菜や海藻，豆腐などのおかず」（**図 2.4**）で，食器の組み合わせのパズルを埋めるような感覚でバランスをとります。欧米では主食の考え方がないので，経済的なゆとりとともに高たんぱくや高脂質の食事になる傾向があります。

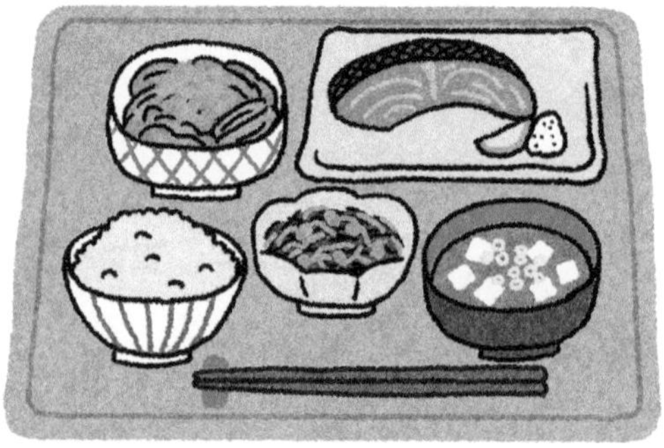

図 2.4　一汁三菜：主食（ごはん），味噌汁，主菜（メインのおかず），副菜（野菜のおかず），副副菜（野菜，豆，海藻など）

E　弁当

弁当はいまや「Bento」として世界中で注目されています。弁当は，ごはんとおかずを半分くらいずつ入れるのがポイントです。**図 2.5** のように，弁当箱の半分にはごはん（できれば分搗き米ごはんにして，味付けごはんにはしない）を詰め，残り半分の半分に「肉か魚と卵」，残りに「野菜」を詰めます。弁当文化のないところでは，子どもの野外活動のランチボックスは「ビスケットやバターを挟んだだけのパン，リンゴ１個，紙パックの飲み物」などが多いです。

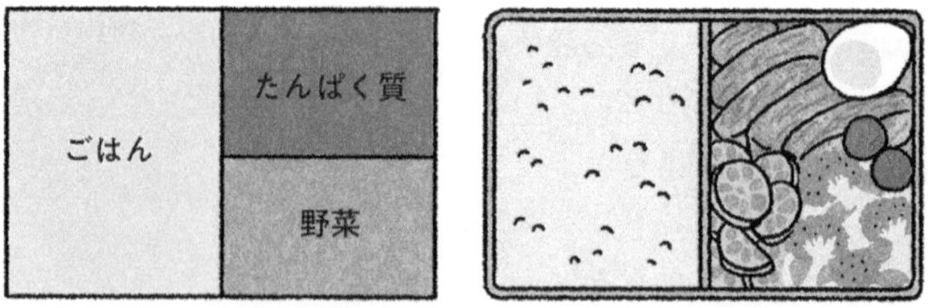

図 2.5　弁当の面積から割りふる

F　面積から考える（MyPlate）

アメリカの栄養改善ツールで「穀類，たんぱく源，野菜，果物」を一皿盛りの感覚で面積から食べる量を決めます。お子様ランチのように料理を考えるとよいでしょう。右上のDairyは乳製品です。アメリカは肥満者が多いのと食文化から，右上の穀類（Grains）は少なめで，左側の野菜と果物で面積の半分を占めています（**図2.6**）。

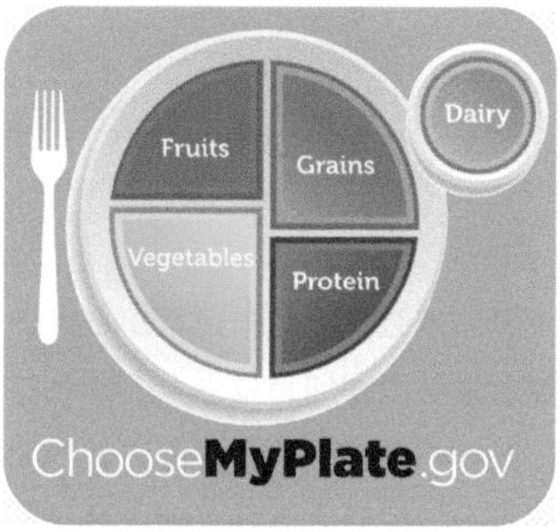

図2.6　MyPlate

G　調理法で変化をもたらす

調理法を変化させると，味のバリエーションと調理法に適した食材のちがいで，栄養面でも多くの種類の栄養素をカバーすることができます。揚げ物ばかりの食事だと問題がありそうだということを考えるとよくわかります。たとえば，「煮る」は「野菜や豆腐」に，「焼く」は「肉や魚」に，「和（あ）える」「炒める」は「野菜」に用いることが多いです。

H　彩りから考える

彩り豊かな食事は日本料理の特徴のひとつです。**肉**や魚の色は茶色っぽい色が多いですが，野菜の色はとても多彩です。調理でより鮮やかにすることもできます。野菜のきれいな緑は軟水で育ったやわらかい新鮮な野菜があればこそです。

ハムの薄ピンク色は発色剤を用いている。

I　日や曜日を決めてとる

農耕民族である私たちの少し前の世代では，折々の行事食を大切にしていました。ハレとケ（日常）の区別がなくなり，一年中ごちそうを食べることができる現代ですが，日を決めてちょっと手のかかるものや，または逆に質素なものを食べる，防災の日にちなんで1日（月初め）には備蓄食だけで過ごすなども便法です。地域によっては1日と15日には小豆を食べるというところや，手間のかかる豆腐を地域でまとめてつくっていたところもあったようです。また，土曜日は子どもがつくるというようなとりくみもよいかもしれません。金曜日は冷蔵庫のなかのものを全部使って料理をつくり，食品ロスをなくすというのもよいでしょう。

2 食事摂取基準と献立作成・調理の基本

1. 食事はトラック，荷物が栄養：食事と栄養の考え方

A はじめに

人の体は数多くの栄養素から構成されています。子どもの場合はこれに成長に必要な栄養素が加わります。けれども，子どもは自分では何をどれだけ食べればよいかがわからず，また選択もできません。すべて保護者（養育者）の管理下にあります。保育所や幼稚園に通うようになれば，これら施設の食事管理者（管理栄養士，栄養士）がこれに加わります。

B 食べ物は栄養素を体のなかに運ぶトラックである

子どもの体が必要としているものは野菜でもごはん（米）でも肉でも魚でもありません。子どもの体が必要としているものは，これらの食品のなかに含まれるエネルギーと各種の栄養素です。たとえば，マグネシウムは必須栄養素ですが，そのマグネシウムを野菜からとろうとパンからとろうと体は関知しません。どちらからとってもよいし，どちらからとったかを体は知りません。したがって，栄養学的には，野菜をたっぷり食べる子どもの食事がよいわけでも，菓子類を食べることが悪いわけでもありません。マグネシウムを一定量（推奨量）以上食べないことや食塩を一定量（目標量）以上食べることが悪いのです。つまり，食べ物は「栄養素を体のなかに運ぶ運搬車両（トラック）」であり，食事はそのための行動であるといえるでしょう（**図 2.7**）。運転手（ドライバー）は管理栄養士，栄養士です。栄養の専門職（管理栄養士，栄養士）は食べ物や食事をこのように見ているのです。そして，子どもたちが食事を通して健康を保ち，健全な発育を遂げることを願っています。

これは，食事はレベルの低いもので栄養素がレベルの高いものだとか，栄養素に意味や価値があり，食事には意味も価値もないのだといっているわけではありません。私たち動物は食べ物を食べて生きる生き物であり，栄養素を直接に摂取して生きているのではありません。しかし，私た

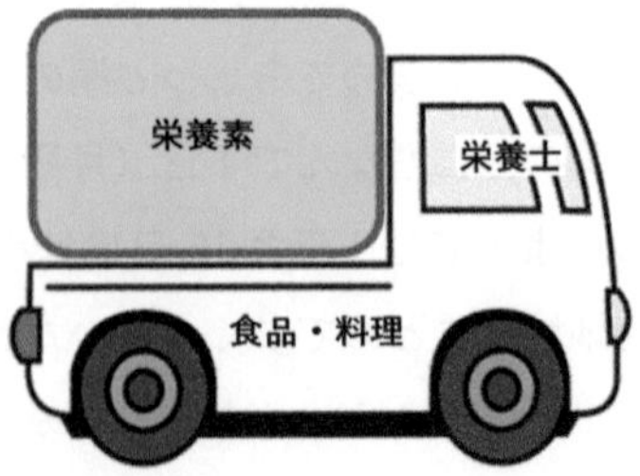

図 2.7 食べ物（食品や料理）と栄養素との関係を示す概念図
食べ物は栄養素を体のなかに運ぶ運搬車両（トラック）である。ドライバーは管理栄養士・栄養士。

ちが食べる（摂取）べき種類とその量は，食べ物（野菜，牛乳など）ごとに決まるのではなく，栄養素ごとに決まるのです。

C 正しく食べる力や習慣は道具であって目的ではない

お箸を正しく使って食べられる子どもに育ってもらいたいです。ばっかり食べをせずに三角食べも習慣づけてもらいたいです。しっかり噛んでゆっくり食べる習慣も身につけてもらいたいです。主食，主菜，副菜がそろった食事に親しみ，いずれかを欠いた食事は不自然だと感じるようにもなってもらいたいです。このように，私たちは子どもたちに「正しく食べる力や習慣」を期待しています。ではなぜ私たちはこれらを子どもたちに期待するのでしょうか？　これらは子どもたちが健康に育つうえでこれらは必要だから…という意味ではありません。これらが社会のルールだから…という理由でもありません。そうではなく，これらの行動がヒトという動物の生理に適った食べ方を誘導するからです。

たとえば，幼児を対象とした研究ではありませんが，ゆっくり食べるという習慣をもっている子ども（小中学生）には肥満が少ないことが明らかにされています（**図 2.8**）。この図をもう少していねいに読めば，ゆっくり（遅く）食べることが肥満を防いでいるのではなく，速く食べないことが肥満を防いでいることがわかります。つまり，「ゆっくり食べよう」ではなく，「速食いは避けよう」のほうが正しいわけです（注：普通は早食いと書きますが，この語は食べる速度が速

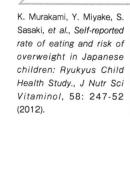

K. Murakami, Y. Miyake, S. Sasaki, *et al.*, *Self-reported rate of eating and risk of overweight in Japanese children: Ryukyus Child Health Study.*, *J Nutr Sci Vitaminol*, 58: 247-52 (2012).

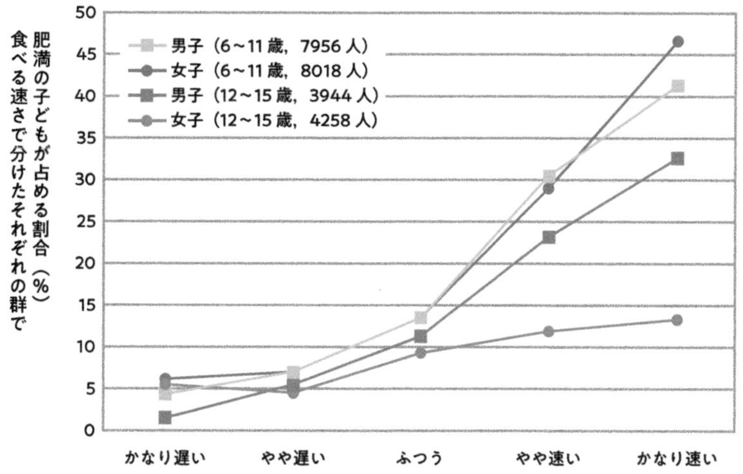

図 2.8　小中学生における食べる速さと肥満の子どもの割合（%）の関連

子どもの肥満の基準は年齢によって異なり，統一的な基準がないため，ここでは国際的によく使われる International Obesity Task Force の基準が用いられた。食べる速さの質問は，主に小学校低学年では保護者が，その他では本人または本人と保護者がいっしょに回答した。

〔佐々木敏，佐々木 敏の栄養データはこう読む！疫学研究から読み解くぶれない食べ方，図 3，p.152，女子栄養大学出版部（2015）を改変〕

いという意味だけではなく，早い時刻に食べるという意味でも読めるため，ここでは速食いを用いています)。また，速食いと肥満の関連は，中学生よりも小学生のほうで強いこともわかります。

D どの栄養素に問題があるか？

子どもたちが健全に成長していくために私たちはどの栄養素に特に注意すべきだと思いますか？ 初めに説明したように，食品（米とか野菜とか魚とか）はトラックだから，これらに適量はありません。適量があるのは栄養素です。

日本人が健康を保ち，子どもたちの場合はさらに健全に育つために，どのような種類の栄養素がどの程度（量）必要かに関する科学研究の結果をまとめ，摂取すべき栄養素の種類とその量を定めたガイドラインが『日本人の食事摂取基準』です。厚生労働省から5年ごとに改定版が出されていて，2020年から5年間使用するものが『日本人の食事摂取基準（2020年版）』(以下，食事摂取基準と呼ぶ）です。厚生労働省のWebサイト上で閲覧でき，ダウンロードもできます。書籍としても入手できます。食事摂取基準は日本で唯一の包括的な食事・栄養に関する公的ガイドラインです。子どもの栄養素摂取量についても示されていて，保育所などの給食もこれに準じてつくられ，供与されています。

子どもたちが実際に摂取していた栄養素量を食事摂取基準で定められた摂取量と比べた調査結果を見てみましょう（**図2.9**)。縦軸は，摂取していた量が食事摂取基準に定められている摂取量（これ以上，これ未満，この範囲内など）から逸脱していた学童の人数（割合）です。これを見ると，もっとも問題が大きい栄養素はナトリウム（食塩）で，食物繊維，脂質，カルシウムがほぼ同じレベルで続いていることがわかります。かつて筆者も，子どもといえば，カルシウムが足りない，鉄がとれないと思い込んでいました。きちんと調べた調査結果（事実）に基づいて問題を特定し，それを正していくために給食計画や食育計画を立て，実行していくことの重要性を図2.9は示しているといえるでしょう。

K. Asakura, S. Sasaki, *School lunches in Japan: their contribution to healthier nutrient intake among elementary-school and junior high-school children. Public Health Nutr*, 20: 1523-33 (2017).

E 管理栄養士・栄養士の仕事

何度も強調するように，私たちが（子どもたちも）直接に食べるものはナトリウムでもカルシウムでも脂質でもなく，ごはんであり野菜であり魚です。ですが，私たちの体が必要としているのは食品のなかに含まれるエネルギーと各種の栄養素です。保育士は（つまり，栄養士以外の職種の人は)，食品と栄養素の間をつなぐ方法や技術をもっていません。管理栄養士・栄養士だけが食品と栄養素の関係を熟知していて，どのトラックにどの栄養素がどのくらい積まれているか（積めるか）を知っています。子どもたちのもっとも近くにいる保育士が管理栄養士・栄養士（ならびに保護者の方々）と緊密な連携を図り，互いの専門性を活かしな

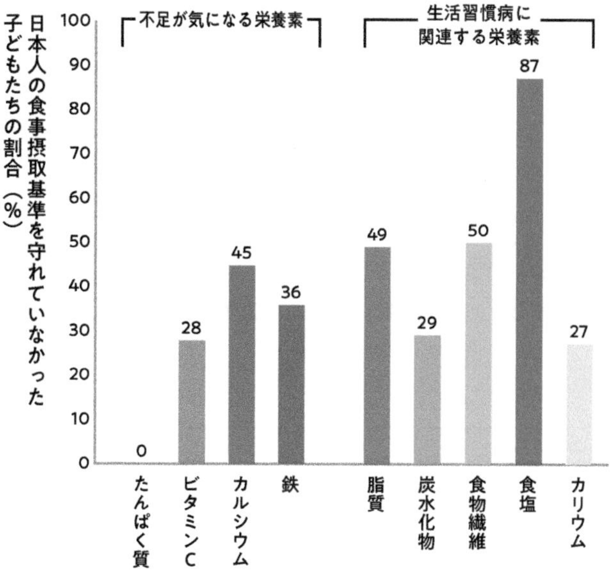

図 2.9　小中学生の栄養素摂取状態，食事摂取基準との比較

全国 12 の県から選ばれた合計 27 の小中学校に通う小学校 3 年生と 5 年生，中学校 2 年生合計 1,190 人のうち，3 日間の半秤量式食事記録を提出してくれた 910 人（男子が 432 人，女子が 478 人。小 3 が 309 人，小 5 が 320 人，中 2 が 281 人）の結果。2014 年秋の調査。
全体の結果調査をした平日 2 日間のうち 1 日目の摂取量の 5 倍と休日 1 日間の摂取量の 2 倍を足して 7 で割った値を食事摂取基準の基準値（推定平均必要量または目標量）と比較した結果。
〔佐々木敏，栄養と料理 8 月号（83 巻），図 2，p.119，女子栄養大学出版部（2017）を改変〕

がら子どもたちの健全な成長を支えてあげていただきたいと強く願います。

なお，本稿の考え方は 2 冊の拙著『佐々木 敏の栄養データはこう読む！』『佐々木敏のデータ栄養学のすすめ』（ともに女子栄養大学出版部）でさらに詳しく説明しています。

2．食事摂取基準とは

A　策定の目的

前述したように，私たちは食べ物を食べて，そのなかの栄養素をとり込んでいます。トラックのありようや形はさまざまですが，トラックにどのような積み荷を載せるのが望ましいかを示しているのが「食事摂取基準」です。健康増進法（2002 年）第 16 条 2 に基づき，国民の健康の保持・増進，生活習慣病の予防を目的とし，エネルギーおよび 34 種類の栄養素の摂取量とその PFC バランス基準（**図 2.10**）を定めています。

参考として水についても述べられています。

また，摂取栄養量は，食文化や体質，平均的な体位などにも影響されるために「日本人の」としており，内外の多くの精度の高い研究をメタアナリシスという

1　国民がその健康の保持推進を図る上で摂取することが望ましい**熱量**に関する事項

2　国民がその健康の保持増進を図る上で摂取することが望ましい次に掲げる**栄養素の量**に関する事項 イ　国民の栄養摂取の状況からみてその欠乏が国民の健康の保持増進に影響を与えているものとして厚生労働省で定める栄養素 • たんぱく質 • n−6 系脂肪酸，n−3 系脂肪酸 • 炭水化物，食物繊維 • ビタミン A，ビタミン B，ビタミン E，ビタミン K，ビタミン B_1，ビタミン B_2，ナイアシン，ビタミン B_6，ビタミン B_{12}，葉酸，パントテン酸，ビオチン，ビタミン C • カリウム，カルシウム，マグネシウム，リン，鉄，亜鉛，銅，マンガン，ヨウ素，セレン，クロム，モリブデン ロ　国民の栄養摂取の状況からみてその過剰な摂取が国民の健康の保持増進に影響を与えているものとして厚生労働省令で定める栄養素 • 脂質，飽和脂肪酸，コレステロール • 糖類（単糖類又は二糖類であって，糖アルコールでないものに限る） • ナトリウム

図 2.10　健康増進法に基づき定める食事摂取基準

〔日本人の食事摂取基準（2020 年版）報告書より〕

手法で得られたデータを示しています。この基準策定は 2005 年にはじまり 5 年ごとに見直し・改定され，『日本人の食事摂取基準（2020 年版）』は 2024 年度まで 5 年間用います。

B　対象

食事摂取基準は，「健康な個人または集団を対象として，国民の健康の維持・増進，エネルギー・栄養素欠乏症の予防，生活習慣病の予防，過剰摂取による健康障害の予防を目的とし，エネルギー及び各栄養素の摂取量の基準を示すもの」として策定されました。生活習慣病の有病者でも用いることができるように，各疾患ガイドラインとの整合性も図られています。

C　基本的考え方　指標の意味

食事摂取基準は目的やメタアナリシスのデータの質や量により，下記のように 5 つの考えでの数値が示されています（**図 2.11**）。エネルギーおよび栄養素の「真」の望ましい摂取量は個人によって異なり，また個人内においても変動するので，確率論的な考え方がとられました。

摂取不足の回避：摂取不足の有無や程度を判断するための指標

推定平均必要量（EAR）estimated average requirement

ある集団の必要量の平均値の推定値

推奨量（RDA）recommended dietary allowance

ある集団の必要量からみてほとんどの人（97 ～ 98%）が充足している量

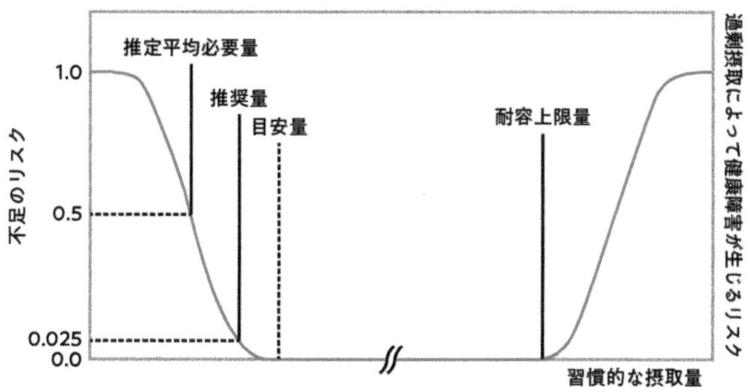

図 2.11　食事摂取基準の各指標（推定平均必要量，推奨量，目安量，耐容上限量）を理解するための概念図

〔日本人の食事摂取基準（2020 年版）報告書より〕

目安量（AI）Adequate Intake

特定の集団がある一定の栄養状態を維持するのに十分な量

過剰摂取による健康障害の回避：過剰摂取による健康障害を未然に防ぐため

耐容上限量（UL）tolerable upper intake level

健康障害をもたらすリスクがないとみなされる習慣的摂取量の上限

目標量（DG）tentative dietary goal for preventing life-style related diseases

生活習慣病の発症予防を目的にして，特定の集団でそのリスクやそれを示す指標の値が低くなると考えられる量

栄養政策上，目標とすべき摂取量を示す必要がある場合には設定

ただし，生活習慣病の重症化予防，**フレイル**予防を目的にした値を設定できる場合は目標量とは区別して提示します。

加齢により心身が老い衰えた状態のことをいう。語源は Frailty（虚弱，老衰，脆弱）。

D　基本的な活用方法

食べ物を食べていくとき，急性の食中毒などではない限り，食べたことが自分の将来の健康にどのようにかかわるかを簡単にすぐに実感することはできません。誰しも元気で長生きしたいものです。そのための指標となるのが「食事摂取基準」です。現時点で得られる最も科学的に根拠のある栄養摂取について示しているのです。つまり，食事摂取基準は，「摂取量を評価（アセスメント）」し，よりよい食生活に向けての「栄養計画（プランニング：栄養指導計画，給食計画等を含む）」を立てるために用いることができるのです。「どの栄養素に問題があるか（図 2.9）」に例を挙げたように，科学的な根拠をもって，より健康増進を図るものさしになるのです。エネルギーについては身体活動の増加による消費量の増加も必要としています。食事摂取基準で示しているのは栄養摂取に関すること です。健康は身体だけではなく精神的な安定や社会の健全さなど，多くのファクターが関与しているので，それらに対する視点ももっていなければなりません。

E　食事摂取基準のこれまで

「日本人の食事摂取基準」は2005年に初めて策定され，以後5年ごとに見直されています。2005年版では，それまでは主として栄養不足への対応を考えていたのですが，人々の生活や労働の変化も顕著になり，過剰についての対策が必要になった時期で，生活習慣病予防という観点が入りました。

2010年版では，さらに生活習慣病の一次予防を重視し，特別な配慮が必要な「乳児・小児」「妊婦・授乳婦」「高齢者」についても基本的な考え方をまとめました。また，高齢者で，エネルギー量を引き上げました。

2015年版では，生活習慣病発症だけではなく重症化予防を考慮し「目標量」を充実させました。対象については，健康な個人ならびに集団だけではなく，高血圧，脂質異常，高血糖，腎機能低下に関して保健指導レベルにある者までを含むものとしました。小児期からの生活習慣病予防のため，食物繊維とカリウムについて，新たに6～17歳における目標量を設定しました。また，成人期を3つの区分に分け，高齢者では低栄養の予防の観点を入れました。

F　日本人の食事摂取基準（2020年版）の概要（図2.12）

それではここで最新の2020年版について，必要性や考え方や背景，これまでより踏み込んだ点などについて説明します。

1 策定の背景

2060年頃には高齢化率40％，高齢者人口のピークは2042年3,935万人になります。そうしたなか，高齢者の健康維持は本人だけではなく社会全体の幸福度にも重要で，そのための低栄養・フレイル予防が喫緊の課題です。高齢者が増えて介護などが大変だという観点だけではなく，**戦後の復興発展**を担ってきた方々のQOLを上げるという視点をもつことが大切です。どの人も懸命に生きてきています。高齢になり，たとえ力が衰えていたとしても，その人生に敬意をもつことは人としてのあるべき姿です。若いときは想像ができないかもしれませんが，**人生のゴール**をどう充実させるかが大切で，現代に生きる私たちに許された幸せなのです。

団塊の世代とは，子どもを産んでももう兵隊にとられることはないという平和な世の中で多く生まれた世代。「ジャパン・アズ・ナンバーワン」といわれた時代をつくった世代である。ただし，現在の「1人当たりの国民所得」は世界26位。人口が世界10位と多いので，総生産は上位にいる。

人生の終わりをどう過ごすかの重要性を体現した，ノーベル平和賞（1979）を受賞したMother Teresa（マザーテレサ）「死を待つ人の家」がある。

2 対象特性

健常者に加えてより詳細に妊婦・授乳婦，乳児・小児，高齢者を加えました。乳児については，必要な栄養素量は6か月未満，6～8か月，9～11か月の数

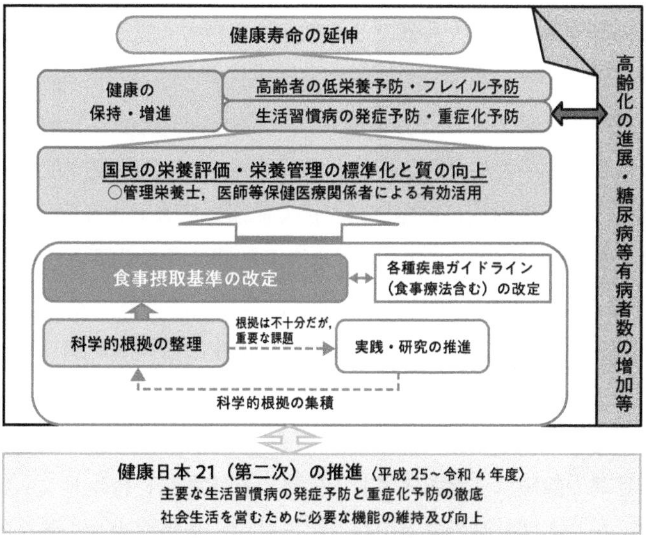

図 2.12　日本人の食事摂取基準（2020 年版）策定の方向性

値を示しました。高齢者のフレイルは健常状態と要介護状態の中間的段階と定義し，年齢区分は 65 ～ 74 歳，75 歳以上とし，低栄養防止を重視しました。

3 高齢者

区分を 65 ～ 74 歳，75 歳以上の 2 つにしました。低栄養・フレイル予防の観点から高齢者のタンパク質の目標量を 13%⇒ 14 ～ 15% に上げました。食が細くなって食べる量が減る場合も，推奨量以上をとるように留意します。

男性：15 ～ 64 歳　65 g，65 歳以上　60 g，

女性：18 歳以上 50 g で，高齢期に入っても少なくなりません。

骨折予防の観点から，ビタミン D は 5.5 μg　⇒　8.5 μg としました。

4 生活習慣病

高血圧，脂質異常症，糖尿病および慢性腎臓病について発症予防と重症化予防を重視し，各疾患関連治療ガイドラインとの整合性を図りました。重症化予防を目的としてナトリウム量やコレステロール量を新たに記載しました。ただし，生活習慣病発症は栄養以外に多くの要因があります。たとえば，「朝食欠食」は糖尿病，動脈硬化リスクを上げます。生活活動強度（運動）も重要です。

5 BMI による指針

エネルギー摂取の適正さは BMI（具体的には身長は変化しないので体重が目安になる）の変化で見ていきます。総死亡率（すべての死因による死亡）

表 2.5　目標とする BMI

年齢	BMI
18 ～ 49 歳	18.5 ～ 24.9
50 ～ 64 歳	20.0 ～ 24.9
65 ～ 74 歳	21.5 ～ 24.9
75 歳以上	21.5 ～ 24.9

の最も低いBMIは65歳以上では22.5～27.4でしたが，フレイルと生活習慣病の2つのリスク回避の観点から**表2.5**の数値を目標としました。

6 若年女性のやせ

若年女性のやせ（BMI < 18.5）の割合は20％程度で推移しており，現在または将来の大きな健康不利益が懸念されます。サルコペニア肥満（やせて体重は少ないが筋肉が少なく相対的に体脂肪率が高く肥満と考えられる），インスリン抵抗性の上昇（糖尿病になりやすい），将来の高齢期で骨量低下やフレイルによりADL低下の原因になる可能性があるのです。また，出産した場合，低出生体重児になるリスクも大きく，低出生体重児が将来の生活習慣病発症リスクを上げることもわかっています。

7 数値が当てはまるのは

食事摂取基準の数値は「**参照体位**」の体格で身体活動レベルII（ふつう）の人の数値です。たとえば，筋骨隆々のラグビー選手，身長が大きく異なる人，激しい肉体労働（スポーツを含む）をする人などでは加減する必要があります。

性別，年齢別で平均的な体位。中央値（小さい順に並べた中央の値）を用いている。代表する値として，中央値，平均値，最頻値などがある。たとえば，5人が0.5万円×2人，1万円×1人，3万円×1人，100万円×1人を持っていた場合
中央値；1万円
平均値；21万円
最頻値；0.5万円

①エネルギー：健康で死亡の最も少ない体格指数BMIを維持するエネルギー量とした。目標とするBMIは年齢により18歳以上18.5～24.9，50歳以上20.0～24.9とした。ただし，65歳以上では低栄養を防ぐため他の年齢層より大きい21.5～24.9とした。エネルギーはたんぱく質，脂質，炭水化物のどれからでもとれるため，総合的で長期的な健康増進にはバランス（PFC比）が重要になる。

②エネルギー産生栄養素比率（PFC比）：前述のように，エネルギーは何からどのような比率でとるかが重要である。ほかで代替ができないたんぱく質について，生存に必須の**必須アミノ酸が充足できる量（推奨量）**を切り上げた目標値（下限）を13％とし，腎障害などの健康被害がないであろうとされるエネルギー比20％をまず定めた。次いで飽和脂肪酸などの過剰摂取が生活習慣病に関連しているが，必須脂肪酸の必要量を下回らないことと現実的な食生活を考慮して脂質を20～30％とした。自由に食生活を営んでいる日本人にn−6系，n−3系の欠乏のリスクはほとんどない。残りを炭水化物50～65％とした。成長期の子どもや筋たんぱく質合成能の低下している高齢者で不足すると成長不良，フレイル・サルコペニアにつながる。

昨今，低糖質やプロテインと呼ぶたんぱく質粉使用が流行しているが，度を過ぎると将来の健康不安になる。

③エネルギー摂取量と多くの栄養素摂取量の強い相関：エネルギー摂取量が少なくなると多くの栄養素が不足する危険がある。エネルギー摂取量の適正さ（出納バランス）は消費（運動）にも関連するので，生活活動強度を上げることも必要で，メリットもある。

④たんぱく質：高齢者におけるフレイルの発症予防を目的とした量を算定することは難しいため，少なくとも推奨量以上とし，高齢者については摂取実態とたんぱく質の栄養素としての重要性を考え合わせて，ほかの年齢区分よりも引き上げ

表 2.6　たんぱく質の推奨量（g）

1歳未満の乳児は男女差なく目安量
0 ～ 5 か月：10g，6 ～ 8 か月：15g，9 ～ 11 か月：25g

年齢	男性	女性
1 ～ 2 歳	20	20
3 ～ 5 歳	25	25
6 ～ 7 歳	30	30
8 ～ 9 歳	40	40
10 ～ 11 歳	45	50　成育スパートによる体位差逆転
12 ～ 14 歳	60	55
15 ～ 17 歳	65	55
18 ～ 64 歳	65	50
65 歳以上	60	50
妊婦　初期（付加量）		＋ 0
中期（付加量）		＋ 5
後期（付加量）		＋ 20
授乳婦　（付加量）		＋ 20

た。また，耐容上限量は，最も関連が深いと考えられる腎機能への影響を考慮すべきではあるが，基準を設定し得る明確な根拠となる報告が十分ではないことから，今回は設定しなかった（**表 2.6**）。

⑤脂質：飽和脂肪酸と同じく，脂質異常症および循環器疾患に関与する栄養素としてのコレステロールは，体内でも合成されるために目標量を設定することは難しいが，脂質異常症および循環器疾患予防の観点から過剰摂取とならないようにする。コレステロールに目標量は設定しないが，これは許容される摂取量に上限が存在しないことを保証するものではない。また，脂質異常症の重症化予防の目的からは，**200 mg/ 日未満**に留めることが望ましいとされた。

おおよそ鶏卵 1 個分に相当する。

⑥炭水化物：炭水化物，特に穀類は食物繊維の大きな供給源になっており，炭水化物の質に留意が必要である。ほとんどの人が摂取不足傾向にある。食物繊維は 20 代（18 ～ 29 歳）では男 21 g，女 18 g を確保するように留意する。食物繊維摂取量の不足はさまざまな生活習慣病に関連するとされる。砂糖などの糖類(free suger）は過剰傾向にあるので留意する。WHO は 10％未満，望ましくは 5%未満を推奨している。

⑦ビタミン D:骨折リスクを上昇させない量として，18 歳以降の目安量は 8.5 μg とした。ただし，日照暴露　緯度，時間帯，季節により変動する。ビタミン D は，多くの日本人で欠乏または不足している可能性があるが，摂取量の日間変動が非常に大きく，摂取量の約 8 割が魚介類に由来し，日照でも産生されるという点で，必要量を算出するのは難しい。5.5 μg を産生するのに必要な日光に当たる時間は夏の正午頃は数分から 5 分ほどだが，冬の北日本では真昼でも 1 時間以上かかり，朝夕では時間がかかりすぎて不可能である。

⑧葉酸：妊娠の可能性のある女性についてのみ食品以外（サプリメント）を想定

表 2.7　カルシウム推奨量（mg/ 日）

1歳未満の乳児は男女差なく目安量
0 ～ 5 か月：200mg，6 ～ 11 か月：250mg

年齢	男性	女性
1 ～ 2 歳	450	400
3 ～ 7 歳	600	550
8 ～ 9 歳	650	750　成長スパートによる体位差逆転
10 ～ 11 歳	700	750
12 ～ 14 歳	1000	800
15 ～ 29 歳	800	650
30 ～ 74 歳	750	650
75 歳以上	700	600
妊婦・授乳婦（付加量）		＋ 0

した。妊娠を計画している女性，または妊娠の可能性がある女性は，神経管閉鎖障害のリスク低減のため，付加的に 400 μg/ 日のプテロイルモノグルタミン酸の摂取が望まれる。

⑨ビタミン C：心臓血管系の疾病予防，抗酸化作用を期待するとして 85 ～ 100 mg とした。

⑩ナトリウム：日本人では摂取量が多すぎる。推定平均必要量は食塩相当量 1.5 g（ナトリウムとして 0.6 g）。食塩相当量とは，調味料の食塩だけではなく食材に含まれるナトリウムや食塩すべて。1.5 g とらなければならないと思う必要はない。食パン 1 枚に 0.8 g, プロセスチーズかハム（どちらも 2.8 g/100 g）1 枚（18 g）に 0.5 g で計 1.3 g になる。チーズとハムを両方のせれば 1.8 g にもなる。通常の生活を送っている場合，調味料を一切使用しなくても 1.5 g を下回ることはほとんどないと考えられる。高血圧および慢性腎臓病予防には食塩相当量 6.0 g 未満とする。

⑪カリウム：一般的に多いほうが望ましいが，腎機能障害などによる高カリウム血症には注意する。慢性腎疾患は増加傾向にある。

⑫カルシウム：推奨量は 15 歳～ 20 代の男 800 mg　女 650 mg とした（**表 2.7**）。

通常の食生活で過剰になることはまれであるが，サプリメントを用いるときには注意する。

3.　食事摂取基準を踏まえた献立作成

A　参照体位の確認

食事摂取基準はエネルギーの摂取量および消費量のバランス（エネルギー収支バランス）の維持を示す指標として，**BMI**（body mass index）を採用しています。数値は日本人の平均的な体位である参照体位（**表 2.8**）についての数値なので，参照体位より大きかったり小さかったりする場合は加減する必要があります。また，参照体位は全員のデータを並べた中央の値であって，健康的であるとか望ま

BMI＝体重（kg）÷（身長（m））^{2}
身長は cm ではなく m で計算する。

表 2.8　主な参照体位　（単位：身長 cm，体重 kg）

	男性		女性	
年齢	参照身長	参照体重	参照身長	参照体重
0 ～ 5 か月	61.5	6.3	60.1	5.9
6 ～ 11 か月	71.6	8.8	70.2	8.1
6 ～ 8 か月	69.8	8.4	68.3	7.8
9 ～ 11 か月	73.2	9.1	71.9	8.4
1 ～ 2 歳	85.8	11.5	84.6	11.0
3 ～ 5 歳	103.6	16.5	103.2	16.1
6 ～ 7 歳	119.5	22.2	118.3	21.9
8 ～ 9 歳	130.4	28.0	130.4	27.4
10 ～ 11 歳	142.0	35.6	144.0 発育スパート	36.3 発育スパート
12 ～ 14 歳	160.5	49.0	155.1	47.5
15 ～ 17 歳	170.1	59.7	157.7	51.9
18 ～ 29 歳	170.1	64.5	158.0	50.3

表 2.9　推定エネルギー必要量　身体活動レベル II の場合（kcal/ 日）

年齢	男性	女性
1 ～ 2 歳	950	900
3 ～ 5 歳	1,300	1,250
6 ～ 7 歳	1,550	1,450
8 ～ 9 歳	1,850	1,700
10 ～ 11 歳	2,250	2,100
12 ～ 14 歳	2,600	2,400
15 ～ 17 歳	2,800	2,300
18 ～ 29 歳	2,650	2,000
65 ～ 74 歳	2,400	1,850
75 歳以上	2,100	1,650
妊婦（付加量）初期 中期 後期		+ 50 + 250 + 450
授乳婦（付加量）		+ 350

身体活動レベル II とは自立している状態。

しいとかいうことではありません。まず，自分または対象者の体位を確認します。

ここでは 18 ～ 29 歳女性，身体活動レベル II（ふつう）で 2,000 kcal の食事をとる場合を想定して計算してみます（**表 2.9**）。

自分の身長と体重から BMI を算出して望ましい BMI 18.5 ～ 24.9 の範囲に入っているかどうかを確認します。やせすぎや太りすぎの場合は範囲内に入るよう，少しずつエネルギー摂取量を加減します。

18 ～ 29 歳女性の参照体位は，身長 158.0 cm 体重 50.3 kg で，このときの BMI は 20.15 です。**158 cm で BMI 18.5 とは体重 46.2 kg，BMI 24.9 では体重 62.2 kg** で，健康リスクの小さい体重は 16 kg も幅があり，個人差が大きいことがわかります。

やせている（BMI が小さい）場合は骨量や筋肉量を確認して，将来の健康リスクを小さくするよう心がけたほうがよいです。やせて体重が軽い場合，骨量は小さいものです。やせて骨だけ太いということはありえません。20代を過ぎると骨量は減少しはじめ，増加することはありません。早ければ40代で起こる閉経で骨量は一挙に減少のスピードを上げ，骨粗しょう症のリスクが高まります。

保育所給食などで男子が我先におかわりをもらってしまうとか，家庭で男の子に多く盛りつけるということがないように留意します。基準値は幼児の1日で50 kcalの差がありますが，1食当たりにするとわずか16 kcal，米飯10 g，小さじに軽く1杯の差しかないことに留意します。特に女子の発育スパートの時期は期間も短いので大切にし，十分に栄養をとらせる必要があります。たんぱく質やカルシウムの項も参照してください（表2.9）。

B　食事摂取基準に準じた栄養摂取の達成のためにどう食べるか

食事摂取基準は栄養を示しているので，それを具体的な食品と量に当てはめてみます。摂取エネルギーの管理は体重（BMI）のモニタリングで行い，やせすぎている場合は少しずつ体重が増えるようにします（**表2.10**）。

それでは，具体的に何をどれだけ食べたらよいかを示します。

1. まず20代女性で1日当たりに食べる食べ物のエネルギーを2,000 kcal（表2.8）とします。
2. 健康維持に最も有効と考えられるたんぱく質・脂質・炭水化物からのエネルギー割合【PFC比】を【18%：25%：57%】計100%とします。そのときのエネルギー量は【360：500：1,140 kcal】です。
3. 特に気をつけたいのは，脂質割合が大きくならないようにすることです。9.2節「沖縄の健康長寿と26ショック」（p.220）をよく読んでください。脂質

表2.10　食事摂取基準に基づいた食事内容案

	たんぱく質				脂質				炭水化物	
PFC比	18%（360 kcal）				25%（500 kcal）				57%（1140 kcal）	
幅	13 ~ 20%				20 ~ 30%				50 ~ 65%	
食品	食品名 g	含有%	たんぱく質量 g	エネルギー量	食品名 g	含有%	脂質量 g	エネルギー量	食品名 g	エネルギー量
	米 240 g	6.5	15.6	62.4	肉 100 g	赤身 12	12.00	108.0	米 240 g	895.0
	肉 100 g	18.0	18.0	72.0	魚 200 g	10	20.00	180.0	いも 50g	50.0
	魚 200 g	18.0	36.0	144.0	鶏卵 50 g	10	5.15	46.4	果実 200 g	100.0
	鶏卵 50 g	12.0	6.0	24.0	牛乳 50 g	3.8	5.70	51.3	野菜 350 g	100.0
	大豆 100 g	6.6	6.6	26.4	種実類 15 g	52	7.80	70.2	計	1145.0
	乳 150 g	3.3	5.0	19.8	マヨネーズ 3 g	75	2.25	20.3		
	種実類 15 g	20.0	3.0	12.0	またはバター 4.6 g	81	0.00	0.0		
	いも 50 g	1.6	0.8	3.2	調理油 3 g	100	3.00	27.0		
	計			363.80	その他		0.00	0.0		
					計			503.1		
実際のPFC比				18.2%				25.2%		57.3%

果物と野菜は便宜上，エネルギー源ということで炭水化物の項に入れて計算した。

割合が大きくなると寿命の短縮，ある種のがんなどが多くなる危険があります。

4. 食物繊維は多くの人で摂取量が **6 g** くらい不足しています。供給源は筋のある**セロリ**などと思っているかもしれませんが，最大の供給源は穀類です。ただし質が重要で，全粒のもの，つまり玄米や分搗き米，特に有効なのは大麦です。食物繊維の摂取不足はさまざまな致命的な病気を引き起こす危険が大きいとされています。卑近な例では十分とれば便秘はすぐに解消します。

望ましい摂取量は摂取エネルギーに比例する。20 g くらい摂取するのが望ましいとされるが，実際は 14 g 程度しか摂取していない。

セロリ 1.5 g，ごぼう 5.7 g，大麦（押麦）9.6 g
穀類は食べる量も多く毎日食べても飽きない。

5. 米飯は毎食 1 膳，1 日 3 膳食べます。できれば麦ごはんか玄米ごはんにします。レトルトパックの米飯は飯 200 g（米で 90 g）です。ここでは毎食 80 g 軽く 1 膳にしています。
6. おかずは毎食肉か魚を食べ，できれば時間のない朝に卵も 1 個食べます。卵は高脂血症予防のために 1 個までとします。
7. 野菜 350 g と果物 200 g はエネルギーだけを集計するために便宜上炭水化物のところに載せています。小鉢の野菜は 60 ～ 70 g なので，1 日に 5 皿分（朝 1 皿，昼 2 皿，夕 2 皿）食べます。なるべく緑の濃い野菜を多めに食べます。海藻やきのこ類もとり合わせます。果物はみかんなら小 2 個，りんごなら 1/2 個くらいです。野菜，果物，いもなどはカリウムの供給源になり，ナトリウムの弊害を減らしてくれます（腎臓病でカリウム制限がある人もいるので注意）。
8. 豆腐や納豆などを 1/4 丁か 1 パック食べます。
9. 牛乳またはヨーグルトは 1 日にコップ 1 杯です。チーズなら 1/5 量（30 g）です。スライスチーズ 20 g/ 枚，6P チーズ 18 g/ 個です。
10. ナッツ類はアーモンド一掴み 10 粒程度とごま和え用のごまです。マグネシウムや鉄などのミネラルやビタミン E などが有効成分です。素焼きで食塩添加していないものを選びます。

C　変化のある食卓に

1. 外食したときや揚げ物を食べたいときに 1 ～ 2 週間から 1 か月くらいの平均が表のようになればよいので，たとえば，天ぷらやとんかつを食べたら，しばらくは油物を控えます。エネルギーの収支は体重（BMI）で管理します。体重は，夏は少なく冬は多くなりますが，変動幅は小さく，できれば 1 ～ 2 kg 以内に抑えて，多すぎ・やせすぎにならないよう増えたら節制し，減ったらしっかり食べてコントロールします。
2. 食塩はほとんど使わないようにします。練り物，ハム類，パン類などの食塩を多く含む食品はたくさん食べないようにします。肉は自分で蒸しておくなどして，ハムを肉の代用にしないようにしましょう（6.3 節（p.146）参照）。

アジくらいの大きさの魚の中骨を素揚げしたもの。

3. カルシウムは乳製品，大豆製品，野菜などから摂取します。乳糖不耐症などの場合は小魚，**骨せんべい**などで工夫します。
4. 魚油をとるためには，刺身が効率的で，煮魚の場合は薄味にして煮汁も食べます。焼き魚では流失する量が多くなります。
5. 砂糖類（384 kcal）は少ないほど望ましく，WHO 推奨の 5％（100 kcal）以下は，砂糖で 26 g です。和食では味付けに砂糖を用いることがありますが，砂糖を使用すると醤油などの使用量も多くなるので，味付けにはなるべく砂糖は使用しないようにします。最も気をつけたいのは甘い飲料です。500 ml のペットボトルには 35 ～ 60 g もの砂糖が加えられています。表示をよく見ましょう。

食べ方の大切なこと

食塩をほとんど用いない。特に子どもに不健康な嗜好を植えつけない。
自分がおいしいと思う味付けものを食べさせるのが愛情ではない。
まず，おかず（野菜，肉，魚，豆腐）から食べ，ごはんは最後に食べる。
日本人は糖尿病になりやすいので，血糖値の上昇を緩やかにするためゆっくりよく噛んで，楽しく食べる。
多少の不摂生ができるくらいの健康状態を保つ。久しぶりに友達に会ったとき，お茶もしくは少々のお酒が飲めるようにしておきたい。
朝をしっかり，夕食はなるべく早い時間帯に軽めに食べる。
夕食後，就寝までの時間を長くし，朝は空腹で目覚めるようにする。
多様な食べ物を食べると，とる栄養が変化に富み，リスクも分散する。

03 調理の基本

1. 食べることから得られること

A 食べ物に求められること

- A ランチ：栄養はあるし，安全だけれど，おいしくない。
- B ランチ：おいしくて，栄養もあるけれど，将来健康被害が出る。
- C ランチ：おいしさは抜群，でも栄養がなく，徐々にやせ衰える。

このような料理を出すレストランがあったら，あなたはどのランチを選びますか？　選ぶのに困ってしまいますね。将来健康被害が出る食べ物を売っているなんてあるわけがないと思うかもしれませんが，添加物は非常に薄くて有害症状が出ないものであれば許可されるという面があり，自然界にも有毒なものはあります。少なくとも，食塩は食べてもすぐには死にませんが，高血圧になるリスクは非常に高いです。また，トランス脂肪酸は心血管系疾患が増えるとされ，WHOは勧告を出し，欧米では規制していますが，日本人は摂取量が少ないということで表示義務等が見送られました。

食べ物に求められる条件は，長期にわたって食べ続けられる，つまり持続可能に生産供給されて，安全で，栄養があり，おいしくて価格が妥当であるということになります。食べることから私たちは，栄養だけではなく寛(くつろ)ぎや語らいなどさまざまなものを得ています。

B　献立を考える意味

主食の概念や一汁三菜というような食文化のないところでは，毎日でもハンバーガーでよいという人たちもいます。たまにはハンバーガーもよいですが，それぱかりだとどうなるでしょうか。2004年にはM. Spurlock(スパーロック)監督が自らを実験台にして30日間毎食ハンバーガーを食べる実験をしてドキュメンタリー映画**『スーパーサイズミー』**を公開しました。手軽に空腹を満たすだけの食事を続ければ，健康を損なう危険があります。

体重14 kg，体脂肪率11％増などでドクターストップがかかったが，何とか30日間継続した。

何をどう食べようかと考えると，バランスを考え，使いまわすことで食品ロスを減らすことにもつながります。食べ物はいろいろな種類をとることで，たんぱく質は補足しあい，代謝に必要なビタミンも栄養の効果を上げます。同時に，足りないものばかりになることや不要なものが多くなるなどのリスク分散もできます。

C　食事を栄養物摂取だけにしない

ここで『子どもの食と栄養』を学ぶみなさんに是非お願いしたいことがあります。子どもたちや家族，友人との食卓は心安らぐ楽しいものにしてください。保育士になったら，どの子どもも安心して食べているかどうか心を配ってください。苦手な食べ物があっても緩やかに接してください。食卓では子どもを叱らないでください。ひとりで食べている人がいたら「いっしょに食べよう」と声をかけてみてください。心温まる食卓の思い出は自己肯定感の基本です。「いただきます」はいろいろな人への感謝を表すという考えがありますが，なにより食べるということは他の命をいただくことです。

2．調理法

A　調理の方法

調理法は，火を使わない操作（非加熱操作），火を使う操作（加熱操作）と調味操作に大別できます。調理することでより安全によりおいしく，消化や栄養効率を高めることができます。

B　非加熱操作

1 洗う－食材および調理器具

水は最良の洗浄剤です。だからといって何でも水に流してはいけませんが，泥やゴミは洗ってとり除くことができます。肉も表面を洗う習慣をつけましょう。

農薬の使用には収穫前の時期に規定があるので安心できます。また，環境を損なわないために，食べ物のカス，特に油を流しに流さないようにしましょう。それには，残さず食べることと，鍋や皿に残ったソースなどは「スクレーパー（ゴムベラ）」できれいにこすりとってから洗うことです。そうすれば，食品カスだけではなく洗剤の使用量も減らすことができます。

2 浸透圧や吸水

野菜は冷水に浸けておくと浸透圧のため，細胞内に水が入り，パリッとさせることができます。だし，コーヒーなどは浸出させることができます。米や大豆は水に浸けておくと吸水させることができます。

C　加熱操作

火を用いることは，殺菌など安全性の向上と，風味の向上，消化しやすさなどのメリットがあります。必要なエネルギーの多くは炭水化物のでんぷんからとっており，でんぷんは加水・加熱するとおいしくなり，消化しやすくなるのです。食中毒を起こす細菌やウイルスなどについては，内部まで確実に温度を上げる必要があります（食中毒予防については2.3.4項A（p.58）参照）。

加熱方法には，水を媒体にするものと，火や油などの水以外を用いるものとがあります（**表2.11**）。**電子レンジ**は2,450 MHzのマイクロ波を照射し，食品内の水分子に動きを生じさせることにより発熱させます。食器は温めませんが，中に入った温められた食べ物の熱が伝わり熱くなります。

Micro wave ovenという。

D　調味操作

適正に味をつけることでよりおいしく食べることができるかもしれません。しかし，調味は加塩することが多く，塩分をとることは将来のリスクにつながる可能性があります。まずは，調味料を用いずに素材そのものの味を味わうようにし

表 2.11　主な加熱方法とその特徴

加熱方法	媒体	調理法	特徴	具体例
湿式	水	煮る	100℃までしか上昇しない 100℃までは内部温度も確実に上がる 水分がある限り焦げない	煮物 煮込みハンバーグ
		ゆでる	吸水する 成分が流出する うま味を出す 雑味をなくす	乾麺をゆでる だしをひく たけのこをゆでる
		蒸す （水蒸気の潜熱）	形が崩れない 加熱中に調味できない	
乾式	火・直火	焼く・あぶる	表面と内部の温度差が大きい 焦げ風味	
	火・鍋 （フライパン）	焼く	表面と内部の温度差が大きい	
	オーブン		焦げにくい つきっきりでなく加熱できる	ローストチキン パン，スポンジケーキ
	油・少量	炒める	高温・短時間が可能 吸油してエネルギーが増える	
	油・多量	揚げる	表面と内部の温度差が大きい 吸油してエネルギーが増える 衣揚げができる 水分を含んだ衣，粉のみなど	アイスクリームの天ぷらが可能なほど温度差大 衣にごま，アーモンドなどで栄養，風味を足すことができる
電子レンジ	水分子の振動		加熱むらができやすい 水を含まないものは加熱できない 焦げ風味ができない	温め直し

てみます。特に，離乳食や幼児食では原則調味料を使用しないことにします。幼いときから加塩した味に慣れてしまうと，将来，嗜好を改善するのに苦労します。

鮮度のよい食材は食塩を含んだ調味料がなくてもおいしく食べることができます。また，昆布（こんぶ）や鰹節（かつおぶし）のだしを活用しましょう。

また，味を感じるときは，食材の表面の味だけを感じるので，中まで味をしみ込ませる必要はありません。醤油などをつけるなら表面だけでよいのです。大人であれば，酸味や香辛料を用いることで食塩を減らすことができます。

E　減塩の方法

現在の日本人は10g程度の食塩相当量をとっています。これは調味料で10gという意味ではなく，**食材に含まれているナトリウム**（Na）も含んでいます。WHOは5gまでにすることを推奨しています。世界には塩をもたない食文化の人たちさえいます。ここで，いくつかの減塩方法を考えてみましょう。

たとえば，肉100gに含まれるナトリウムは0.2g程度の食塩相当量になる。

①新鮮な食材を用いる
②調理の途中と食卓での加塩調味料を用いない
③香りや酸味を多用する
④うま味・だしを活かす
⑤こんがり風味のできるものはソースなどを用いない
⑥どれもこれも薄味にせずに献立の1品だけは少し調味料を使う
⑦塩分の多い食材を用いない（パン，ハムなどの肉加工品，練り物）
⑧酢の物，焼き物などは塩分を用いないで料理する
⑨辛味を活かす
⑩できたてのおいしさを大切にし，食卓の完成度を上げて満足感を引き出す（盛りつけなどをきれいにする）

F　盛りつけ・演出

丁寧にセンスよく盛りつけられた料理は芸術の域に達します。毎日3回くり返す食卓は，子どもの美的センスを育てます。清潔で温かみのある食卓にしたいものです。照明については，食材がおいしそうに見える電球色が望ましいです。調理後，素手で料理に触れてはいけません。

3．献立作成の基本

A　1日のなかでどう食べるか

大人は多くの場合，朝食，昼食，夕食の3食を食べます。日本人の場合，朝食を軽くすませ，昼食は簡単に外食で，夕食を豪華にする人が多いようです。

朝食：トーストとコーヒー
昼食：ラーメン
夕食：ごはん，焼肉，サラダ，（ビール）

これでは，野菜は足りないし，食物繊維やカルシウムも足りません。しかし，本当に簡単なものを添えるだけでも栄養は改善されます（**図2.13**）。

朝食：ゆで卵，トマト，パプリカのサラダを添え，牛乳もしくはヨーグルトを加える。
昼食：野菜ジュース（野菜 350 g 分使用）を飲む，乾燥わかめを入れる。
夕食：青菜のお浸し，冷や奴を加える。焼肉に野菜炒めを添える。

もう少し意識を変えるのであれば，

- パンは全粒粉のものにする。
- ごはんは麦飯か分搗き米にして，多めに炊いておむすびにして冷凍しておく。
- 昼食は栄養士のいる社員食堂があるのであれば，そこの定食を食べる。

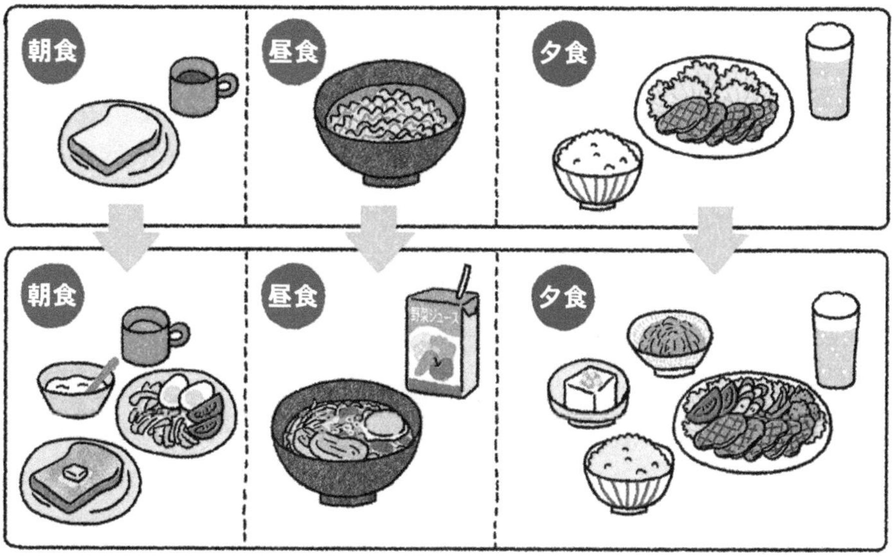

図 2.13　少し手を加えて食生活改善を

朝食は欠食する人もかなりいます。それぞれに理由はあると思いますが，健康のためにはまず「夕食を軽く」して，おなかが空いても我慢して夜食は食べずに，朝食でおなかが空くようにもっていくことが大切です。朝は準備も食べるのにも時間の余裕はないので，切るだけにするなど工夫が必要です。

朝，大切なことは，まずは十分な水分を摂取することです。それから，3 食を均等または 30 ～ 40％ずつにして，なるべく朝食を充実させます。**便通**にも朝

食べ物が胃に入ると，胃・大腸反射が起こり，続いて直腸・結腸反射が起こり，排便する。

食をとることは必要です。大人はコーヒーブレークで飲み物やちょっとした少量のおやつを食べるのも気分転換と口腔衛生，夕食のドカ食い防止に有効です。

B　子どもの場合

成長期の子どもは栄養要求量が大きいので，適切な補食（おやつ）が必要です。軽食をつくるのが難しい場合も，果物，焼き芋，ヨーグルト，おむすびなどで工夫します。ただし，食事と考えると塩分が多くなりがちなので留意します。中高生が部活などをする場合は，特にバランスのとれた補充が必要です。

C　幼い子どもの場合

消化器の機能も十分ではないのに栄養要求量は大きいので，補食が必要です。幼いほど分けて食べる必要があります。午前・午後の2回の補食で1日5食か，少し大きくなったら午後の補食で1日4食にします。エネルギー補給だけにならず，たんぱく質やビタミン，ミネラルもとれるように留意します。

D　補食（間食）の意義

前述のように，子どもは栄養要求量が大きいことと，消化器が未熟なので，3回の食事では十分な栄養がとれないか，食事量が多すぎて消化器に負担をかけてしまいます。ごちそうをつくる必要はないので，簡単な調理で味付けもほとんどしないようなものを工夫していきましょう。

4．食の安全のために

A　食中毒予防のための加熱

この世界にはどこにでも細菌がいます。私たちの皮膚にもいます。食べ物は栄養があり温度も適温の場合が多く，短時間のうちに増殖する危険があります。なかにはほんの100個ほどの数で重篤な食中毒を起こすものがいます。大腸菌の一種である腸管出血性大腸菌（O157など）やノロウイルスです。下痢便や嘔吐物を通してヒトからヒトへ二次感染します。乾いた嘔吐物やトイレ排水のなかのウイルスが室内を浮遊して感染することもあります。

確実な殺菌とウイルスの不活化：食材の内部温度を，菌では75℃，1分以上，ウイルスでは85～90℃，90秒以上の加熱をします。焼きムラなどが出やすいので「焼く」「揚げる」では特に注意が必要です。また，冷凍をしても菌は死なないし，ウイルスも不活化はしません。

B　嘔吐物などの処理方法（保育士は誰でもできるように）

いつでも対応できるように，ファイルボックスや空き箱に必要なものを入れた処理キットをつくって本棚などにおいておきましょう。

1 準備

「次亜塩素酸ナトリウム（漂白剤）」「ポリ袋類」「マスク，使い捨て手袋」「すくいとるための牛乳パックなど」「ふきとり用の使い捨て紙・布類：キッチンペーペー，新聞紙，ぼろタオルなど」を用意します。

2 作業開始

自分の安全のために，マスク，エプロン，帽子，（ゴーグル），手袋（二重に）を着用して，ポリ袋を靴カバーにして輪ゴムなどで留めます。窓を開けて換気し，人が近寄らないようにします。特に子どもが近づかないように注意します。ふきとったぼろタオルなどを捨てるポリ袋は大きめのものにし，二重にします。

3 嘔吐物のふきとり

嘔吐物の上にキッチンペーペーなどを置き，流れないように注意しながら，次亜塩素酸ナトリウム液を回しかけて 15 分間おきます。この間に殺菌，ウイルスの不活化がされます。キッチンペーパーごと牛乳パックなどの固い紙ですくいとり，内側のポリ袋に入れます。残った嘔吐物をふきとります。この動作を 2 回くり返します。次亜塩素酸ナトリウム液をかけながら，初めは中心部，それから周辺部から中心部へとふきとります。

4 ゴミの処理

ふきとったぼろタオルは二重のポリ袋の内側の袋に入れます。ふきとった嘔吐物が浸るまで次亜塩素酸ナトリウム液を加えます。全部ふきとったら，外側の手袋を捨てます。手袋を外すときは汚れに触らないために手首あたりの表側をつまんでひっくり返すようにします。ポリ袋はなかの空気を静かに押し出すようにして口を団子結びにします。このときは二重にした手袋の内側の手袋をしています。次に靴カバー，使い捨て帽子やエプロンを捨て，手袋，最後にマスクを捨てて，外側の袋の口を縛ります。ゴミ袋は厳重に処分します。

5 最後に

自分自身の手洗い，うがいなどをします。目や鼻からも感染します。日頃からトイレを流すときは，蓋を閉めてから流すことを習慣にしておきましょう。

4　食べ物を知る・選ぶ：食品表示

1. 栄養特性による食べ物の分類

A　食品の含む栄養

乳児の母乳以外に，ひとつだけで生命を維持することのできる食品はありません。食べ物はさまざまな成分を含んでおり，上手に組み合わせることで目的とする栄養をとることができます。そして，そのことでさまざまな味わいの食べ物をとることにもなるのです。

B　含む栄養の特徴による食品群

食品は，たとえば穀類ならでんぷんが多いなど含む成分には特徴があります。特徴によっていくつかの食品群に分けると，同じ群からだけの食材を食べて摂取栄養が偏るのを防ぐことができます。いちばんシンプルな食品群は「3 色食品群」で，1952 年に広島県庁の岡田氏が提唱したもので，小学生も知っているわかりやすいものです。

赤：たんぱく質……肉や魚
黄：エネルギー源……穀類，いも類や油
緑：ビタミンなど……野菜

3 色に乳製品と卵を加えて 4 群とすることを女子栄養大の香川氏が提唱しました。

その後，もう少し詳しくなり，6 群が提唱されました。

赤に相当	第 1 群	たんぱく質：肉，魚，卵，大豆製品
—身体をつくる	第 2 群	カルシウム：乳製品，海藻，小魚
緑に相当	第 3 群	色の濃い野菜
—調子を整える	第 4 群	色の薄い野菜と果物
黄に相当	第 5 群	穀類，いも類
—エネルギー源	第 6 群	油

C　食事バランスガイド

2005 年には厚生労働省と農林水産省が，何をどれだけ食べたらいいかがわかりやすいようにということで「食事バランスガイド」を定めました。コマの形にして，動き続けなければ倒れるとして，運動の必要性も示しました（**図 2.14**）。

D　フードピラミッド

国民の 70%近くが肥満か過体重というアメリカでは，ネット上での簡単なアクセスでわかりやすい栄養情報が得られるしくみがあります。一般的な大人を対象にしたものから子どもを対象としたもの，またより詳しい食品の例もクリックするだけで簡単に図が現れるしくみです。ピラミッドの下のほうの食品が基礎に

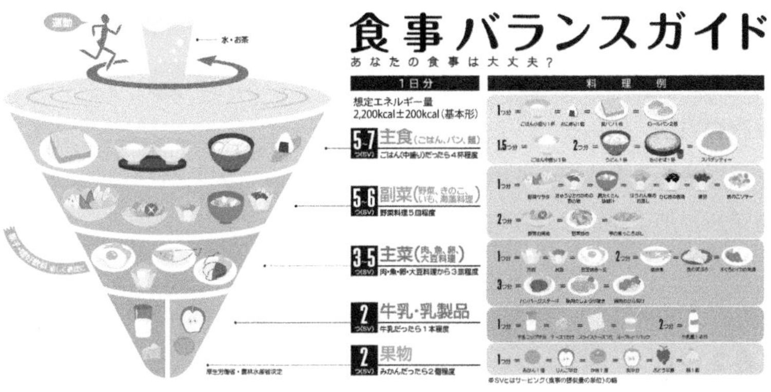

図 2.14　食事バランスガイド

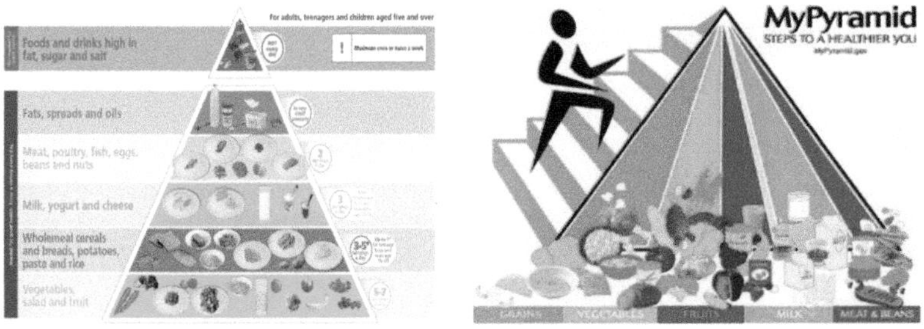

図 2.15　フードピラミッドとマイピラミッド

なる食べ物で，多く食べるようにということが示されています（**図 2.15**）。

2．加工食品の表示－食品表示法

A　食品表示の目的

消費者庁は 2017 年に新たな『食品表示法』を施行しました。これは，これまでの食品衛生法，JAS 法，健康増進法を合わせて，一般の消費者が食品を摂取するときの安全性，自主的で合理的な食品選択の機会を確保することを目的にしています。すべてを開示して，消費者は自主的に選びなさいということで，消費者も知識と判断力をもつ必要があります。

B　表示内容

表示する項目は，

①名称

②原材料名

③添加物
④内容量
⑤賞味期限
⑥保存の方法
⑦栄養成分の量およびエネルギー量
⑧製造所，加工所および所在地
⑨アレルゲン

などです。原材料については，使用量の割合の高いものから順にすべてを記載します（**表 2.12**）。

C　栄養表示

一般用の加工食品は 100 g または 100 ml，または 1 食，1 包装に含まれる，以下の 5 つの栄養素の量を表示することが義務とされました。ナトリウム表示の場合は必ず食塩相当量を併記します（**表 2.13**）。

熱量（エネルギー）
たんぱく質
脂質
炭水化物
ナトリウム（食塩相当量）

ナトリウムは 2.54 倍すると食塩相当量になる。食塩と勘違いして少ないと思わないこと。
〔原子量〕
Na：22.99，Cl：35.45
NaCl：58.44

「うす塩味」や「甘さひかえめ」は単なる味の表記ということで栄養成分表示

表 2.12　食品表示の例

名称	焼き菓子
原材料名	チョコレート，小麦粉，砂糖，…／膨張剤，香料
添加物	膨張剤，香料
内容量	50 g
賞味期限	2020 年 2 月 29 日
保存方法	涼しい場所（15 ～ 18℃）に保存
販売者・製造者	（株）亜麻井製菓
	東京都中央区〇〇
アレルギー物質	小麦，卵

表 2.13　食品表示のうち栄養表示の例

栄養成分表示　1 個当たり	
エネルギー	96 kcal
たんぱく質	1.4 g
脂質	6.9 g
炭水化物	8.9 g
食塩相当量	0.02

カカオポリフェノール 150 mg（当社分析値）

の必要はありませんが，「あま塩」「うす塩」「あさ塩」は栄養表示をしなければなりません。「うす塩味」と「うす塩」は違う扱いです。5つ以外の栄養素，飽和脂肪酸，食物繊維，トランス脂肪酸などについては任意とされました。

D　アレルゲン表示

アレルゲンについては，アレルギー症状が現れたときに重症になる危険の大きい「特定原材料」7品目は表示義務があります。

えび，かに，小麦，そば，卵，乳，落花生

「特定原材料に準ずるもの」21品目は可能な限り表示するよう努めることとされました。

アーモンド，あわび，いか，いくら，オレンジ，カシューナッツ，
キウイフルーツ，牛肉，くるみ，ごま，さけ，さば，大豆，鶏肉
バナナ，豚肉，まつたけ，もも，やまいも，りんご，ゼラチン

アナフィラキシー防止のため，原材料として用いていなくても，それを製造するラインで特定原材料を使用している場合は「本品はオレンジを使用した製品と同一工場内で製造しています」などの文言が記載されていることが多いです。

E　その他の栄養等に関する表示

健康を謳(うた)った食品の法的根拠のある表示には次の3つがあります。

特定保健用食品（トクホ）：血圧などの生理機能に好影響を与える保健機能成分を含み特定の保健用途に適することを，消費者庁が審査する。「疾病リスク低減」まで表示できるのはカルシウムと葉酸のみで，それぞれ骨粗しょう症と妊娠での子どもの神経管閉鎖障害のリスクを低減するかもしれないと表示できる。

栄養機能食品：健康維持を目的に科学的根拠が十分にある特定のビタミン，ミネラルおよびn−3系脂肪酸を補給する食品。過剰摂取などの注意事項の表示義務がある。

機能性表示食品：保健機能を事業者の責任で表示し，消費者庁へ届け出る。

F　その他

農薬，化学肥料（無農薬，低農薬，有機栽培など）では「特別栽培農産物に係る表示ガイドライン」が定められています。

ムスリム（イスラム教の人）に向けての「ハラル」表示もあります。

コラム

食育おもちゃ・エプロンシアター

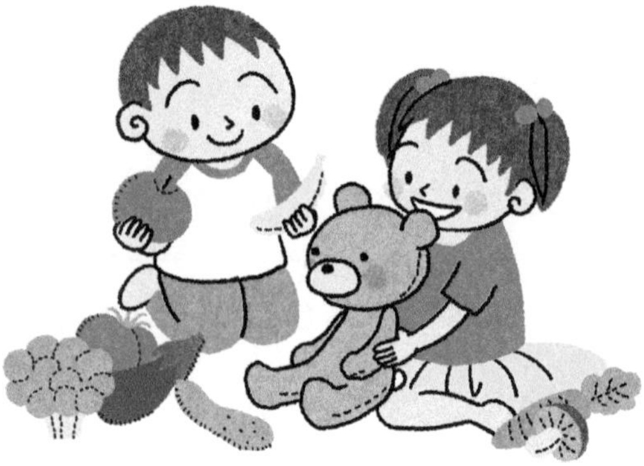

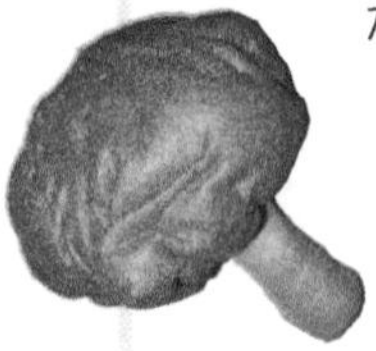

みなさん，子どもの頃のことを少し思い出してみてください。母国語である日本語を話すようになるのに苦労したことがありますか？　赤ちゃんはいつのまにか母国語が話せるようになります。生まれたばかりの赤ちゃんはどのような言語でもしゃべれるようになる素質をもっていますが，お母さんやまわりの人の話すのを聞くなかで，必要な聞き分け能力を残して母国語に特化した聞き話す能力を取捨選択していくのです。たとえば，赤ちゃんはRとLの発音を聞きわけることができますが，日本語では必要ないので，大人になる間に捨ててしまうのです。納豆やチーズの好みも赤ちゃんのときからの慣れで受け入れるようになるのです。健康習慣も「母国語のように」身につけることはできないものなのでしょうか。

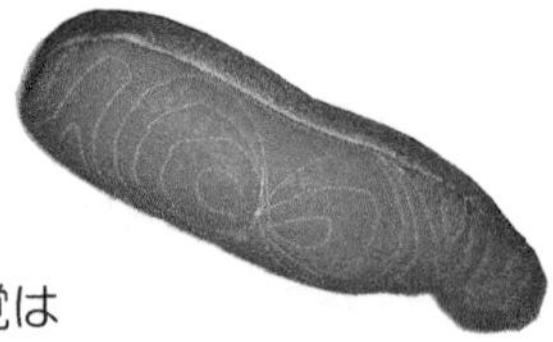

実は胎児は思うよりも早くにさまざまな刺激を受けています。嗅覚は早ければ妊娠16～24週くらいには鼻孔が開き，味覚の味蕾は妊娠13週頃にできます。孟母三遷では，孟子のお母さんは，子どもが身近なもので遊ぶということに気づいて，学校の近くに引っ越しました。まわりには健康的な食べ物しか目に入らない，いわば食育版「孟母三遷」を図ればどうでしょうか。

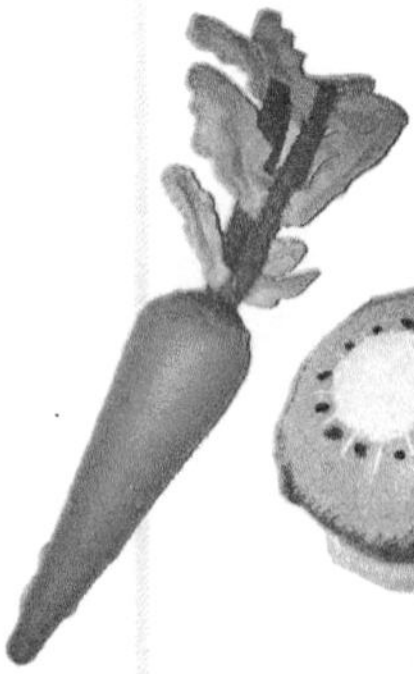

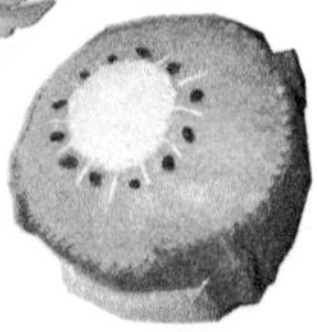

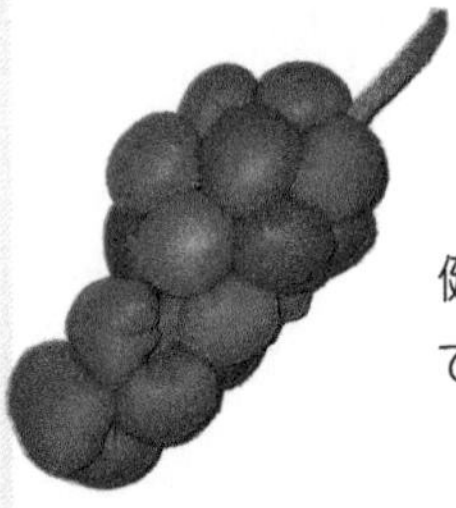

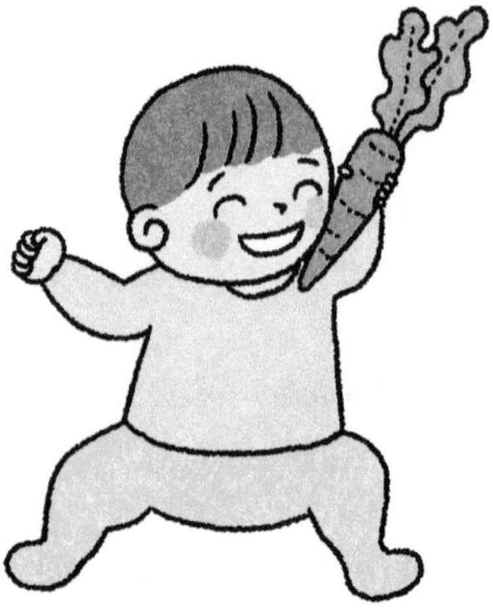

子どもにはさまざまな食材ーにんじん，たけのこ，かぶ，いもなどに葉つき，もしくは泥つきで触れさせます。おもちゃは，野菜のぬいぐるみ，お母さんのエプロンにはフェルトでつくった野菜や魚がついている，なんていいですね！　自分のためにつくってくれているものができあがっていくのを子どもはとても喜びます。健康食材での「ままごと」もいいです。でも，野菜は子どもに人気がありませ

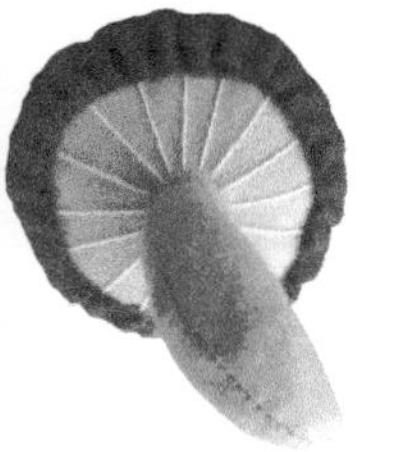

ん。野菜嫌いの子どもも多くいます。どうしてなのでしょうか？　それは，食べるとすぐにエネルギーになる糖質やうま味の強い食材に比べ，野菜には惹きつける力（味）が乏しいのです。しかし，妊娠中ににんじんジュースを多く飲んだお母さんから産まれた赤ちゃんは，すでににんじんに慣れていて，にんじん添加シリアルを嫌がりません。今すぐできることではありませんが，母体となるお母さんが，何でも食べる習慣を身につけておくことはとても大切です。

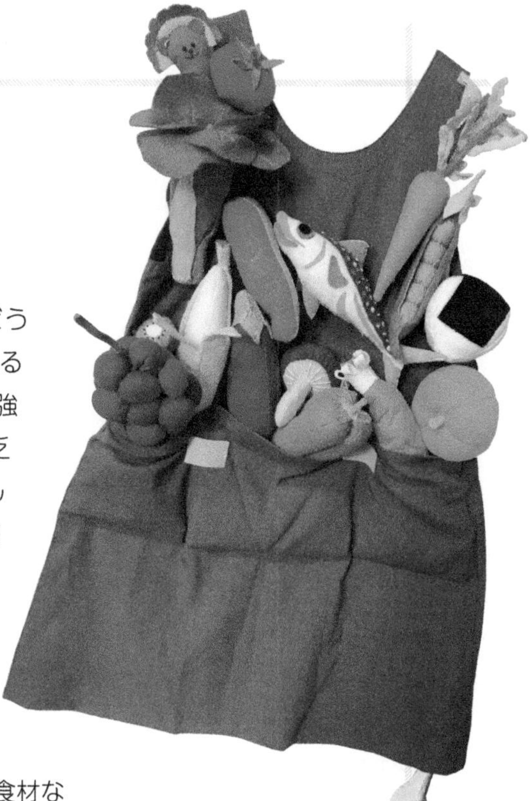

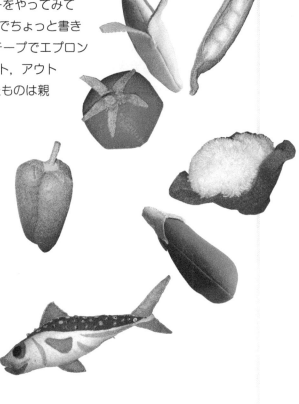

エプロンシアター

大きなポケットのついたエプロンからいろいろな布製の食材などを出して紙芝居のように子どもたちに見せて，働きかけをする方法があります。家でもミニエプロンシアターをやってみてはどうでしょう。フェルトを切り抜いてマジックでちょっと書き込んで野菜や魚をつくります。それをマジックテープでエプロンにくっつければ出来上がりです。アウトオブサイト，アウトオブマインドという言葉があるように，見慣れたものは親しみを感じるようになります。

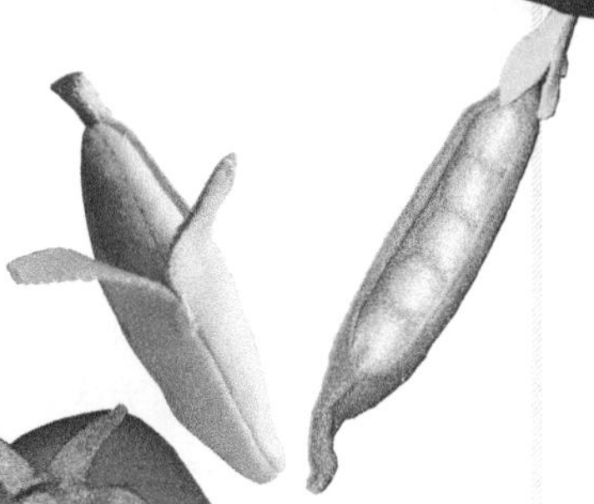

たくさん食べないように気をつけよう！

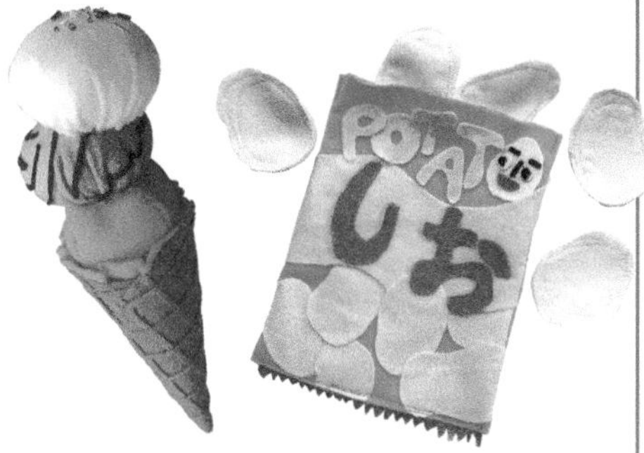

3章 子どもの発育・発達と食生活

1 乳児期の授乳・離乳の意義と食生活

1. 子どもの発育の区分（表 3.1）

妊娠は最終月経開始日を妊娠0週0日とし，280日40週を妊娠期間の目安とする。排卵は月経の2週間前で，排出された卵が受精・着床可能な時間は短い。日本で妊娠何か月という場合の1か月は4週間で，海外では週数で表すことが多い。

出生から1年未満を乳児期といいます。**妊娠**（在胎）期間により37週以降～42週未満が正期産，37週未満が早期産，42週以上が過産です。

表 3.1　子どもの成長期

新生児	生後28日未満　うち 早期新生児：生後7日未満 後期新生児：生後7日以降
乳　児	1年未満
幼　児	1年～6年未満
学　童	6年～12年未満
青　年	12年以降

また，出生時体重により**表 3.2** のように区分します。在胎週数と体重で区分する方法もあります。最近の研究で出生時体重の少ない児は生活習慣病のリスクが高いことがわかってきています。近年は低出生体重児割合が出生数の10%近くになっていることは危惧されます。

表 3.2　出生時体重

正期出生体重児	2,500 g 以上
低出生体重児	2,500 g 未満
極小未熟児	1,500 g 未満
超未熟児	1,000 g 未満
高出生体重児	4,000 g 以上

乳児期は，成長（月齢）の時期により身体発育と精神発達の進み具合が異なり，このため必要となる栄養と栄養の摂取方法が変化します。生後数か月は母乳・ミルクしか摂取できませんが，乳児期後期にもなるとさまざまな食べ物から栄養を摂取できるようになります。このため，保護者・保育者が適切なタイミングで適切な食べ物・栄養を提供することはもちろんのこと，体系だった生活リズムをつくっていくことも子どもの健やかな成長にはとても重要です。

乳児期には，成長に十分なエネルギーとさまざまな栄養（たんぱく質，脂質，糖質，ビタミンとミネラル）を摂取させていかなければなりません。哺乳が確立していない生後数日間に，赤ちゃんは出生時の体重（約3kg）の約5～10%減少する生理的な体重減少を経験しますが，生後2週間経った頃には，体重は出生体重に追いついている，あるいは超過していることが望まれます。そして，生後3か月で2倍の約6kgまで成長します。その後，乳児期後期には身体の成長は緩やかになり，生後1年で体重は3倍，約9kgにまで成長します。乳児期の発育は，摂取栄養だけではなく，両親の身長や**周産期**歴などさまざまな要因が関与します。乳児が摂取している栄養が十分かどうかは，体重や身長がきちんと増えているかどうかが重要な指標となります。

周産期とは妊娠22週から分娩・出生後7日未満をいう。母体，胎児，新生児に最もリスクの大きい時期といえる。現在の日本ではいずれの死亡率も劇的に小さくなっているが，世界ではまだ命がけで出産する人たちも多くいる。

2．授乳について

A　授乳の方法

WHOは，生後5か月間は，母乳以外は水を含む一切の食べ物や栄養を赤ちゃんに与えないことを推奨しています。理由は必要がないからですが，途上国などでは水の衛生などにリスクがある，適正品質のミルクがないということもあります。しかし，なんらかの理由で母乳を十分に与えることができない場合は，乳児用に調整されたミルクが母乳の代替として用いられます。

WHO：世界保健機関。World Health Organization

生後1～2か月の間は，2～3時間ごと（1日8～12回）の授乳が望ましいといわれています。**1日の哺乳（ほにゅう）量**は生後1か月で600～800mL程度，生後2～3か月で約1,000mLといわれていますが，明確な推奨量はありません。授乳で困ったことがある人は78%いて，そのうち「母乳が足りているかどうかわからない」が40%を超え，特に混合栄養では多くなっています（複数回答）。しかし，哺乳が確立した乳児では，欲しがるときの授乳で必要十分な量が得られていると考えられます。哺乳量は個人差も大きいため，哺乳量ではなく身長や体重が順調に増えているかどうかで，栄養が足りているかどうかを判断します。

食事摂取基準では6か月未満の乳児の1日の哺乳量平均は0.78Lとされている。個人差が大きいことに留意する。

なお，赤ちゃんは生後7～9か月になると，哺乳瓶（びん）を自分で持って飲むことができるようになります。しかし，ミルクを飲ませるときは，哺乳瓶を何かに立てかけたり，赤ちゃんが寝転んだままの状態で本人に持たせたりして授乳することは好ましくありません。そのような哺乳方法は，窒息，中耳炎，虫歯，哺乳不良などの危険があるからです。また，精神面でも，抱っこされて飲むことは安心感を醸成します。授乳のときはテレビやスマホを見ずにアイコンタクトをとり，やさしく話しかけ，ゆったりとした雰囲気で授乳に専念して安心と安定をもたらすようにします。お母さんの言葉の意味はわからなくても声のやさしさは伝わります。

B　母乳について

1 母乳（人乳）の成分

本章のコラム「おちちの不思議」（p.108）を参照。

母乳（人乳）は約９割の水分と約１割の全固形分（たんぱく質，脂質，糖質，ミネラル（無機質），有機酸，ビタミン類）から構成されています。牛乳と比べると母乳はたんぱく質およびミネラルの含有量が約1/3と少なく，糖質（ラクトース）の含有量が約1.5倍と多いです。このため，母乳やこれを真似てつくられた調整粉ミルクは牛乳よりもさっぱりとしてやや甘く感じられます。乳汁は，哺乳動物がどのように子どもを育てるかで成分が異なっています。

2 たんぱく質（表3.3）

カゼインはカルシウムと結合しており，腸管からの吸収も助ける。牛は仔が早く大きくなるための多量のカルシウムを乳汁中に安定して存在させ仔に与えている。乳汁100 g当たりのカルシウム量は牛乳110 mg，人乳27 mg。ヒトの子は牛ほど早く大きくならなくてよい。

たんぱく質量（100 g当たり）は，母乳1.1 g，牛乳3.3 gで，**カゼイン**と乳清（ホエイ）たんぱく質からできています。その構成割合は異なり，母乳はカゼイン40%，乳清たんぱく質60%で，牛乳はカゼイン80%，乳清たんぱく質20%です。

カゼインはカルシウムを安定的に乳汁中に分散させ吸収を効果的にしています。母乳ではβ-カゼインが多く，牛乳ではα_1-カゼインが多いです。

表3.3　人乳と牛乳のたんぱく質のちがい（100 g当たり）

	人乳（母乳）	牛乳
乳たんぱく質	1.1 g	3.3 g
うち　カゼイン	40%	80%
	β-カゼインが多い	α_1-カゼインが多い
乳清たんぱく質	60%	20%
	α-ラクトアルブミンとラクトフェリン	β-ラクトグロブリンが主
	免疫グロブリンAは牛乳の２倍量	α-ラクトアルブミンは人乳の半分 免疫グロブリンG

乳清たんぱく質はカゼインより吸収されやすく，母乳ではα-ラクトアルブミンとラクトフェリン，牛乳では多くはβ-ラクトグロブリンで，α-ラクトアルブミンは母乳の半分しか含まれず，母乳に多いラクトフェリンは牛乳にはほとんど含まれていません。

人体には体の各所に多くの細菌が共生している。それらのうち，腸内に棲みついている細菌群を腸内細菌叢という。叢はくさむら，フローラは植物群の意。多種類の細菌が共生しており，ヒトの健康に関与し，年齢や食生活を含む生活習慣で変化するとされる。10章のコラム「動物や腸内細菌とともに」（p.250）を参照。

最近の研究によると，ラクトフェリンは感染症の発症や炎症の浸潤を抑え，免疫機能の成熟を促し，正常な**腸内フローラ（腸内細菌叢）**の形成に寄与します。また，乳清には免疫グロブリンも含まれ，母乳には牛乳の約２倍含まれています。母乳では免疫グロブリンA，牛乳では免疫グロブリンGが主な成分です。免疫グロブリンAは腸内で腸内細菌と結合することで有害な菌の排除を行うなど，腸内細菌を制御するうえで重要な役割を担っていると考えられています。このように，母乳は単に栄養としてだけではなく，乳児の免疫機能の成熟を促し，さまざまな細菌感染症，特に消化器感染症の発症を抑制するのに役立っています。

3 脂質

脂質は98%以上がトリグリセリド（中性脂肪）です。脂肪酸組成や脂肪酸の結合位置のちがいにより分子量が異なるため，母乳は牛乳と比べてヒトの児には消化吸収しやすいのです。また，母乳の脂肪酸組成はオレイン酸（C18：1n-9），パルミチン酸（C16：0），リノール酸の順に多く，これらで全体の65%を占めます。牛乳と比べると，母乳には必須脂肪酸であるn−6系脂肪酸のリノール酸などの多価不飽和脂肪酸が多く含まれています。必須脂肪酸は体内で合成することはできないので，母乳中の必須脂肪酸は母が摂取した食事から母乳中に移行したものです。母乳育児を行っているときは自分自身の栄養摂取に留意します。必須脂肪酸のうち，**n−3**系脂肪酸と呼ばれる多価不飽和脂肪酸のα−リノレン酸とそれから代謝合成されるエイコサペンタエン酸（EPA），ドコサヘキサエン酸（DHA）を授乳期に十分にとることは，子どもの脳・神経系の発達やアレルギー疾患の発症予防に重要だと考えられています。

脂質1g当たりの脂肪酸組成（mg）を見ると，母乳には不飽和脂肪酸が多い。

	〈人乳〉	〈生牛乳〉	〈牛乳〉
脂肪酸総量	987	966	874
飽和脂肪酸	377	639	614
一価不飽和脂肪酸	435	287	229
多価不飽和脂肪酸	176	41	31

オメガ3（ω3）脂肪酸ともいう。

4 糖質

糖質（100g中）は母乳7.2g，牛乳**4.8g**で，ほとんどが**ラクトース**（乳糖）です。母乳はそのうち6.7g（93%）が消化吸収される乳糖です。大人には，牛乳を飲むと下痢をしたり，おなかがゴロゴロしたりする人がいます。これは乳糖不耐症といいます。二糖類であるラクトースは小腸の粘膜にある乳糖分解酵素（ラクターゼ）により単糖類であるグルコース（ブドウ糖）とガラクトースに分解され吸収されます。しかし，ラクターゼが機能していないか，ラクターゼ活性が低い場合，乳糖が分解されないまま腸を通過し，消化されていない乳糖が小腸で水分を引き寄せることで水様性下痢を引き起こし，その後，大腸内の細菌により発酵し，ガスを生じて腹部膨満，つまりおなかがゴロゴロするという症状が起きるのです。ラクターゼ活性は乳汁を主たる栄養としている乳児期には高いので，乳児は母乳や粉ミルクに含まれる乳糖をきちんと分解吸収することができます。しかし，日本人などのアジア人は乳製品を食べる習慣がないため，成長とともに使わないラクターゼは活性が低下していき乳糖不耐症となるのです。乳児でも先天的にラクターゼ活性が低い赤ちゃんがいます。また，胃腸炎の後に小腸の粘膜が傷つき，ラクターゼ活性が低下し，一時的に数週間程度，乳糖不耐症になることがあります。このような場合は粉ミルクでも母乳でも下痢をするので，ラクターゼを薬として飲む，あるいは母乳や粉ミルクの代わりに乳糖不耐症用の特殊ミルクを使用することで症状に対処します。

ホルスタイン種の未殺菌乳は炭水化物4.7g，利用可能炭水化物4.7gで，その他の糖を含まない。その他の乳では0.1g程度含むものもある。

ラクトースは2糖類で，単糖類であるグルコースとガラクトースが結合したもの。

また，母乳の糖質の約93%はラクトースで乳児が利用しますが，残りの数%は難消化性**オリゴ糖**で消化できません。乳児自身が消化利用できないオリゴ糖は大腸に届き**ビフィズス菌**などの栄養になり，大腸を**腸内細菌叢**が増殖しやすい環境にして乳児の健康に好影響を与えているのです。そもそも生まれるまでは赤

10章のコラム「動物や腸内細菌とともに」（p.250）を参照。オリゴ糖はプレバイオティクスのひとつ。

健康な乳児の大腸にはビフィズス菌が99%と圧倒的に多い。ビフィズス菌は酢酸も産生し，腸内を酸性に保ち，悪玉菌の増殖を防ぐ。赤ちゃんのうんちが酸っぱいにおいがするのはこのため。

胎児は胎内では無菌であるが，経腟分娩や皮膚接触などで母親の善玉菌に接触するなどして体内の細菌叢をつくっていく。

ちゃんの腸内は無菌なのに，母乳が大腸内の細菌のための栄養を含んでいるというのは生命の妙です。

5 ビタミンとミネラル

母乳に含まれるミネラルは牛乳の**約 1/3** です。過剰なミネラルは，まだ機能が十分発達していない乳児の腎臓に過大な負荷をかけてしまいます。一方，体が大きくなってくると，母乳だけでは不足してしまうものがあります。

たとえば，

	〈牛乳〉	〈人乳〉
カルシウム	110 mg	27 mg
カリウム	150 mg	48 mg
リン	93 mg	14 mg

ビタミンKは血液凝固に不可欠な成分で，不足すると出血が止まりにくくなります。幼児期以降では**腸内細菌**が十分量のビタミンKを合成するため，通常は不足することはありません。しかし，腸内細菌叢がまだ確立していない生後数か月間は，ビタミンKが欠乏しやすいことが知られています。新生児にビタミンKが不足すると，重篤な場合は頭蓋内出血を引き起こします。母乳に含まれるビタミンKだけでは，このような重篤な合併症を防ぐには不十分な場合があるため，現在は，生後一定の期間，薬のかたちでビタミンKを摂取することが推奨されています。

ヒトの腸内細菌叢の確立は3歳頃といわれる。それまでによい菌の摂取と，菌を育てる食生活をしておくことが重要である。10章のコラム「動物や腸内細菌とともに」(p.250) を参照。

鉄が不足すると鉄欠乏性貧血になります。鉄は胎盤を通して胎児に運ばれ，特に在胎後期に肝臓に蓄えて生まれてくるため，新生児期には十分な量の鉄が体内にあります。しかし，急激に体重が2～3倍になる乳児期中期以降には，母乳に含まれる鉄だけでは不足しがちになります。また，早産で十分に鉄を蓄える時期の前に生まれてきた乳児や，4か月以上母乳のみで育った乳児では鉄欠乏性貧血になる危険があります。多くの場合は症状がなく，離乳食を順調に食べるようになると改善するため，特に介入（治療や手当）は必要ないと考えられています。しかし，**鉄欠乏**性貧血が**遷延**（せんえん）すると，運動面や精神面での発達が遅れることがあるため，早産の児や離乳食が進まず母乳のみで育っている児では注意が必要です。

鉄，亜鉛などの微量栄養素欠乏による子どもの栄養不良，抵抗力の低下，知的発育の障害についてさまざまな国際機関が介入を行っており，非常に安価で大きな効果を上げている。

遷延：のびのびに長引くこと。医学で多用する言葉。

ビタミンDは食事から摂取する以外にも日光（**紫外線**）を浴びると体内で産生されるため，母乳に含まれる量であまり問題がないと考えられていました。しかし近年，外遊びの減少や**日焼け**をことさらに避けるなどの理由により子どもが日光を浴びる時間が少なくなってきており，ビタミンDが不足している乳児も比較的多いのではないかと心配されるようになりました。ビタミンDは骨生成にかかわる成分で，不足すると“**くる病**”になります。しかし近年の研究から，ビタミンDにはこれ以外にもアレルギー疾患の発症予防や免疫機能の正常化など，さまざまな機能があり，くる病にならない程度の不足でも健康の害になりうることがわかってきました。

紫外線はガラス越しでは通過しにくいため，戸外で日光浴する必要がある。

日焼けは紫外線が皮膚がんを引き起こすと心配をする傾向があるが，世界的にみても光感受性の白人ほど発症は多くない。

くる病は骨へのカルシウムの沈着が不十分で骨形成が障害される病気である。栄養状態の悪かった時代には日照の少ない北日本などで発症していた。過去の病気と思われたが，近年発症が報告されるようになった。ビタミンD合成に必要な日照時間は緯度により数倍の差がある。

乳児用調製粉乳ではビタミンK，ビタミンD，鉄は母乳と比べて多く配合され，不足しないよう配慮されています。母乳育児ではこれらが十分に母乳に分泌されないことを防ぐため，母親は自分の食事に十分配慮し，適度に日光にもあたり，自分自身が栄養不足にならないようにすることが必要です。

表 3.4　人乳（母乳），牛乳，調製粉乳の主要栄養価（100 g 当たり）

	単位	普通牛乳	人乳	乳児用調製粉乳	
エネルギー	kcal	67	65	65	514
たんぱく質	g	3.3	1.1	1.6	12.4
脂質	g	3.8	3.5	3.4	26.8
炭水化物（糖質）	g	4.8	7.2	7.1	55.9
ナトリウム	mg	41	15	17.7	140
カリウム	mg	150	48	63.3	500
カルシウム	mg	110	27	46.8	370
マグネシウム	mg	10	3	5.1	40
リン	mg	93	14	27.8	220
鉄	mg	0.02	0.04	0.82	6.5
亜鉛	mg	0.4	0.3	0.4	2.8
銅	mg	0.01	0.03	0.04	0.34
マンガン	mg	Tr	Tr	0.01	0.05
ヨウ素	μg	16	*	5.2	41
セレン	μg	3	2	1	8
ビタミン A（レチノール活性当量）	μg	38	46	71	560
ビタミン D	μg	0.3	0.3	1.2	9.3
ビタミン K	μg	2	1	3	24
ビタミン B_1	mg	0.04	0.01	0.05	0.41
ビタミン B_2	mg	0.15	0.03	0.09	0.72
ナイアシン	mg	0.1	0.2	0.68	5.4
ビタミン B_6	mg	0.03	Tr	0.04	0.35
ビタミン B_{12}	μg	0.3	Tr	0.2	1.6
葉酸	μg	5	Tr	10	82
パントテン酸	mg	0.55	0.50	0.28	2.20
ビオチン	μg	1.8	0.5	0.6	4.4
ビタミン C	mg	1	5	7	53
飽和脂肪酸	g	2.33	1.32	1.43	11.27
一価不飽和脂肪酸	g	0.87	1.52	1.07	8.44
多価不飽和脂肪酸	g	0.12	0.61	0.64	5.07
コレステロール	mg	12	15	8	63

注）Tr：微量（痕跡の意）。　〔日本食品標準成分表 2015 年版（七訂）〕
粉乳左列は調整粉乳を使用条件の約 7.9 倍に希釈したときの値。

表 3.4 に人乳（母乳），牛乳，調製粉乳の主な栄養価を示します。

C　乳児用調製粉乳について（表 3.5）

乳等省令において，「生乳，牛乳若しくは特別牛乳又はこれらを原料として製造した食品を加工し，又は主要原料とし，これに乳幼児に必要な栄養素を加え粉末状にしたものをいう」として満 1 歳頃までの一般の乳児のための粉ミルク（乳児用調製粉乳），出生体重 2,500 g 未満の低出生体重で生まれた乳児のための粉ミルク（低出生体重児用調製粉乳），離乳食を開始した後に生後満 9 か月から 3 歳頃までの乳児から幼児に使用されるフォローアップミルクが定められています。

乳等省令は通称。正式名称は「乳及び乳製品の成分規格等に関する省令」。1951 年，厚生省（当時）が制定。

乳児用調製粉乳の成分は『健康増進法』により，「特別用途食品として，表示の許可基準」が定められ，各栄養素の含有量が決まっています。成分規格，製造基準が法律によって定められているため，主要成分にメーカーによる大きな差はありません。

一方で，低出生体重児用調製粉乳およびフォローアップミルクについては，法律で成分の規定はされておらず，各メーカーが独自の配合を行っています。低出生体重児用調製粉乳は乳児用調製粉乳の成分構成をもとに，早産児や低出生体重で生まれた乳児が不足しがちなたんぱく質，カルシウム，リン，鉄などが乳児用調製粉乳より多く配合されています。フォローアップミルクは，離乳食が進んでいる乳幼児が飲むことが前提です。鉄，カルシウム，DHA などが多く含まれていますが，亜鉛や銅は添加されていません。離乳食をあまり食べない乳児が乳児用調製粉乳からフォローアップミルクに切り替えてしまうと栄養が不足してしまう恐れがあります。**フォローアップミルク**は，母乳または育児用ミルクの代替品ではなく，あくまで**食品**のひとつということに注意しなければいけません。

フォローアップミルクの意義は，
1. 母乳で不足しがちな鉄が多い。
2. 牛乳よりたんぱく質が少なく腎臓に負担をかけない。
3. 牛乳より脂質が少ない。

WHO も食品と位置づけている。

さらに，乳等省令など法律に定められていない粉ミルクもあります。生まれつきの代謝異常などにより，母乳や市販の粉ミルクを飲めない赤ちゃんのために，成分を調整した粉ミルク（特殊ミルク）があり，病気に合わせて数十種類あります。これらは種類によって，医薬品・市販品・登録特殊ミルク・登録外特殊ミルクに分類されます。

調乳は 4.2.2 項「調乳」（p. 112）を参照。

なお，**調乳**には水道水を用います。ミネラルウォーターはミネラルを多く含んでいる場合があり，腎臓などの機能がまだ十分には発達していない乳児には適しません。災害への水の備蓄も乳児にはそのことに留意し，軟水を備蓄する必要があります。

表 3.5　育児用粉乳類の分類と適用

分類	小分類	適用
調製粉乳[a]	乳児用調製粉乳[b]	正期産の乳児が対象。満 1 歳頃まで
	フォローアップミルク	生後 9 か月頃から 3 歳頃までの乳幼児が離乳食と組み合わせて使用
	低出生体重児用ミルク	出生時の体重が 2,500 g 未満の低出生体重児が対象
その他	ミルクアレルギー用ミルク[b]	ミルクアレルギーの乳児が対象
	無乳糖粉乳[b]	乳糖不耐症やガラクトース血症などの乳児が対象
	特殊ミルク[c]	先天代謝異常を伴う乳児が対象

(a)乳等省令による名称。(b)健康増進法による名称。(c)医薬品などもある。

D　母乳育児の継続

乳児用の粉乳は，全指粉乳に砂糖などを加えただけのものや月齢によって濃度を変えなければならないものなどから研究改良を重ね，現在ではそれだけで赤ちゃんの成長を支えられる。

粉ミルクの成分は現在，**母乳にかなり近い**ものとなってきています。しかし，授乳することは，子どもだけではなく母親にも多くのメリットがあります。特に乳児期早期にはなるべく母乳を与えることを厚生労働省や小児科学会など多くの団体が推奨しています。特に生後 6 か月程度までは，母乳は栄養面だけではなく，さまざまなメリットがあることが立証されています。

母乳を与えられることによる子ども側のメリットとしては,

- 成長・発達に適切な栄養が得られる。
- 免疫機能の成熟が促され感染症のリスクが減る。
- お母さんのおっぱいから吸うことで肌と肌が密着でき,安心感が得られる。
- 吸うことの適度な運動負荷がある。

などが知られています。

母親側のメリットは,

- 授乳することで産後の子宮収縮が促され,産後の回復が早くなる。
- 将来的な子宮がん・卵巣がん・乳がんのリスクが減る。
- **乳汁分泌**には多大な栄養を用いるため,肥満や妊娠糖尿病ではその病態の改善が期待できる。
- 調乳の手間が不要で,育児の負担が軽減される。

などがあります。

ただ,母乳の優秀性は確かなものではあるものの,日本のように衛生的な環境や優れた調製粉乳のあるところでは過剰な期待は必要なく,母親への肉体的・心理的負担を起こさせない配慮が必要です。2019年授乳・離乳の支援ガイドでは,これまで一定の効果があるとされてきた生後6か月間の母乳育児は乳幼児期のアレルギー発症に予防効果はなく,また,肥満リスクについても母乳とミルクとの混合栄養の差はないと明記されました。母乳であっても**ミルク**であっても問題はなく,なにより安心しておおらかな気持ちで授乳することが大切です。

次に,母乳を与えられない場合について述べます。「母乳で育てたい」という妊婦は93%に達していますが,母親の**病気**や服薬などで心配になる場合があります。初めてのお産では必要以上に心配になることが多いのですが,授乳中断が推奨されている薬の種類はとても少なく,本当に中止するべき事例はそれほど多くはありません。風邪などの場合も,授乳時以外にも親子の接触が多い乳児期に授乳を中断することの意味は少ないです。母親がインフルエンザなど感染力の強い病気で心配な場合は自己判断で母乳を中断するのではなく,医師に個別に相談してみましょう。ただし,元気なときであっても,**飛沫感染**を防ぐ,食器を分けるなどの衛生上の注意は必要です。

また,保育所などに預けるため母親が直接母乳を与えられない場合は,母乳を

1日に1,000 mLの乳汁を分泌すると,乳汁だけで650 kcalを必要とする。摂取基準では泌乳分としてエネルギー350 kcal,たんぱく質20 gが付加すべき量としている。

科学的に検証された調製粉乳のない時代は,母親の死亡などで母乳が得られないことは乳児にとって致命的で,コミュニティのなかでもらい乳などのシステムが確立されていた。

出産時に母から子へ感染するものを垂直感染といい,エイズや成人T細胞白血病などが知られている。

マスクをする。くしゃみが出るときは手のひらで口を覆わず上腕の服に口元を寄せる(p. 110)。

搾乳して冷蔵（24 時間まで保存可能，免疫物質は保存される），冷凍（1 か月まで保存可能）できます。冷凍母乳は自然解凍あるいは流水解凍します。冷蔵・冷凍ともに高温にならないように注意して湯煎で体温程度に温めます。昨今では Web サイト上に**母乳が流通**したこともありましたが，保存状態だけでなくウイルス汚染などの衛生上の懸念があります。そこまでして母乳にこだわる必要はありません。また 2019 年には，災害時にそのまま飲ませることができるという衛生上のメリットや調乳不要の簡便さによる育児の負担軽減などから乳児用液体ミルクの販売が開始されました。

厚生労働省が 2015 年に「インターネット等で販売される母乳に関する注意喚起の依頼について」として，HIV（エイズウイルス），ヒト T 細胞白血病ウイルス 1 型などの感染に注意喚起した。
低出生体重児等のために健康上の必要性に応えて，善意で母乳を提供する「母乳バンク」がある。

一方で，母親あるいは赤ちゃんの状態により，母乳を与えることができない場合もあります。このような場合にも健やかな母子・親子関係づくりが進むように，母親の心，特に不要な自責の念をもたないように細やかに配慮した支援が必要です。妊娠・出産という大きな出来事の時期は，母体のホルモン支配が分娩という短時間の間に大きく変わることにより，**不安**を感じたりすることが多いことが疫学研究からわかってきています。以前のような実家や近隣の手助けも少ない社会状況も影を落としています。多くの人で，人生で数回しかない出産・子育ての時期を安心して**幸せな気持ちで過ごす**ことができるよう，まわりの人だけではなく社会全体の温かい支援が求められます。

日本の妊産婦死亡率は出産 10 万対 3.1 と世界で最も安全な国のひとつである。しかし 2018 年の調査で，妊産婦死亡原因の 1 位が自殺であることがわかり，衝撃を与えた。

昔の人は，妊娠出産はリスクを伴うので，安産を願い胎教ということを大事にした。現在では非科学的なようにとらえられているが，妊娠中に激しい災害などのストレスを受けると子どもに影響するという疫学研究がある。

厚生労働省の『授乳・離乳の支援ガイド 2019』では母乳育児の利点について**表 3.6** のように述べています。ただし③については「完全母乳栄養児と混合栄養児との間に肥満発症に差があるとするエビデンスはなく，育児用ミルクを少しでも与えると肥満になるといった誤解を与えないように配慮する」と但し書きを付けています。

表 3.6　母乳（育児）の利点

① 乳児に最適な成分組成で少ない代謝負担
② 感染症の発症および重症度の低下
③ 小児期の肥満やのちの 2 型糖尿病の発症リスクの低下
④ 産後の母体の回復の促進
⑤ 母子関係の良好な形成

〔厚生労働省，授乳・離乳の支援ガイド 2019 より〕

3. 離乳について

A　離乳とは

離乳とは，成長に従い母乳やミルクだけではエネルギーやさまざまな栄養素が不足してくるため，それを**補完**するために乳汁から幼児食に移行することをいいます。それは，母乳以外の栄養を摂取・消化できるまでに体が成長してきたとい

WHO では離乳食のことを補完食（Complementary Feeding）という。

うことでもあるのです。

赤ちゃんの成長から見てみます。

〈胎内〉

羊水を飲んでいる（液体を飲む力がある，排尿もする）。

甘味など生きるために必要な物質への嗜好はすでに存在する。

母親の食べたものを通して，誕生後も続く嗜好性がつくられはじめている。

〈出生後〉

生きる（生き延びる）ために必要な行動ができるための原始反射がある。

原始反射のひとつ哺乳反射として「探索・捕捉・吸啜（きゅうてつ）・嚥下」がある。

羊水・母親のにおいを手がかりに探索反射で口に近づいたものを探す。

口に乳首が当たると捕捉反射でくわえ，吸啜反射で母乳を吸い，嚥下する（母体も児の吸啜刺激などによって**母乳分泌**が促される）。

押し出し反射があり，固形物は舌で挺出し，窒息を防ぐ（消化もできない）。

〈生後 3 ～ 4 か月〉

原始反射が弱まり，自分の意志による随意運動にとって代わられはじめる。

見る・距離を測る・手を動かす・掴（つか）む，という連携運動ができるようになる。

自分のこぶしや指，おもちゃなどを吸う・舐（な）めるようになる。

〈生後 5 ～ 6 か月〉

押し出し反射が弱まり，随意運動として離乳食の嚥下・舐めるようになる。

母乳は吸わなくても，子を思うだけでほとばしり出てくる場合もある。

離乳期に入るということは，赤ちゃんが自力で生きることができる段階に少し進んだということです。今でこそ優れたミルクがありますが，母乳しか飲めないということは，生存基盤が脆弱だということです。生きるためにさまざまなものから栄養をとる手段が増えたということは親にとって嬉しい成長なのです。ただし，母乳やミルクを飲んでいた時期以上に赤ちゃんに個性が出てくる時期なので無理をしてはいけません。単に栄養を与えるだけではなく，好ましい生活習慣やリズム，家族で食卓を囲むというような温かい家族関係ができるように留意します。人間関係も母子（授乳者）中心から家族などに広がります。

B　離乳開始（図 3.1）

現在，離乳食の開始時期は生後 4 ～ 6 か月頃が標準とされています。前述のように WHO は 5 か月までは母乳のみで育て，6 か月から母乳で摂取する栄養を補完するための離乳食開始を推奨しています。特別な事情がない場合は，離乳食を開始する生後 4 ～ 6 か月までは母乳以外の一切の飲み物や食べ物（白湯や果汁を含める）を与えないことが推奨されています。日本では 2007 年の授乳・離乳支援ガイド改定までは生後 2 ～ 4 か月頃に果汁を与えることが推奨されていましたが，**2001 年に WHO** などが生後 6 か月まで母乳以外の食物を与えないことを推奨したことや，アメリカ小児学会が果汁を与えることによりミルクや母乳を飲む量が減り，栄養障害や発育障害につながる恐れがあると報告したことから推奨されなくなりました。

WHO ジュネーブ会議 2001 年において，1990 年に生後 4 ～ 6 か月としていた開始時期を 6 か月とした。

2019 年の授乳・離乳ガイドでは，食物アレルギーの原因食品の摂取を遅らせるとアレルギーが発症しやすくなる可能性があるとされました。アレルギーの多い食べ物については与えはじめる時期が以前より早いほうがよいということになったのです。生後 4 ～ 6 か月まで母乳のみで，離乳は 5 ～ 6 か月で開始することが推奨されていますが，特に卵については，**卵アレルギー予防**のため，これまでより早く，つぶし粥になれた段階 5 ～ 6 か月で**加熱卵黄**を与えはじめることが推奨されました。ただし，すでにアトピー性皮膚炎がある場合はアレルギー専門医に相談しましょう。

8.2.7 節「食物アレルギー診断」（p.180）を参照。

たんぱく質は熱変性するので，加熱の有無でアレルギー反応性は変化する。多くの食品で加熱したほうがアレルギーを起こしにくいが，その逆もある。

離乳食が開始できるかどうかにとても重要なのは，新生児期に備わっていて生後 5 ～ 6 か月頃に消失するといわれる押し出し反射です。押し出し反射という無意識の行動（反射）により，生後数か月間までの赤ちゃんは，舌に固形物が接触した場合は，それを押し出そうとします。この反射は窒息を防いでくれる重要な反射ですが，そのかわり液体以外の食事は不可能です。発達とともにこの反射がなくなり，舌先についた食べ物を口の奥にとり込むようになることが離乳食開始には不可欠です。そして，この時期になれば，特別な準備をしていなくても，自然とスプーンを受け入れ，食べ物がとれるようになります。

体の発達では首がすわり，5 秒以上座れるようになっていることも目安です。姿勢を安定させるためにクッションなどでフラフラしないようにすることと，足が足置き台に乗っていることも大切です。体の傾きはまっすぐにして，食べさせる人と視線が合う状態にします。食べさせるときは，大人の口のなかには**虫歯菌**がいるため，スプーンや箸は共用してはいけません。

虫歯は感染症である。口のなかには多くの細菌が常在し，有害菌などの侵入を防ぐ防御機能を担っているが，なかには齲歯（虫歯）や歯周病を起こす菌もいる。

C　離乳の進め方

離乳の進行および乳児が離乳食からとるべき栄養とその量の目安を厚生労働省が示しています（**図 3.2**）。成長にしたがって，より多くの栄養をとるという観

月齢	身体発達	口腔・歯	摂食機能	食べられるもの	形態
0 3～4 4～5 5～6	誕生 原始反射 「見る・手を動かす・距離感を測る・つかむ」を連携 押し出し反射　弱まる 押し出し反射消失	口腔空間が大きくなる	探索・捕捉・吸啜反射 嚥下反射 (必要ならビタミンK) 舐（な）める 自分の拳・おもちゃ 食べ物に興味を示す	乳汁 離乳開始まで母乳・調製粉乳以外は一切与えない	液体
6	離乳可能・離乳開始 随意運動としての嚥下 首がすわる 5秒以上座っていられる 乳歯が生えたら歯磨き習慣 歯ブラシに慣れさせる 嫌がるまではしない 日照・ビタミンD不足に注意	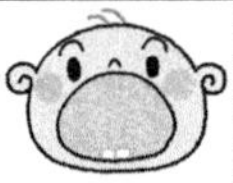 下前歯2本 (6か月)	離乳初期 5～6か月 自分の意志で飲む ごっくん	まずは粥（かゆ）から (離)1回・(乳)欲しがるだけ じゃがいも，野菜 加熱卵黄 アレルギー予防のために早めに与える 新しい食材は1品目少しずつ	流動食 食べ物の舌触り，調味料を使用しない食材の味に慣れる やわらかく煮てつぶしたポタージュ状 塩や調味料を使用しない（加塩されているので市販のだしの素を用いない）
			離乳2か月目	(離)2回・(乳)3回 豆腐，白身魚，果物 じゃがいも	舌でつぶせる 豆腐状
10	鉄，亜鉛欠乏に注意	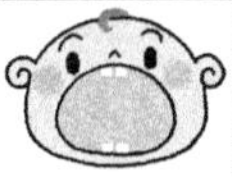 上前歯2本 (4本(10か月))	離乳中期 7～8か月	(離)3回・(乳)欲しがるだけ 野菜，果物，穀類，魚類，肉類など多彩に アレルギーを起こしやすい食品の導入は平日午前中に少量ずつ慎重に	
			離乳後期 9～11か月	(離)3回・(乳)欲しがるだけ 鉄分（早産の場合，特に注意）亜鉛に留意 レバー，赤身魚・肉 牛乳には鉄は非常に少ないので料理にも育児用ミルクを用いるほうがよい	歯茎でつぶせる やわらかめの肉団子状
1歳 1.5歳	離乳の完了 12～18か月 食事を家族とともにする スプーン 12～18か月：上握り 18～24か月：下握り フォークも持てる	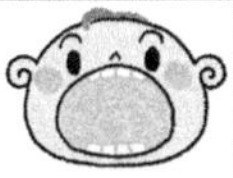 乳側切歯計 8本（1歳） 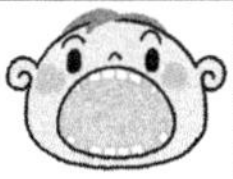 第1臼歯（1.5歳）計12本	離乳の完了 手づかみ食べ コップ飲み ごくごく連続飲み 補食1日2回 おやつではなく小さめの食事，お菓子にしない	食事を5回にする 3回の食事と 2回の補食 栄養の大部分を乳以外から 奥歯がないので硬いものはまだ食べられない	歯で噛みつぶし噛み切れる やわらかいが形を保つ程度 フォローアップミルクに変えるのを急ぎすぎない 牛乳よりフォローアップミルクが適切 健康的な幼児食への移行
2歳	スプーン鉛筆握り	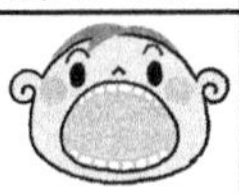 乳犬歯 計16本 (2歳)			大人と同じようなものが食べられる 健康的な食習慣の形成のため 栄養バランス 規則正しい食事時間 減塩　を大切に
2.5歳	箸（はし）に興味をもつ子どももいる	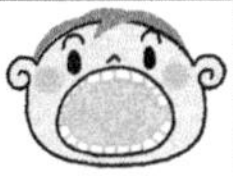 第2乳臼歯： 乳歯20本 そろう（2.5歳）			
3～5歳	箸				3歳頃の食習慣は一生続く

図3.1　子どもが食べ物を食べられるようになるまで

	離乳の開始 → 離乳の完了			
	以下に示す事項は，あくまでも目安であり，子どもの食欲や成長・発達の状況に応じて調整する。			
	離乳初期 生後5～6か月頃	離乳中期 生後7～8か月頃	離乳後期 生後9～11か月頃	離乳完了期 生後12～18か月頃
食べ方の目安量	○子どもの様子をみながら1日1回1さじずつ始める。 ○母乳や育児用ミルクは飲みたいだけ与える。	○1日2回食で食事のリズムをつけていく。 ○いろいろな味や舌ざわりを楽しめるように食品の種類を増やしていく。	○食事リズムを大切に。1日3回食に進めていく。 ○共食を通じて食の楽しい体験を積み重ねる。	○1日3回の食事リズムを大切に，生活リズムを整える。 ○手づかみ食べにより，自分で食べる楽しみを増やす。
調理形態	なめらかにすりつぶした状態	舌でつぶせる固さ	歯ぐきでつぶせる固さ	歯ぐきで噛める固さ
1回当たりの目安量				
I 穀類（g）	つぶしがゆから始める。 すりつぶした野菜等も試してみる。 慣れてきたら，つぶした豆腐・白身魚・卵黄等を試してみる。	全がゆ 50～80	全がゆ 90～軟飯80	軟飯80～ ご飯80
II 野菜・果物（g）		20～30	30～40	40～50
III 魚（g）		10～15	15	15～20
又は肉（g）		10～15	15	15～20
又は豆腐（g）		30～40	45	50～55
又は卵（g）		卵黄1～ 全卵1/3	全卵1/2	全卵1/2～ 2/3
又は乳製品（g）		50～70	80	100
歯の萌出の目安		乳歯が生え始める。	1歳前後で前歯が8本生えそろう。	離乳完了期の後半頃に奥歯（第一乳臼歯）が生え始める。
摂食機能の目安	口を閉じて取り込みや飲み込みが出来るようになる。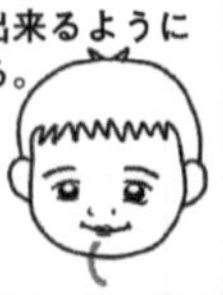	舌と上あごで潰していくことが出来るようになる。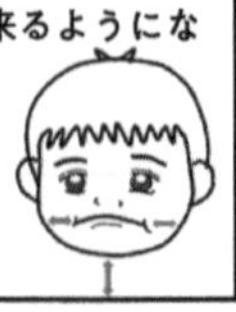	歯ぐきで潰すことが出来るようになる。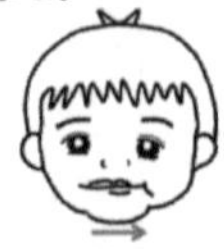	歯を使うようになる。

※衛生面に十分に配慮して食べやすく調理したものを与える

図 3.2　離乳の進め方の目安〔厚生労働省，授乳・離乳の支援ガイド 2019 より〕

単位重量当たりのエネルギー量。母乳は100 g あたり65 kcal なので，離乳食全体でそれ以上になるようにする。

点からも離乳食の**エネルギー密度**は母乳を上回るようにします。ただし，離乳の進み方は個人差が大きいことをこころしておかなければなりません。また，離乳

「手づかみ食べ」や「遊び食べ」は大きな一歩・成長の証し

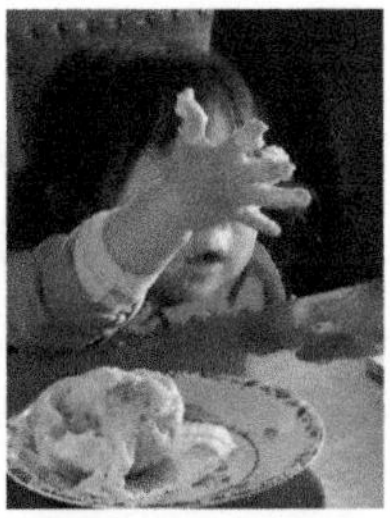

触った

それまでの動きは**反射**だったが，
→自分の意志による随意運動ができるようになった
見る・距離感・腕・手指・力の入れ方→連携運動
好奇心と意欲の表れ
食べようとすることは生きようとしていること
指先はセンシティブ（センサーの集中）
感触：触感・温度，（嗅覚：におい，視覚：色）

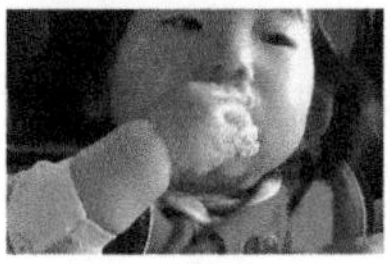

恐る恐る舐めてみる

ほどよい大きさで握りやすい
握っただけではバラバラにならず，つぶれない
噛み切りやすく，もぐもぐしやすい
白雪姫のりんごにならないように（咽頭残留）
自分の手にしたものの素材の味がいろいろである
硬さや味に変化があるのがわかる

図 3.3　手づかみ食べと遊び食べ

赤ちゃんが自分の意志で動くようになるまでの数か月は生きるための原始反射という大脳を介さない反射がある。大きく分類すると，栄養をとるための哺乳反射や押し出し反射と，母親につかまるためのモロー反射などである。

外からの情報を皮膚では触感や温感などで受け止める。指先には触感のための４つの感覚受容器がある。

食を食べることは，子どもにとってはむしろ**新しいものへの探求心**や意欲の発達の表れです。その意味で手づかみ食べはとても重要です（**図 3.3**）。そのときは感触も試し，全感覚を総動員して注意を集中させて，指先だけではなく全身全力で食べていると考えられます。

H. Harlow（ハーロウ）の実験では，サルの赤ちゃんは母親がそばにいると安心して探索をはじめたという。

1 離乳初期（生後５～６か月）

離乳開始後の約１か月は，食べ物の舌触りや調味料を使用しない食べ物の味そのものに慣れるのを主目的とし１日１回とし，離乳食の後に母乳あるいは育児用ミルクで不足分を補います。やわらかく煮てつぶし，硬さはポタージュくらいにします。食べることを強制して赤ちゃんにストレスにならないようにすることも大切です。離乳食開始から１か月を過ぎた頃から，離乳食は舌でつぶせる程度の硬さのものを１日２回とし，育児用ミルクは１日３回程度に回数を減らします。

離乳の開始には，アレルギーの心配が少ない粥（かゆ）が一般的に使われています。その後も新しい食材は１品目ずつ，少しずつとし，乳児の様子を見ながら，卵黄，じゃがいも，野菜，果物と増やしていきます。そしてさらに慣れてきたら，豆腐，白身魚などと増やしていきます。特に卵については，これまでは早すぎないこととされていましたが，**卵アレルギー発症予防**のため５～６か月で加熱卵黄を与えることを推奨するとし，これまでとは変更されました。

「2019 年 授乳・離乳支援ガイド」で特筆された。

2 離乳中期（生後７～８か月）

次に，野菜，果物，穀類，魚類，肉類などの多岐にわたる食材を食べさせていきます。食物アレルギーの発症数が多く，重篤度が高い小麦，そば，卵，牛乳，落花生の導入については，異常が疑われた場合に病院を受診できるように，なるべく平日の午前中に少量ずつ慎重に行います。

3 離乳後期（生後 9 ～ 11 か月）

乳児期後期になると離乳食が 1 日 3 回になり，歯茎でつぶせる程度の硬さにして，母乳や育児用ミルクは子どもが欲しがるときに欲しがるだけ与えます。

母乳やミルクだけでは鉄や亜鉛が不足しやすいので，生後 9 か月以降は赤みの魚や肉，レバーをとり入れ，調理にも牛乳・乳製品の代わりに鉄が強化されている育児用ミルクを用いるなど工夫します。

4 離乳完了期（生後 12 ～ 18 か月）

離乳の完了は生後 12 ～ 18 か月頃です。形のある食べ物を噛みつぶすことができ，歯で噛み切れる硬さのものが食べられるようになります。栄養の大部分を母乳やミルク以外からとれるようになっています。ただし，消化管の発達が十分ではなく一度に多くは食べられないため，3 回の食事と 2 回の間食に分けるのがよいでしょう。なお，離乳が完了する頃でも**奥歯**はまだ生えていないので，大人と同じような食べ物は食べられません。

乳歯がそろうのは 2 歳以降頃で，永久歯の第一大臼歯は 6 ～ 7 歳。

母乳やミルクの摂取量は離乳食が増加するとともに自然と減っていきます。保護者が意図的に量を減らす，あるいは食事を十分に食べているにもかかわらず母乳やミルクを飲ませようとする必要はありません。食べる量が増え，子どもが自然と母乳を欲しがらなくなる時期にやめればよいのです。多くの乳児は離乳食完了時期に母乳をやめます。WHO は**生後 2 歳**までは母乳を続けてよいとしています。ただし，乳歯が増えてきて，離乳が進んだ 1 歳以降も，寝かしつけのためにミルクや母乳を与えることは虫歯の危険もあり好ましくありません。

授乳していると月経が再来しにくく，次の妊娠をしにくいため，特に途上国では母体の回復や家族計画のためにも有効と考えられている。

5 幼児食への導入

離乳期に多彩な食材をバランスよく経験することが幼児食のスムーズな導入につながります。そして，幼児期の食習慣はその後の食習慣形成に大きな影響を与え，それは成人期や高齢期にまで影響します。成長期の食経験の豊かさは**味覚**の発達に寄与するという研究もあります。離乳食は，乳から大人の食へのワンポイントリリーフではなく，その人の人生の食の核となる大切な経験なのです。

味（の一部）は舌などの味蕾（みらい）のなかの味覚受容体などで認知するが，年齢（成長）や食経験により数が増えるとされる。

一方で，家族形態の変化により，手間がかかり準備が難しいという家庭も増えています。そしてそれを反映するように，ベビーフードの使用量は著しく増加傾向にあり，「よく使用した」「時々使用した」家庭は 76%（2005 年）となっています。育児の負担軽減につながる面はありますが，そればかりでは食の多様性が心配です。離乳食は特別なものではなく，他の家族が食べるものを調味料使用前にとり分けることで準備できます。そのほうが市販の過加熱されたものより素材の味がよくわかります。現在の日本では，通常の料理方法で加熱に留意すれば不衛生の心配をする必要はありません。水道水も安全です。

4. 代謝異常

A　代謝異常とは

「代謝」とは体のなかで起こる化学反応のことで，「異化」と「同化」があります。「ダイエットのために代謝を上げる」などという言葉は「異化」，つまり多分子の有機物（食べ物や体脂肪など）をより単純な物質に分解してエネルギーを産生する代謝をさします。一方で，エネルギーを消費して単純な物質から筋肉や脂肪などの複雑な物質をつくり出す代謝もあり，これは「同化」と呼びます。

体内では多くの反応が次々と連続して行われ，必要な物質をつくり出しています。何らかの原因でそのいずれかのステップで反応がうまく進まないと，そこで代謝が止まってしまい，そのステップ以降に産生される代謝産物が欠乏し，そのステップ以前に産生される代謝産物が蓄積されてしまいます。そうすると，いろいろな症状が出てきます。それを代謝異常症といいます。生まれつきさまざまな理由で症状の出る代謝異常症は数百種類もあり，個々の病気は数万から数十万人に一人と大変まれで，それらを総称して先天代謝異常症と呼びます。

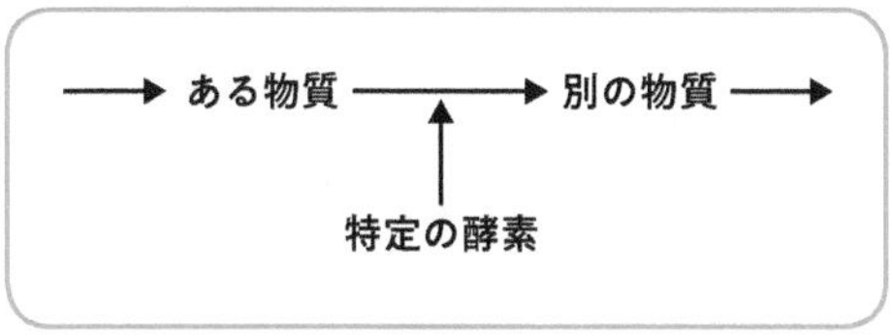

最も多い代謝異常は糖尿病です。そのうち子どもに多い１型糖尿病では，膵臓（すいぞう）のインスリンを産生する細胞が破壊されることによりインスリンが不足し，糖の代謝が**阻害**されます。ここでは，糖尿病，および代表的な先天代謝異常症について，主に栄養管理を中心に述べていきます。

> 邪魔をすること。

B　糖尿病

1 糖尿病とは

食べ物を食べ，消化吸収されると血液中のグルコース濃度（**血糖**値）が上がります。すると，膵臓の β（ベータ）細胞がすぐにインスリンを分泌し，体のさまざまな臓器が血液中にある糖（グルコース）をとり込み，エネルギーとして利用したり，脂肪や糖（グリコーゲン）につくりかえて貯蔵したりします。血液中のグルコースが臓器にとり込まれると，血糖値は速やかに元の値に戻ります。しかし，何らかの理由で血糖値が上がっても，分泌されるインスリンの量が少なかったり，分泌されてもインスリンへの体の反応が悪かったりする（インスリン抵抗性）と，血糖値は高いままとなります。このように血糖値がある一定の値より高い状態が続くものを糖尿病といいます。重度の糖尿病ではインスリンを注射で補充する必要があります。

> 血糖とは血液中のブドウ糖（グルコース）のこと。血糖値は人体の恒常性により多少上下するものの一定濃度に保たれている。

日本において糖尿病が強く疑われるもの，予備軍ともに12%で，計約2,000万人。世界的にも爆発的に増加しており，患者数は成人の9%で4億3千万人，予備軍は8%で3億8千万人。9章（p.229）を参照。

糖尿病は日本人の約12%に発症が強く疑われるほど頻度が高い疾患です。15歳未満で発症した糖尿病を小児糖尿病と呼び，10万人に5～10人ほどです。糖尿病には1型糖尿病と2型糖尿病があり，発症機序がまったく異なります。以前は小児糖尿病のほとんどは1型糖尿病で，現在も小学生では1型糖尿病のほうが多いです。しかし，食生活の変化や小児肥満の増加に伴い，今では中学生以降は2型糖尿病が多くなっています。成人の糖尿病はほとんどが2型糖尿病です。

2 1型糖尿病

免疫機序の異常などにより，膵臓からインスリンを分泌できなくなる病気です。治療はインスリンの補充（注射）です。注射するインスリンの量が少なすぎると高血糖となります。一方で注射するインスリンの量が多すぎると血糖値が低くなりすぎ（低血糖），意識障害など重篤な状態になり，転倒などの重大な二次的事故にもつながります。このため，食事量とインスリン補充量のバランスをとり続けることが非常に重要となります。

1型糖尿病の人に食事制限は特に必要ありません。しかし注射するインスリンの量は食事量により変えなければならないため，食事中の糖質量の計算（カーボカウント）を行います。注射量は活動量によっても変えます。たとえば，体育や部活動などで体を動かすと，糖を消費し，血糖値が下がるため，その前のインスリンの量は少なくしておく，あるいは補食（おやつ）を食べておき，血糖値が下がりすぎない（低血糖を予防）ようにします。発熱など負荷がかかっているときも使用するインスリン量を減らします。また，予期しない低血糖発作が起きたときのために，必ず**ブドウ糖**と糖尿病IDカードを携行し，**グルカゴン注射**を準備しておきます。急激に血糖値が低下したときに，自分でブドウ糖を飲んだり，グルカゴン注射をすることができないことがあります。家族やまわりの人には，代わりに処置をしてもらわなければならない場合があることを知っておいてもらい，十分に理解してもらうことが必要です。

グルコースのこと。必ずポケットなどに入れ身につけておくこと。グルコースは単糖類なので代謝が早く，血糖値を早く上げる。ない場合は砂糖（ショ糖：二糖類）で代用するが，ブドウ糖より血糖値が上がるのに時間がかかる。

グルカゴンは膵臓でつくられるホルモンで強力に血糖値を上げる。カーボンカウントが正確ではなくインスリンが多すぎて血糖値が下がりすぎた場合などに注射をする。

3 2型糖尿病

糖質摂取過多や肥満，運動不足など好ましくない生活習慣により，インスリンの分泌量が減ったり，あるいはインスリンへの体の反応が悪くなったり（インスリン抵抗性）することで発症します。遺伝的な体質（親族が糖尿病）も大きく影響し，東アジアの人は肥満度が大きくなくてもなりやすい病気です。世界的に患者数が爆発的に増加しており，いまや先進地域のぜいたく病ではありません。初期に自覚症状はなく，気づいたときにはかなり症状が進んでいます。治療は食事制限（エネルギー摂取量を減らす）や運動療法で肥満を解消し，血糖値を正常域に保ちます。病気を十分にコントロールできなければ動脈硬化，腎臓障害，神経障害，網膜症などの合併症が起こります。重症化すると透析，失明，足の壊疽・切断など深刻な状態になり，QOLを著しく下げます。代謝異常なので全身に影響し，全身の血管を傷めます。**基礎疾患**として深刻な病気にもなりやすくなります。

軽症の耐糖能異常であっても累積死亡率は健常者の２倍以上である。

C　先天代謝異常

1 新生児マススクリーニング

先天代謝異常症の種類はとても多く，その多くは，生まれたときは無症状なのに，症状が見られはじめたとたんに重症になり，早期に治療を行わないと命にかかわることがあります。このため，日本では1977年からは赤ちゃん全員に生まれるとすぐ「新生児マススクリーニング（NBS）」を実施し，これまでに18,000人以上の赤ちゃんの**障害発症を予防**したという優れた効果を上げています。1960年頃からは６疾患について調べるガスリーテストが行われてきました。その後，より多くの疾患の検出ができるタンデムマス法が開発され，2014年からは20疾患（アミノ酸代謝異常，有機酸代謝異常，脂肪酸代謝異常）の検査を行っています。

踵（かかと）を小さく穿刺し，血液を濾（ろ）紙に浸み出させる方法で採血し分析する。赤ちゃんの負担にはならない。

これから起こることを未然に防ぐのでありがたみが湧きにくいが，タンデムマス法の対象の数十の代謝異常症はそれぞれを合計すると１万人にひとりくらいの発症がある。1年に100万人くらいの赤ちゃんが誕生しているので，合計すると全国で100人近くの赤ちゃんを救うことになる。

2 食事療法などの治療

先天代謝異常症の治療は食事療法が中心で，基本的には障害のある代謝のステップにかかわる食べ物を制限します。そして，その制限によって全身の栄養が不足しないようにさまざまな栄養素を確保できるように調整します。このほか，薬物療法，酵素補充療法があります（**表3.7**）。ここでは主なものについて述べます。

まず，代謝が障害されることにより中毒性の中間代謝物質が溜まる病気では，特定物質の摂取を避けます。

たんぱく質の異化により産生される代謝産物が蓄積するものでは，障害されている特定のアミノ酸の摂取を減らす，あるいはたんぱく質の摂取を制限し，エネルギーなどが不足しないように糖質や脂質を増やします。これらの病気のためにたんぱく質を除去したミルクや，問題となるアミノ酸を除去した特殊ミルクも開発されており，乳児期や幼児期を中心に用いられます。同様に，糖質の異化により産生される代謝産物が蓄積する代謝異常症では問題となる特定の糖の摂取を制限します。

代謝障害にはエネルギー産生がうまくいかなくなるものがあり，ガラクトース血症，フラクトース不耐症，脂肪酸代謝異常，グリコーゲンの代謝異常である糖原病，糖新生欠損症などがあります。そういう病気では，食事の間隔が空いたり，発熱などでエネルギー消費が増えたりした場合などにグルコースが不足し，低血糖に陥ります。それを防ぐためにこまめな食事でグルコースの原料となる**でんぷん類**，**マルトース**（麦芽糖），グルコースそのものをとります。

でんぷんはグルコースが多数重合したもので植物体内にある。ちなみに動物体内にあるグルコース重合体はグリコーゲンという。

マルトースはグルコースが２個結合したもの。水飴（みずあめ）の主原料。

代謝ではさまざまな反応を特定の酵素が進めています。それらの酵素が不足す

表 3.7　主な先天代謝異常症の主な食事療法

	病気	主な食事療法
アミノ酸代謝異常症	フェニルケトン尿症	フェニルアラニン摂取の制限
	メープルシロップ尿症	分岐鎖アミノ酸摂取の制限
	ホモシスチン尿症	低メチオニン・高シスチン食
糖代謝異常症	ガラクトース血症	乳糖除去食
		ガラクトース制限，果糖制限
	フェニルケトン尿症（再掲）	フェニルアラニン（低エネルギー甘味料のアスパルテームにも含まれている）の摂取量を制限
	フラクトース不耐症	**フラクトース**，**スクロース**およびこれらを多く含む果物・果汁や甘味の摂取量を制限
	糖原病 1 型	乳糖・ショ糖，脂質を制限し，糖質はブドウ糖（でんぷん，麦芽糖，ブドウ糖）を中心とする。低血糖予防のために頻回食（**未調理コーンスターチ**などを摂取）
	糖原病 2 型	マイオザイムによる酵素補充療法
尿素回路異常症		厳しいたんぱく質制限食
有機酸代謝異常症	プロピオン酸血症，メチルマロン酸血症	バリン，イソロイシン，メチオニン，トレオニン（アミノ酸）の摂取を制限
脂肪酸代謝異常症	極長鎖アシル CoA 脱水素酵素欠損症	長鎖脂肪酸摂取の制限（中鎖脂肪酸を多く摂取），低血糖予防のために頻回食（生コーンスターチなどを摂取）
ヌクレオチド代謝異常症	アデニンホスホリボシルトランスフェラーゼ欠損症（プリン代謝異常症の一種）	プリン体摂取制限食
	ウリジンーリン酸合成酵素欠損症（ピリミジン代謝異常症の一種）	ウリジンの経口補充
金属代謝異常症	Wilson 病	銅の摂取を制限する，**銅**が多く含まれる牡蠣，レバーなどを制限

〔「特殊ミルクの適応症と食事療法ガイドライン～先天性代謝異常症から内分泌，腎，消化器，神経疾患まで～」から抜粋〕

フラクトース：ガラクトースとグルコースが結合した二糖類なので，分解されてガラクトースを生じる。

スクロース：ショ糖，砂糖のこと。フラクトースとグルコースが結合した二糖類なので，分解されてフラクトースを生じる。

調理していない未調理コーンスターチは消化に時間がかかり，長時間血糖値を上げ続ける。未調理とは加水・加熱をしていないということ。

銅が多く含まれる食品は少ない。内臓を食べるものに多い。レバー，フォアグラ，ほたるいか，おきあみ，しゃこなど。

酵素はたんぱく質で，それだけでは反応せず，反応するために特定の物質を必要とするものがある。酵素反応を発現させる物質を補酵素という。

ることで症状が出ている場合，その酵素を投与することで障害されている代謝機能が回り出すことがあります。また，糖原病，ムコ多糖症，フェニルケトン尿症では，不足している酵素や酵素反応を補助する**補酵素**を注射あるいは経口投与することで，病気をコントロールできることがあります。ビタミン B 群やビオチン，カルニチン，ビオプテリンなどの補酵素の投与が効果的な病気もあります。

先天代謝異常症の食事療法については，『特殊ミルクの適応症と食事療法ガイドライン～先天性代謝異常症から内分泌，腎，消化器，神経疾患まで～』にまとめられています。個々の病気により対応は異なりますが，いずれにしても乳幼児期には神経機能が急速に発達するため代謝異常の影響が大きく，特に厳格な食事療法が必要となります。また，体格の変化に応じた糖質・たんぱく質・エネルギー量の調節，離乳食から幼児食へ形態の変化も総合的に判断して食事療法をこまめに調節する必要があります。このため，栄養士の指導のもと栄養管理を行うことが望ましいです。特殊ミルクは味にくせがあり，飲みにくい場合があるので，子どもだけではなく母親にも粘り強い支援が必要です。

2 幼児期の心身の発達と食生活

1. 幼児期の特徴

1歳から6歳未満を幼児といいます。1～5歳の時期は心身ともに急速に**成長**する時期であることに加え，生涯にわたる食生活習慣が培われはじめる大切な時期です。食べられる物が徐々に増えていくので，いろいろな味や香り，そして舌触りを経験させましょう。成長に必要な栄養を得ると同時に，子どもが自分で空腹や満腹を感知して食べる量を調節できる能力を育てること，そしてバランスのよい食事を適切な時間に食べるという食習慣を育てることも大切です。また，**塩味**などの不要な嗜好を植えつけないことも重要です。「三つ子の魂百まで」というとおり，よい生活習慣を身につければ一生の宝になります。いつか親元を巣立ってからも健康に人生をまっとうする力を育てておくのはなによりの贈り物です。

心身の成長が著しいのは乳幼児期と思春期である。

9.2節「沖縄の健康長寿と26ショック」（p. 220）を参照。

2. 幼児に必要な栄養

食事摂取基準ではライフステージを「乳児・小児」と区分しており，乳児は月齢により0～5か月，6～8か月，9～11か月の3区分，1歳以降は1～2，3～5歳と2～3歳ごとに摂取基準が定められています。ここで幼児の食事摂取基準と実際の摂取量（1～6歳）を**表3.8**に示します。男女別となっているのは，参照体位（身長および体重）が**10～11歳以外のいずれの時期**も男児のほうが大きいので推奨量に差があるからです。幼児では，エネルギー，たんぱく質，鉄，カルシウムの必要量を体重当たりに換算すると成人の約2～3倍となります。食品群では野菜，魚，乳製品，果物が不足しやすく，栄養素ではビタミンD，カルシウム，鉄が不足しやすく，飽和脂肪酸，砂糖，塩分は過多になりやすいです。これは，米や小麦などの**穀類の摂取**が減り，動物性食品の摂取が増加しているという食生活の変化を反映しています。幼児期の食習慣は成長後の食嗜好にも影響し，将来の生活習慣病などの健康問題に影響を与えている可能性を示唆する報告も多く，この時期に適切な食習慣を形成することは特に大切です。成人の肥満が多い欧米では小児期の肥満も問題となっています。

10～11歳のとき，身長，体重ともに女児が大きい。8～9歳では身長のみ同値。

なお，幼児はまだ胃が小さいため，一度に多くの食事量をとることが難しく，1日の食事の10～20%を1～2回の間食（補食，おやつ）からとることが勧められています。間食は3回の食事では摂取しきれない栄養を補うためで，少なめの食事です。お菓子ではなく食事と同様の食材を用います。砂糖や油の使用量

WHOは炭水化物（糖質）の推奨摂取量策定中。糖質や食物繊維摂取量は，全死因死亡率，心血管関連死亡率，冠動脈疾患発症率，脳卒中発症・死亡率，2型糖尿病発症率，大腸がん発症率に影響し，心血管疾患，2型糖尿病，大腸がん，乳がん予防効果が認められたとする大規模研究が行われた。

表 3.8−1　幼児期の栄養（食事摂取基準と，1 ～ 6 歳（男児）実際の摂取量）

〈男児〉

			単位	1 ～ 2 歳	3 ～ 5 歳	1 ～ 6 歳摂取量
推定エネルギー必要量			kcal/ 日	950	1,300	1,262
栄養素			単位	推奨量（目安量）	推奨量（目安量）	摂取量中央値
たんぱく質			g/ 日	20	25	44.3
			%エネルギー	13 ～ 20*	13 ～ 20*	14.0
脂質		脂　質	%エネルギー	20 ～ 30*	20 ～ 30*	27.8
		飽和脂肪酸	%エネルギー	-	10 以下 *	-
		n−6 系脂肪酸	g/ 日	(4)	(6)	5.59
		n−3 系脂肪酸	g/ 日	(0.7)	(1.1)	1.02
炭水化物		炭水化物（糖質）	%エネルギー	50 ～ 65*	50 ～ 65*	57.6
		食物繊維	g/ 日	-	8 以上 *	8.1
ビタミン	脂溶性	ビタミン A（レチノール活性当量）	μgRAE/ 日	400	450	325
		ビタミン D	μg/ 日	(3.0)	(3.5)	2.1
		ビタミン E	mg/ 日	(3.0)	(4.0)	4.0
		ビタミン K	μg/ 日	(50)	(60)	100
	水溶性	ビタミン B_1	mg/ 日	0.5	0.7	0.55
		ビタミン B_2	mg/ 日	0.6	0.8	0.75
		ナイアシン	mgNE/ 日	6	8	7.2
		ビタミン B_6	mg/ 日	0.5	0.6	0.68
		ビタミン B_{12}	μg/ 日	0.9	1.1	2.4
		葉酸	μg/ 日	90	110	142
		パントテン酸	mg/ 日	(3)	(4)	3.88
		ビオチン	μg/ 日	(20)	(20)	-
		ビタミン C	mg/ 日	40	50	44
ミネラル	多量	食塩相当量	g/ 日	3.0 未満*	3.5 未満	5.1
		カリウム	mg/ 日	(900)	(1,000)	1,428
		カルシウム	mg/ 日	450	600	393
		マグネシウム	mg/ 日	70	100	143
		リン	mg/ 日	(500)	(700)	667
	微量	鉄	mg/ 日	4.5	5.5	4.2
		亜鉛	mg/ 日	3	4	5.3
		銅	mg/ 日	0.3	0.4	0.68
		マンガン	mg/ 日	(1.5)	(1.5)	-
		ヨウ素	μg/ 日	50	60	-
		セレン	μg/ 日	10	15	-
		クロム	μg/ 日	-	-	-
		モリブデン	μg/ 日	10	10	-

＊：目標量，-：不明

〔摂取基準は日本人の食事摂取基準（2020 年版），摂取量は 2016 年（H28）国民健康・栄養調査報告書より〕

を少なくすると同時に塩分も多くならないように注意します。

幼児の食事量は日々のばらつきが大きく，摂取量の評価も難しいことから，エネルギー摂取量の過不足の評価は，この食事摂取基準を満たしているかではなく，体格，つまり身長，体重，そして身長と体重から計算される BMI がそれぞれ正常範囲（3%から 97%の子どもが入る範囲）に含まれていることを目安とします。また，成長が成長曲線（**図 3.4**）に沿っているか，つまりは成長率も重要で，成長率は ± 2%であることが望ましいとされます。特に 1 ～ 5 歳は低身長や肥満が

表 3.8-2　幼児期の栄養（食事摂取基準と，1 ～ 6 歳（女児）実際の摂取量）

〈女児〉

			単位	1 ～ 2 歳	3 ～ 5 歳	1 ～ 6 歳摂取量
推定エネルギー必要量			kcal/ 日	900	1,250	1,239
栄養素			単位	推奨量（目安量）	推奨量（目安量）	摂取量中央値
たんぱく質			g/ 日	20	25	42.6
			%エネルギー	13 ～ 20*	13 ～ 20*	13.8
脂質		脂　質	%エネルギー	20 ～ 30*	20 ～ 30*	27.6
		飽和脂肪酸	%エネルギー	-	10 以下 *	-
		n-6 系脂肪酸	g/ 日	(4)	(6)	5.69
		n-3 系脂肪酸	g/ 日	(0.8)	(1.0)	0.95
炭水化物		炭水化物（糖質）	%エネルギー	50 ～ 65*	50 ～ 65*	57.6
		食物繊維	g/ 日	-	8 以上 *	8.2
ビタミン	脂溶性	ビタミン A（レチノール活性当量）	μgRAE/ 日	350	500	332
		ビタミン D	μg/ 日	(3.5)	(4.0)	2.1
		ビタミン E	mg/ 日	(3.0)	(4.0)	3.6
		ビタミン K	μg/ 日	(60)	(70)	98
	水溶性	ビタミン B_1	mg/ 日	0.5	0.7	0.53
		ビタミン B_2	mg/ 日	0.5	0.8	0.74
		ナイアシン	mgNE/ 日	5	7	6.7
		ビタミン B_6	mg/ 日	0.5	0.6	0.66
		ビタミン B_{12}	μg/ 日	0.9	1.1	2.1
		葉酸	μg/ 日	90	110	145
		パントテン酸	mg/ 日	(4)	(4)	3.75
		ビオチン	μg/ 日	(20)	(20)	-
		ビタミン C	mg/ 日	40	50	43
ミネラル		食塩相当量	g/ 日	3.0 未満*	3.5 未満*	5.0
	多量	カリウム	mg/ 日	(900)	(1,000)	1,414
		カルシウム	mg/ 日	400	550	380
		マグネシウム	mg/ 日	70	100	142
		リン	mg/ 日	(500)	(700)	655
	微量	鉄	mg/ 日	4.5	5.5	4.2
		亜鉛	mg/ 日	3	3	5.2
		銅	mg/ 日	0.3	0.3	0.66
		マンガン	mg/ 日	(1.5)	(1.5)	-
		ヨウ素	μg/ 日	50	60	-
		セレン	μg/ 日	10	10	-
		クロム	μg/ 日	-	-	-
		モリブデン	μg/ 日	10	10	-

＊：目標量，-：不明

〔摂取基準は日本人の食事摂取基準（2020 年版），摂取量は 2016 年（H28）国民健康・栄養調査報告書より〕

はじまりやすい時期であるため，身長が伸び悩んでいないか，そして**カウプ指数**やBMIが高くなりすぎていないかに注意します。幼児期の肥満は学童期，さらには成人後の肥満にもつながりやすく，生活習慣病発症のリスクが高まります。子どもは身長が伸びているので食事指導の効果は出やすいものです。「幼児肥満ガイド」が作成されているので参考にしてください。

カウプ指数は 3 か月から 5 歳までの子どもに用いる。体重(g) ÷ 身長(cm^2) × 10　15 ～ 19　を適正とする。学童にはローレル指数，成人にはBMIを用いる。

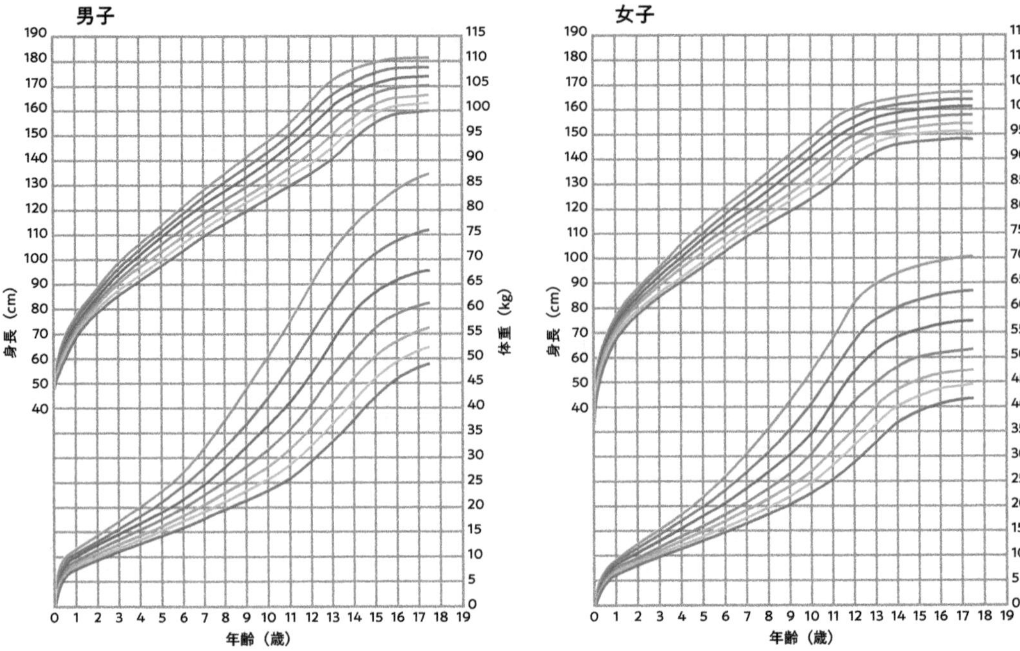

図 3.4　小児の成長曲線

グラフは上から 97，90，75，50，25，10。3 パーセンタイル値。小児とは幼児と学童を含む範囲。
〔小児内分泌学会〕

3．幼児の食行動

A　幼児の身体発育と食行動

離乳をはじめる頃には下の前歯（乳切歯）2 本が生えはじめ，上下の乳切歯 4 本がそろったら前歯で切断することができるようになります。離乳が完了する 1 歳半頃に第一乳臼歯が生え，奥歯で噛みつぶせるようになります。ただ，顎（あご）の発達は未熟であるため，硬い食べ物や弾力のある食べ物はまだ食べにくく感じます。2 歳半から 3 歳頃には第二乳臼歯が生えて上下 10 本ずつの乳歯 20 本が生えそろいます（**表 3.9**）。

これで，奥歯で食べ物をすりつぶせるようになり，食べ物に応じて噛む力や回

表 3.9　歯の生える順（個人差が大きい）

月齢・年齢	生えてくる歯	本数（計）	できること
6 ～ 9 か月頃	下の前歯 2 本（乳中切歯）	2（2）	
10 か月頃	上の前歯 2 本（乳中切歯）	2（4）	噛み切りとる
1 歳頃	前歯の両側（乳側切歯）上下	4（8）	
1 歳半頃	奥歯（第一乳臼歯）上下	4（12）	噛みつぶす
2 歳頃	糸切り歯（乳犬歯）上下	4（16）	
2 歳半～ 3 歳頃	奥の奥歯（第二乳臼歯）上下	4（20）	硬いもの以外何でも

数を調節することが上手になります。このころには成人とほぼ同じ咀嚼運動ができるので，まわりの大人と同じ食事ができるようになります。噛みごたえのある食べ物をとり入れて，よく噛む習慣をつけるようにしましょう。そして，くれぐれも大人と同じ塩分濃度には慣れさせないことが肝要です。大人の塩味に慣れると将来**高血圧**になり，食事改善で苦労することになります。

高血圧は高齢になってなるのではなく，日本人の食塩摂取量では多くの人で生涯少しずつ血圧は上がり続ける。有病者は4,300万人。高血圧の診断基準は欧米などでは130/80 mmHgに変更されたが，日本では診断基準は据え置いたままで降圧目標を130/80 mmHgとして国際標準に合わせた。

スプーン，フォーク，箸をいつごろから上手に使うことができるのかは，子どもの手先の巧緻性に大きく影響され，個人差があります。離乳食完了期の幼児の多くはコップでごくごくと連続して飲むことができ，主に手づかみで食べます。スプーンは12 ～ 18か月は手のひら全体で握りこむ上握りで持ちはじめます。18 ～ 24か月頃には下から握る下握りに変わり，2歳頃には鉛筆のもち方と同じ鉛筆握り（三指持ち）になります（**図3.5**）。下握りでスプーンを持てるようになると，フォークで食べ物を突き刺して食べられるようになります。また，鉛筆握りで食具を持つことができるようになると，箸を握り，食べ物をすくえるようになります。多くの子どもは4歳頃に箸で食べることに興味を持ちはじめ，5歳頃にはほとんどの幼児が箸を使えるようになります（**図3.6**）。

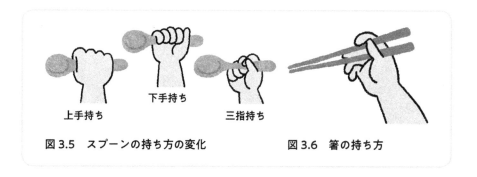

図3.5　スプーンの持ち方の変化

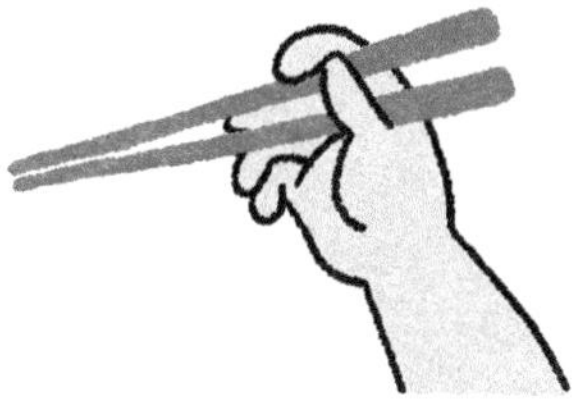
図3.6　箸の持ち方

B　幼児の食習慣の形成，栄養上の問題とその対処

口に入れてもらったものを食べていた乳児期と比べ，幼児期は能動的に食べ物を選び，満腹を感じたら食べるのをやめるなど，いつ何を食べるかの自己管理が少しずつできるようになります。この習慣は生涯続く食習慣の基礎となります。このため幼児期には，朝ごはんからはじまり，1日3回の食事（＋1～2回の間食）を適切な時間帯にとる習慣をつけること，そしてそれぞれの食事ではバランスよくさまざまな食べ物を食べる習慣をつけること，大人と同じものを食べるようになるので**減塩**に注意することが必要です。調味料はほとんど使わず，3歳頃までになるべく多くの食材を素材のままの味で食べることを経験させてあげましょう。そして，親や保育者など，まわりの大人がよいロールモデルとなるように心がけましょう。

6.3節「減塩」（p.146）を参照。

幼児以上の子どもと同居している親に「子どもの食事について，改めて欲しい

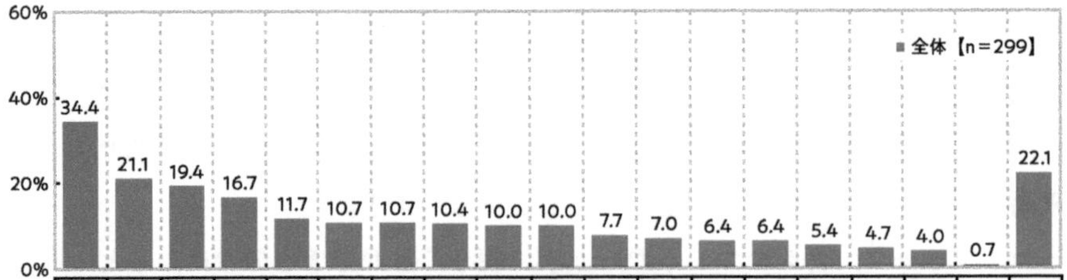

		n	好き嫌いがある・栄養バランスが偏っている	間食が多い	食事時間が不規則	同じものばかり食べる	食べ残してしまう	早食い・よく噛まない	食材の種類が少ない	寝る直前に食事をとる	食べる量が少ない	ジャンクフード（高カロリー・高塩分）が多い	粉食（パンやパスタ、麺類）が多い	食べる量が多い	柔らかいものばかり食べる	濃い味付けのものが多い	外食が多い	弁当や惣菜、宅配の食事が多い	孤食が多い	その他	特になし
全体		299	34.4	21.1	19.4	16.7	11.7	10.7	10.7	10.4	10.0	10.0	7.7	7.0	6.4	6.4	5.4	4.7	4.0	0.7	22.1
子どもの成長区分別	幼児	80	46.3	27.5	5.0	28.8	30.0	17.5	13.8	3.8	13.8	8.8	7.5	3.8	8.8	2.5	-	-	-	1.3	18.8
	小学生	45	55.6	17.8	6.7	20.0	8.9	13.3	4.4	2.2	15.6	11.1	2.2	6.7	11.1	2.2	2.2	2.2	-	2.2	13.3
	中高生	36	36.1	22.2	22.2	22.2	5.6	5.6	13.9	13.9	5.6	19.4	11.1	5.6	2.8	11.1	2.8	2.8	5.6	-	13.9
	学生・社会人	138	20.3	18.1	31.2	7.2	3.6	7.2	10.1	15.9	7.2	8.0	8.7	9.4	4.3	8.7	10.1	8.7	7.2	-	29.0

全体比＋10pt 以上　全体比＋5pt 以上　全体比－5pt 以下　全体比－10pt 以下　（%）

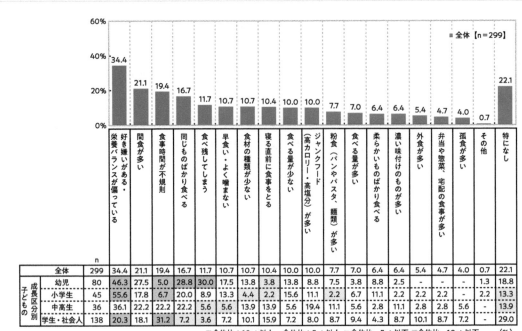

図 3.7　子どもの食に関する親の問題意識

〔マルハニチロ調べ，食生活と健康に関する調査 2015 より〕

と思っていること」を複数回答形式で聞いた調査（**図 3.7**）を見ると，幼児と小学生では約半数が「栄養バランスが偏っている・好き嫌いがある」，幼児の約 3 割が「同じものばかりを食べる」「食べ残してしまう」ということを挙げています。しかし，成長区分別の調査結果（下の行）からわかるように，食べ残しは小学校入学後，好き嫌いは中高生になる頃には多くは改善していくので，ひとつふたつ食べないものがあってもほかで補うようにすれば大きな問題はありません。

C　遊び食べ

食べ物で遊びだす「遊び食べ」は 1 ～ 2 歳児に多く見られます。粘土のように手で捏（こ）ねたり，食器から食器に移したりスプーンでかき回したりします。これは幼児期特有の好奇心と自立心によるもので，これまで受動的だった食事を能動的にとらえはじめたということです。そのようなときは，どれから食べてもバランスのよくなるような食事を用意し，子ども自身に食べるものの順番や量を決めさせることです。そうすれば，子どもの好奇心と自立心の芽をつぶさずに，バランスのとれた食事を食べさせることができます。子どもにも自分で調節しながら食べるため自己管理を促すことにもつながります。おなかが空いているけれど空きすぎていないという適切なタイミングも大切で，そのためには子どもの空腹のサイン，満腹のサインを読みとってあげましょう。3歳頃になると食べ物で遊ぶことは少なくなっていきます。

D 偏食

ある種の食べ物を食べない，数種類の食べ物しか好んで食べない，あるいは気が向いたときにしか食べないという偏食は，特に3歳以降に多くなるといわれています。偏食の原因は，**離乳期**にその食べ物を食べる機会が少なかったこと，食事のときの**不快な経験**があったこと，親の歓心をかうための反抗期の現れ，さらには虫歯やアレルギーなど病気によるもの，味覚の過敏さなど，原因は多岐にわたります。多くの場合，学童期に改善しますが，なかには長期間にわたるものもあります。偏食のあまりに多い子どもは，“やせ”で貧血傾向があり，感冒などの罹患率が高い傾向があります。

妊娠中に母親が食べた食べ物には，子どもも抵抗が少ないとされている。

味覚嫌悪学習という。

新しい食べ物を受け入れることができるようになるためには，その食材や食べ物の味や舌触りに慣れてもらうことが必要です。アレルギーではないことを確認したうえで，だいたい**10回程度**口に入れることを続ければ，幼児はその食べ物を受け入れるとされています。また，形を小さくする，味付けを変える，手で持って食べるなど，違う調理方法を試すことも効果的です。一方で，広汎性発達障害の児は，医学的な診断を得る前の15か月頃にすでに健常児と比べて**食事へのこだわり**が強いことが知られています。このような児には認知行動療法などの介入でバランスのよい食事につながる可能性があるので，医学的な介入をすることが勧められます。

4～6か月の新生児を対象に野菜を10回食べさせると，11回目には食べる量が著しく増えた（P＜0.001）という研究がある。

味付け，形，色，調理法などで変化をもたせ試行するとよい。4章を参照。

E 1歳すぎに見られる食べる量の生理的減少

1歳の誕生日を過ぎたあたりから食べる量が減ることが報告されています。原因は1歳を過ぎると成長速度が落ちることと，離乳食が完了期に入り高エネルギーの食材や料理が増えるため，食べるかさが減るためだとされています。この現象を心配する親は多いですが，自然な現象であり，身長や体重が順当に成長していれば，食べる量が以前と比べて減っていても問題はありません。むしろ，**アメリカ小児学会**では，生理的に食べる量が減るこの時期に，以前と同じように食べ物を与えることは好ましくないと警鐘を鳴らしています。一方，1歳過ぎのこの時期は偏食も出現しやすいです。しかし，偏食の出現は，食事の嗜好が変わったためである場合より，空腹ではないのに食べ物を提供されるために食べないという可能性があります。そして，以前のようにたくさん食べないからといって，いろいろな種類の食べ物を並べて選ばせることで食べさせようとすることは不要です。空腹でもないのに食べ物の選択肢を増やしてしまうと，逆に好きなものばかりを選んで食べる癖をつけてしまい，好き嫌いを助長してしまう可能性がある

アメリカ人の成人の肥満（BMI≧30）率は40%で過体重を含めると70%になる。子どもの肥満率も20%で，過体重を含めると30%になる。

こととと，余分にエネルギーを摂取して肥満につながる可能性があります。

F 事故に注意

食べられるものの種類が増えてくることと，自分で動くことができるようになっていくことで，食べ物を喉(のど)に詰まらせる窒息や**誤飲**・**誤嚥**(ごえん)の事故が起こりやすい時期です。このため3歳以下の子どもは，一人で食べられるとしても，監督者がいないところでの食事はさせないことが賢明です。唾液の水分を吸水して膨潤するもの，丸い形状のもの，噛み切りにくいもの，食べるとき吸い込むようなものなどは要注意です（**表3.10**）。また，動いている車のなかで飲食させるのは，万が一，窒息や誤嚥した際にすばやく適切な対応がとれないので，駐車してからにします。

誤飲：食べ物以外を飲み込むこと。ボタン電池や薬や有害な物質に注意。
誤嚥：気管に入ること。ゼリーのようにぴったりして塞がりやすいものや，水分を吸って膨らむものに注意。

表3.10 誤飲や誤嚥の起こりやすい食べ物

ピーナッツなどのナッツ類
さくらんぼ，ぶどう，ベリー類
大きめの野菜，果物
肉のかたまり，厚めの刺身
ポップコーンやポテトチップなどの菓子類
ガム類

03 学童期の心身の発達と食生活

1. 学童期の特徴

学童期は，青年期に向けて増えていく活動と成長を担保するための栄養を摂取し，適切な食習慣を確実なものにしておくことが課題となる時期です。なぜなら，中学生以降になると保護者の管理下ではない活動が増えていくため，好ましくない生活習慣にも影響されやすくなるからです。

学童期の身体的成長は幼児期と比べると緩やかに見えますが，平均的には，身長は1年に約5 cm，体重は約3 kgずつ増えていき，乳児期についで成長が著しい時期です。BMIも5～6歳頃が最小で，次第に大きくなっていきます。その後，発育にスパートがかかり，急速に身長が伸びはじめ，第二次性徴期に入ります。第二次性徴期開始は一般的に女子のほうが先で，早くて7歳7か月頃，平均で10歳頃に乳房の発達からはじまります。一方，男子は早くて9歳，平均で11歳6か月頃にはじまります。このため，小学校高学年では身長・体重ともに女子のほうが男子より大きくなります。

2. 学童期に必要な栄養

A 学童期の栄養

学童期以降は活動量が増え，個人差もあるため，活動量により必要エネルギー量が大きく変わります。このため，6歳以降は**身体活動レベル**を三段階（Ⅰ：低い，Ⅱ：ふつう，Ⅲ：高い）に分類し，スポーツなどで活動量の大きい児童はそうではない児童よりも多くのエネルギーを摂取します。

5歳までは身体活動レベルはⅡとされている。6～7歳ではⅠとⅢでは350～400 kcalの差がある。

学童期の食事摂取基準と7～14歳の実際の摂取量を**表3.11**に示します。牛乳や乳製品の摂取量が減り，野菜および果物の摂取が不足する傾向があります。この結果，カルシウムおよびビタミン類が不足しやすくなります。また，加糖飲料やスナック菓子の摂取が増加すると，砂糖，塩分，飽和脂肪酸の摂取が増えてしまい，食べ物の偏りにより肥満や太りすぎになる子が出てきます。大人のような生活習慣病の兆候も現れはじめることがあります。

学童期の子どもをもつ親の約半数は，もっとカルシウムやDHAをとってほしい，4割の親はビタミンCをもっととってほしい，約3割の親はビタミンA（β（ベータ）-カロテン）をとってほしいと考えています。そこで，実際の摂取量を摂取基準と比べてみると，特にビタミンB_1，B_2，B_6，そしてカルシウム，マグネシウムおよび鉄が不足しやすく，一方で脂質と塩分が過多になりやすいようです。また，ビタミンDについては，少量の欠乏でも健康に悪影響を及ぼす可能性があることがわかっています。**海外**では日本の推奨値より多い量が推奨されており，これを考えると多くの子どもで不足している可能性もあります。

緯度や生活習慣による被日照量や肌色による差（紫外線リスクでは白色人種は皮膚がん発症率が高いため紫外線を避けるのでビタミンD生合成量も少なくなる）などを考慮する必要がある。

B 学童期後期からの思春期到来と“やせ”

思春期は，第二次性徴の発現のはじまりから身長の伸びが止まるまで，とされています。思春期は女子が10～16歳頃，男子が12～18歳頃ですが，個人差が大きいです。思春期到来時期と体脂肪量は関係します。肥満がある場合，思春期が7～8歳にはじまることがあります。逆に，やせの程度が強いと，思春期は遅れてしまう場合があります。

思春期がはじまるときには，身長の急激な伸びや身体の成熟に備えて，女子では特に体脂肪率が高まります。まわりの女子よりも早めに思春期が到来した女子は，そのことを他の子よりも太っているなどと感じ，体型を気にしてダイエットをはじめたり，食べる量を減らそうとしたりすることがあります。精神的にも「自分とは何か」「他者と自分」というような内面的な思考ができるようになる時期に重なることも，そうした考えを後押ししてしまいます。思春期が到来する小学校高学年は，身体も心も成長し，他者と自分を比べ劣等感をもちやすくなる時期でもあるのです。このため，テレビや雑誌などのメディアの影響を受けてボディ

表 3.11−1　学童期の栄養（食事摂取基準と，7 ～ 14 歳（男子）の実際の摂取状況）

〈男子〉

			単位	6 ～ 7 歳	12 ～ 14 歳	7 ～ 14 歳摂取量
推定エネルギー			kcal/ 日	1550 +	2600 +	2,005
栄養素			単位	推奨量（目安量）	推奨量（目安量）	摂取量中央値
たんぱく質			g/ 日	30	60	73.2
			%エネルギー	13 ～ 20*	13 ～ 20*	14.6
脂質		脂　質	%エネルギー	20 ～ 30*	20 ～ 30*	28.7
		飽和脂肪酸	%エネルギー	10 以下 *	10 以下 *	-
		n−6 系脂肪酸	μg/ 日	(8)	(11)	9.45
		n−3 系脂肪酸	μg/ 日	(1.5)	(1.9)	1.64
炭水化物		炭水化物（糖質）	%エネルギー	50 ～ 65*	50 ～ 65*	56.7
		食物繊維	g/ 日	10 以上	17 以上	12.7
ビタミン	脂溶性	ビタミンA（レチノール活性当量）	μgRAE/ 日	400	800	481
		ビタミンD	μg/ 日	(4.5)	(8.0)	3.6
		ビタミンE	mg/ 日	(5.0)	(6.5)	5.6
		ビタミンK	μg/ 日	(80)	(140)	157
	水溶性	ビタミンB_1	mg/ 日	0.8	1.4	0.88
		ビタミンB_2	mg/ 日	0.9	1.6	1.24
		ナイアシン	mgNE/ 日	9	15	11.8
		ビタミンB_6	mg/ 日	0.8	1.4	1.05
		ビタミンB_{12}	μg/ 日	1.3	2.4	4.0
		葉酸	μg/ 日	140	240	218
		パントテン酸	mg/ 日	(5)	(7)	6.14
		ビオチン	μg/ 日	(30)	(50)	-
		ビタミンC	mg/ 日	60	100	54
ミネラル	多量	食塩相当量	g/ 日	4.5 未満*	7.0 未満*	8.7
		カリウム	mg/ 日	(1,300)	(2,300)	2,211
		カルシウム	mg/ 日	600	1,000	649
		マグネシウム	mg/ 日	130	290	223
		リン	mg/ 日	(900)	(1,200)	1,096
	微量	鉄	mg/ 日	5.5	10.0	6.5
		亜鉛	mg/ 日	5	10	8.9
		銅	mg/ 日	0.4	0.8	1.08
		マンガン	mg/ 日	(2.0)	(4.0)	-
		ヨウ素	μg/ 日	75	140	-
		セレン	μg/ 日	15	30	-
		クロム	μg/ 日	-	-	-
		モリブデン	μg/ 日	15	25	-

*：目標量　+：身体活動レベル II に合わせて算出　-：不明

〔摂取基準は日本人の食事摂取基準（2020 年版），摂取量は 2016 年（H28）国民健康・栄養調査報告書より〕

イメージがゆがみ，やせ願望が出現し，食が細くなる子もいます。成長の大切な時期に低栄養にならないような見守りが必要です。小学校高学年で女児が急激に体重増加した場合は，肥満なのか，思春期到来による生理的な体重増加なのかを見極めることが重要です。

表 3.11-2　学童期の栄養（食事摂取基準と，7 ~ 14 歳（女子）の実際の摂取状況）

〈女子〉

			単位	6 ~ 7 歳	12 ~ 14 歳	7 ~ 14 歳摂取量
推定エネルギー			kcal/ 日	1450 +	2400 +	1,814
栄養素			単位	推奨量（目安量）	推奨量（目安量）	摂取量中央値
たんぱく質			g/ 日	30	55	64.4
			%エネルギー	13 ~ 20*	13 ~ 20*	14.2
脂質		脂　質	%エネルギー	20 ~ 30*	20 ~ 30*	28.9
		飽和脂肪酸	%エネルギー	10 以下 *	10 以下 *	-
		n-6 系脂肪酸	μg/ 日	(7)	(9)	8.50
		n-3 系脂肪酸	μg/ 日	(1.3)	(1.6)	1.47
炭水化物		炭水化物（糖質）	%エネルギー	50 ~ 65*	50 ~ 65*	56.7
		食物繊維	g/ 日	10 以上	17 以上	12.1
ビタミン	脂溶性	ビタミンA（レチノール活性当量）	μgRAE/ 日	400	700	441
		ビタミンD	μg/ 日	(5.0)	(9.5)	2.9
		ビタミンE	mg/ 日	(5.0)	(6.0)	5.4
		ビタミンK	μg/ 日	(90)	(170)	135
	水溶性	ビタミン B_1	mg/ 日	0.8	1.3	0.81
		ビタミン B_2	mg/ 日	0.9	1.4	1.10
		ナイアシン	mgNE/ 日	8	14	10.4
		ビタミン B6	mg/ 日	0.7	1.3	0.92
		ビタミン B_{12}	μg/ 日	1.3	2.4	3.3
		葉酸	μg/ 日	140	240	208
		パントテン酸	mg/ 日	(5)	(6)	5.40
		ビオチン	μg/ 日	(30)	(50)	-
		ビタミンC	mg/ 日	60	100	59
ミネラル	多量	食塩相当量	g/ 日	4.5 未満*	6.5 未満*	8.0
		カリウム	mg/ 日	(1,200)	(1,900)	1,967
		カルシウム	mg/ 日	550	800	585
		マグネシウム	mg/ 日	130	290	207
		リン	mg/ 日	(800)	(1,000)	980
	微量	鉄	mg/ 日	5.5	8.5〈12.0〉	5.9
		亜鉛	mg/ 日	4	8	7.7
		銅	mg/ 日	0.4	0.8	0.96
		マンガン	mg/ 日	(2.0)	(4.0)	-
		ヨウ素	μg/ 日	75	140	-
		セレン	μg/ 日	15	30	-
		クロム	μg/ 日	-	-	-
		モリブデン	μg/ 日	15	25	-

＊：目標量　＋：身体活動レベル II に合わせて算出　-：不明　〈　〉：月経血ありの値

〔摂取基準は日本人の食事摂取基準（2020 年版），摂取量は 2016 年（H28）国民健康・栄養調査報告書より〕

3．学童期の課題

A　小児の肥満

1970 年代以降，食生活や生活空間などのライフスタイルの変化により子どもの**肥満**が急激に増え，小学校高学年では 10 人に 1 人の子どもが肥満となっています。学童期・青年期のなかでも 11 ～ 12 歳が最も肥満児が多い時期です。

子どもの肥満のほとんどは食べたエネルギーが消費エネルギーを上回っている

> 肥満の基準として，日本肥満学会では，6 ～ 18 歳未満の小児で肥満度が 20％以上でかつ有意に体脂肪率が増加した状態とし，体脂肪率の基準値は男児（小児期全般）25％，女児 11 歳未満 30％，11 歳以上 35％としている。成長過程にある小児では年齢，身長の伸びとともに BMI も増加するため，BMI の絶対値は使わない。

ために起きる単純性肥満です。菓子類の過剰摂取，食事内容のバランスの悪さ，さらに運動不足などによって起こるものがほとんどです。しかし，単純性肥満で身長が伸びているからといって介入を行わないのはよくありません。

成長期にある小児の肥満の治療では，成人のように食事量を極度に制限することは推奨されません。小学生など年齢が低い頃から食事制限を開始した場合は，ビタミン，ミネラル類などの微量栄養素が不足し，結果として骨密度が小さくなり骨粗しょう症のリスクをもたらす場合があります。特に女子では骨量の蓄積の期間が短いため，思春期の栄養不足は生涯影響を及ぼします。また，たんぱく質が不足し，筋肉が十分に発達しないことがあります。このため，糖質や脂質が多い菓子類の摂取を野菜や果物に置換すること，たんぱく質源を魚・豆類・脂肪分が少ない肉などに変更すること，ジュースや炭酸飲料水などの糖分が多い飲料を制限すること，間食を減らすこと，遊びなどによる運動量を増やして活動レベルを上げることなどで対応します。摂取エネルギーが多すぎる場合は，エネルギー摂取量を推奨量から最大25％まで減らします。また，肥満児には朝食の欠食が多い，夕食の時間が遅い，孤食や外食が多いなどの食の問題や，就寝・起床時間などの生活リズムの崩れなどがあることが多く，生活習慣全般の見直しが必要になることがあります。

B　学童の食生活

家庭でつくられた食事を食べる機会が多かった幼児期と比べると，学童期では，学校での活動やテレビなどのメディアにより，食の好みや食習慣が影響されはじめます。それでもまだ家庭の影響が大きく，多くは家族と同じ食生活をし，同じ食習慣を受け継いでいます。一方で，学校給食を食べはじめるため，体によい食べ物は何か，どのように調理すると食べられるのか，食べ物を粗末にしない，好き嫌いをしない，お菓子をだらだら食べないなど，学校でさまざまなことを学び，それを家族に教えたりするようになります。多くは家庭の食事より食経験が広がります。善悪についての理解や判断ができるようになってくる時期でもあるため，食卓に肘(ひじ)をつかない，食べ物を口に入れたまま話をしない，気持ちよく食事をするなど，食事にまつわるマナーについても習得させる時期になります。ただ，かつてのように祖父母が食事マナーや**食べ物の大切さ**について厳しく接することはなくなっており，それぞれの家庭で新しい価値観で教えるべき時にきています。

食べ物を粗末にすると罰が当たる，もったいないは死語になりつつある。日本は食料自給率が低いのに食品ロスは多い。

小学校高学年，そして中学校へと上がると，子どもの活動範囲は格段に広まります。外で家族以外の人たちと食事を食べることが多くなり，広告・メディアの影響や，菓子類やファストフードを目にする機会も増えてきます。場合によっては，お小遣いを使って自分で食べ物を買って食べるようにもなります。また，食事をとる時間も学業やその他の活動により左右されます。このときに，自らの知識のもとで健康によい食べ物を選ぶ能力や食事時間を守るなど，自らを管理する能力を育てていくことが生涯の適切な食習慣を維持するために重要です。

なお，中学生や高校生になってからも家族と家でつくった食事を食べる機会が多い子どものほうが，野菜や果物，乳製品などの摂取量が多いことが報告されています。また，家族での共食を増やすことは，思春期に多発しやすい多くの不健康な食行動を防ぎ，健全な食習慣を維持することにもつながり，その効果は成人後も継続するといわれています。身体の健康だけではなく，いっしょに食べることで精神的なサポートやつながりも強め，子どもの問題に気づく機会も増えます。

C　生活リテラシーを育てる

幼児や小学校低学年の子どもの多くは，料理をすることにとても興味をもっています。ある調査では，子どもが最も好きなお手伝いの１位は「料理（洗う，切る，炒めるなどの調理）」（47%）で，２位が「食卓の準備・片付け」（12%）です。そして，親が子どもに最も手伝わせたいお手伝いも，２位が「料理」（30%）でした。しかし，実際にさせているお手伝いは，「料理」は５位で7%でした。この理由としては「手伝わせるとかえって手間がかかる」「忙しくてその時間や余裕がない」「後片付けが大変」「子どもが手伝えるようなメニューを考えるのが面倒」というように，させたいと思いながらも環境を整えるのは現実には難しいと感じている保護者が多いのは残念なことです（**図3.8**）。これからの社会は，ますます生活の自立が求められるようになります。男女を問わず，将来コンビニ食に依存するのではなく，自分の健康をつくり出す食生活を自分で管理できるように練習させておくのは大事な教育です。

D　学校での食育のとりくみ

2005年に『食育基本法』，翌年に『食育推進基本計画』が制定され，2016年からは『第３次食育推進基本計画』が推進されています。小中学校の学習指導要領（2008年改定）では，総則で「学校における食育の推進は，各教科等の特質に応じて適切に行うよう努めること」とされました。

食育を学校教育にとり入れた理由には，日本の社会構造や食文化が変化し，子どもの食生活の乱れが顕著になってきたという背景がありました。食生活は子どもの身体だけではなく，精神や社会性の発達にも大きな影響を及ぼします。これまで，食に関する教育は家庭が担うものであると考えられてきました。しかし現実には，核家族化や共働き世帯の増加，外食や調理済み食品の利用の増加などが顕著です。学校も子どもの食について家庭に助言や働きかけを行い，学校・家庭・地域社会が連携して子どもたちの食環境の改善に努めることが必要であると考えられるようになったのです。学校給食を食事づくりの肩代わりとするのではなく，

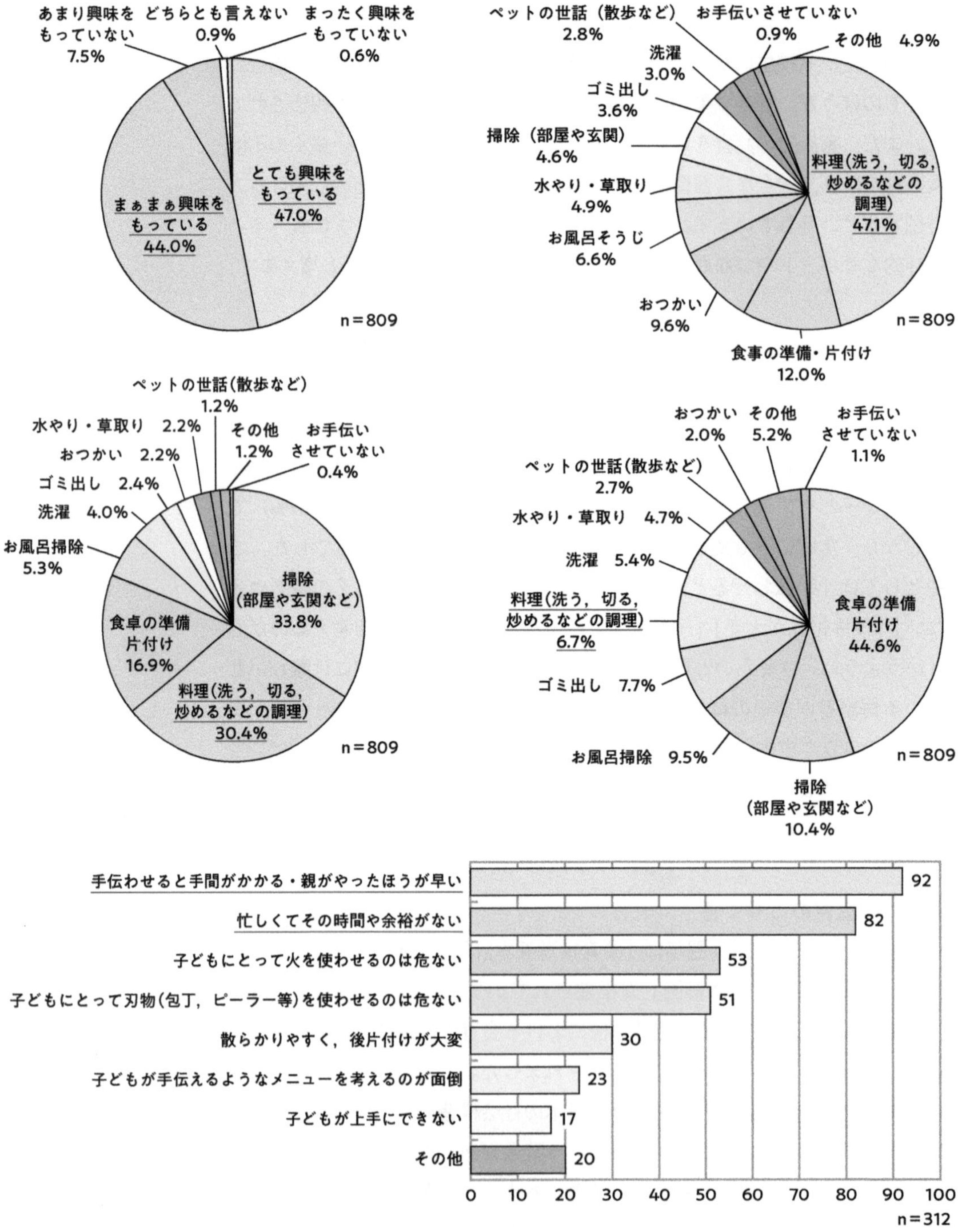

図 3.8　子どもの料理への興味

上段　左：料理に興味のある子ども　　　右：子どもの好きな手伝い
中段　左：子どもに手伝わせたいこと　　右：実際に手伝わせること
下段　子どもに料理を手伝わせなかった理由
〔お子さんのお手伝いに関する意識調査（オイシックス株式会社／株式会社小学館集英社プロダクション調査 2014）より〕

学校での教育に呼応して子どもの食の力を育てるつもりで活かしたいものです。学校で習ってきたことを聞いてやるのも大切なことです（5章参照）。

4 生涯発達と食生活

1. 青年期の食と栄養

A 青年期の特徴

中学生・高校生を青年前期，大学生の頃を青年後期と呼びます。青年期や**思春期**では自我意識が発達し，自立心が高まる一方で，**情緒が不安定**となり，劣等感や不満，怒り，反発などをもちやすくなります。食事に関しては，大人と変わらないものを食べられるようになるのですが，食べ物や食べ方にこだわりが出て，適切な食事量・食事内容・食事時間についての自律が難しい時期にもなります。また，課外活動，友達づきあい，あるいは**一人暮らし**などにより生活が不規則になりやすく，食事時間の乱れ，欠食，孤食や夜食・買い食いなど，食生活も不規則になりやすい時期になります。

第二次性徴の発現のはじまりから身長の伸びが止まるまで（前述 p.93）。

かつては「嵐の思春期（Strum und Drang）といわれ，多くの青年が悩み，自分を深め，乗り越える時期とされた。

限られた生活費のなかで食費を抑える，食事を抜く，飲食店のアルバイトで出される「まかない」という夜遅い食事で夕食に代えるなどがマイナス要因となる場合がある。

B 青年期に必要な栄養の特徴

青年前期は身体発育や身体機能の変化が著しい時期で，多くの栄養素で必要量が大きくなります。たとえば，推定必要エネルギー量およびたんぱく質推奨量は，人生で最も大きくなります（男子は 15 ～ 17 歳が，女子は 12 ～ 14 歳がピーク）（**表 3.12**）。摂取したたんぱく質を有効に活かすためにも必要十分なエネルギーをとることも大切です。

カルシウム：青年期に骨の 45%が形成され，骨および筋肉の量に比例して必要なカルシウム量は増加します。このため，カルシウム必要量および推奨量は 10 代が最も大きくなります。骨はカルシウムだけでできるわけではありませんが，骨の増大の時期にカルシウムが不足すると，骨密度が小さく脆弱な骨となり，特に女子では将来の骨粗しょう症や骨折の原因となります。

鉄：体格が大きくなるこの時期には，筋肉や血液を生成するために鉄の必要量が大幅に増えます。女子は男子よりも筋肉量は少ないものの，**月経**により鉄を喪失し続けるため，女子のほうが男子よりも鉄の必要量は多くなります。日本人女性の鉄摂取量は少なく，約 25%の人で慢性的に鉄が不足し，貧血状態であると考えられています。鉄が不足すると**鉄欠乏性貧血**となり，疲れやすい，息切れがするなどの症状が現れ，重度の鉄欠乏性貧血では氷などをガリガリと無性に食べたくなる異食症になることがあります。鉄欠乏性貧血を発症すると，通常の食事だけから**鉄**を十分にとることは困難で，鉄剤を服用することになります。19 歳以

人体内の鉄は 2/3 が血液中のヘモグロビン，残りが肝臓内貯蔵鉄（20%）など。

鉄は全身に酸素を運ぶ赤血球に必要なので，貧血になるといわば全身が酸欠のような状態でエネルギー（ATP）産生なども支障をきたす。ただ，症状はゆっくり進むので自覚しにくく，治療して初めてその差に気づく。

日常的に鉄鍋・鉄瓶を用いることも有効な場合がある。黒豆を煮るときに用いる鉄の塊や古釘（ふるくぎ）を入れて調理するのもよい。

表 3.12−1　青年期の栄養（食事摂取基準と，15 ～ 19 歳（男性）の実際の摂取量）

〈男性〉

			単位	15 ～ 17 歳	18 ～ 29 歳	15 ～ 19 歳摂取量
エネルギー			kcal/ 日	2800 +	2650 +	2,382
栄養素			単位	推奨量（目安量）	推奨量（目安量）	摂取量中央値
たんぱく質			g/ 日	65	65	82.0
			%エネルギー	13 ～ 20*	13 ～ 20*	13.8
脂質		脂　質	%エネルギー	20 ～ 30*	20 ～ 30*	27.6
		飽和脂肪酸	%エネルギー	8 以下 *	7 以下 *	-
		n−6 系脂肪酸	μg/ 日	(13)	(11)	11.72
		n−3 系脂肪酸	μg/ 日	(2.1)	(2.0)	2.09
炭水化物		炭水化物（糖質）	%エネルギー	50 ～ 65*	50 ～ 65*	57.9
		食物繊維	g/ 日	19 以上*	21 以上*	12.3
ビタミン	脂溶性	ビタミン A（レチノール活性当量）	μgRAE/ 日	900	850	443
		ビタミン D	μg/ 日	(9.0)	(8.5)	3.5
		ビタミン E	mg/ 日	(7.0)	(6.0)	6.5
		ビタミン K	μg/ 日	(160)	(150)	170
	水溶性	ビタミン B_1	mg/ 日	1.5	1.4	1.01
		ビタミン B_2	mg/ 日	1.7	1.6	1.16
		ナイアシン	mgNE/ 日	17	15	14.6
		ビタミン B_6	mg/ 日	1.5	1.4	1.16
		ビタミン B_{12}	μg/ 日	2.4	2.4	3.8
		葉酸	μg/ 日	240	240	229
		パントテン酸	mg/ 日	(7)	(5)	6.23
		ビオチン	μg/ 日	(50)	(50)	-
		ビタミン C	mg/ 日	100	100	57
ミネラル	多量	食塩相当量	g/ 日	7.5 未満*	7.5 未満*	9.8
		カリウム	mg/ 日	(2,700)	(2,500)	2,092
		カルシウム	mg/ 日	800	800	466
		マグネシウム	mg/ 日	360	340	227
		リン	mg/ 日	(1,200)	(1,000)	1,106
	微量	鉄	mg/ 日	10.0	7.5	7.4
		亜鉛	mg/ 日	12	11	10.5
		銅	mg/ 日	0.9	0.9	1.27
		マンガン	mg/ 日	(4.5)	(4.0)	-
		ヨウ素	μg/ 日	140	130	-
		セレン	μg/ 日	35	30	-
		クロム	μg/ 日	-	10	-
		モリブデン	μg/ 日	30	30	-

＊：目標量　＋：身体活動レベル II に合わせて産出　-：不明

〔摂取基準は日本人の食事摂取基準（2020 年版），摂取量は 2016 年（H28）国民健康・栄養調査報告書より〕

降は多くの人が身長の成長が止まるため，閉経までの女性の鉄以外の必要推奨量は徐々に減少していきます。

C　青年前期の食生活と課題

1 食生活の乱れ

中高生では，欠食・夜食・孤食などの食事のとり方の問題が大きくなります。その結果，食事内容の偏りから，肥満，鉄やカルシウムの不足，女子に多い痩身

表 3.12−2　青年期の栄養（食事摂取基準 2020 年版と，15 ~ 19 歳（女性）実際の摂取量）

〈女性〉

			単位	15 ~ 17 歳	18 ~ 29 歳	15 ~ 19 歳摂取量
エネルギー			Kcal/ 日	2,300 +	2,000 +	1,766
栄養素			単位	推奨量（目安量）	推奨量（目安量）	摂取量中央値
たんぱく質			g/ 日	55	50	63.3
			%エネルギー	13 ~ 20*	13 ~ 20*	14.3
脂質		脂　質	%エネルギー	20 ~ 30*	20 ~ 30*	30.0
		飽和脂肪酸	%エネルギー	8 以下 *	7 以下 *	-
		n−6 系脂肪酸	μg/ 日	(9)	(8)	9.06
		n−3 系脂肪酸	μg/ 日	(1.6)	(1.6)	1.62
炭水化物		炭水化物（糖質）	%エネルギー	50 ~ 65*	50 ~ 65*	55.2
		食物繊維	g/ 日	18 以上*	18 以上*	10.4
ビタミン	脂溶性	ビタミンA（レチノール活性当量）	μgRAE/ 日	650	650	366
		ビタミンD	μg/ 日	(8.5)	(8.5)	2.4
		ビタミンE	mg/ 日	(5.5)	(5.0)	5.5
		ビタミンK	μg/ 日	(150)	(150)	145
	水溶性	ビタミンB_1	mg/ 日	1.2	1.1	0.79
		ビタミンB_2	mg/ 日	1.4	1.2	1.01
		ナイアシン	mgNE/ 日	13	11	11.8
		ビタミンB_6	mg/ 日	1.3	1.1	0.91
		ビタミンB_{12}	μg/ 日	2.4	2.4	2.7
		葉酸	μg/ 日	240	240	218
		パントテン酸	mg/ 日	(6)	(5)	4.96
		ビオチン	μg/ 日	(50)	(50)	-
		ビタミンC	mg/ 日	100	100	58
ミネラル	多量	食塩相当量	g/ 日	6.5 未満*	6.5 未満*	8.2
		カリウム	mg/ 日	(2,100)	(2,000)	1,717
		カルシウム	mg/ 日	650	650	390
		マグネシウム	mg/ 日	310	270	181
		リン	mg/ 日	(900)	(800)	859
	微量	鉄	mg/ 日	7.0〈10.5〉	8.5〈10.5〉	6.2
		亜鉛	mg/ 日	8	8	7.7
		銅	mg/ 日	0.7	0.7	0.92
		マンガン	mg/ 日	(3.5)	(3.5)	-
		ヨウ素	μg/ 日	140	130	-
		セレン	μg/ 日	25	25	-
		クロム	μg/ 日	-	10	-
		モリブデン	μg/ 日	25	25	-

＊：目標量　＋：身体活動レベル II に合わせて産出　-：不明　〈　〉月経血ありの値

〔摂取基準は日本人の食事摂取基準（2020 年版），摂取量は 2016 年（H28）国民健康・栄養調査報告書より〕

願望および摂食障害がみられるようになります。これらの課題の背景には，学校生活や友達付き合いなどの活動による生活スタイル全般，ボディイメージなどについての自意識，食べ物や食事についてのこだわりを通した自己主張など，思春期特有の心の問題が影響を与えていることも多いと考えられます。このため，食生活を健全化するためには，栄養面のみに注目するのではなく，中高生をとりまく背景をとらえて対応する必要があります。

食習慣のうち朝食については，朝食を毎日食べる子どもは小学校高学年では

90%であるのに対して，高校では80%近くにまで落ち込みます。朝食を食べている子どものほうが「自分のことが好きである」「ルールを守って行動する」と答えており，食べない子どものほうが「午前中調子が悪い」と答えています。さらに全国学力調査では，朝食を食べている頻度が高いほど国語や算数の**点数が高い**ことが報告されています。朝食を食べない理由としては,「時間がないから」(25〜45%)「食欲がないから」(30〜50%) という理由が最も多いのですが，中高生では朝食が用意されていないから (10〜15%) という理由の寄与率も高くなっています。家庭で朝食を用意し，食べる時間を確保し，朝食をとるという生活リズムを整えることが重要です。ただ，中高生になると自分でつくることも可能なので，家庭の状況によっては自分もしくは家族の**朝食づくり**を任せてもよいかもしれません。また，中高生の多くは学童期よりもさらに夜型の生活になりやすく, 中学生男子の5人に1人が, 高校生男子の4人に1人が夕食後に夜食をとっています。間食や夜食に選ばれる菓子パンや菓子類の多くは脂質や糖質が中心で, 成長期に特に必要となるたんぱく質や鉄，カルシウムなどの微量栄養素が足りていないことが多いです。このため，エネルギーの過剰摂取や栄養バランスの偏りにつながり，さらには朝食の欠食率を押し上げる原因にもなっています。

栄養状況だけでなく社会的な状況など多くのファクターが関与していると考えられる。

自分でつくると栄養を確保できて費用も安くできる。米飯, 緑の濃い野菜，卵や鶏肉，牛乳かヨーグルトなど，高度な料理ではなく電子レンジなども活用する簡単な調理を習得させることのメリットは大きい。

中高生は，学業やクラブ活動，そして友達付き合いなどで家庭の外で食事をする機会が増えます。さらには，思春期の自我の目覚めに伴う家族への反抗などという理由により，一人で朝食や夕食を食べる孤食が急増し，約30%の子どもが夕食を一人で食べる状況が「よくある」，あるいは「時々ある」と答えています。孤食をする子どもは食事内容が偏りやすく，肥満や栄養不足にもなりやすいのです。欠食・夜食・孤食などの問題は女子よりも男子に多く見られます。

2 やせ願望と摂食障害

やせ願望および摂食障害は女子が男子よりも圧倒的に多いです。女子の中学生の約40%，高校生の約55%が，学校の先生からの指導があったわけでもないのに，自分で考えて体重を減らす努力をしたことがあるとされています。痩身願望は，メディアの影響だけではなく，母親の影響も大きいと考えられます。特に母親自身に痩身願望がある，あるいはダイエットを行っている，思春期に必要な栄養素や適切な食事内容に関する知識が乏しい，あるいは家族で食事に関する会話をすることが少ないという場合は，娘の痩身願望が強まり，誤ったダイエットを行いやすいことがわかっています。

また，やせ願望がさらに強まり，体重に対する過度のこだわりが出現し，体重・体形が過剰に自己評価に影響すると，摂食障害を発症することがあります。体重が過度に減ってしまう以外に，**無月経**や不整脈など重篤な症状を伴うことも珍しくなく，**死亡**に至るケースも少なくない重篤な病気です。神経性食欲不振症（拒食症）は過去30年で約10倍に増加し，ほとんどが女性で，10代の女子に最も

無月経は過剰な体重コントロールを求めるスポーツの女子選手で問題となっている。若くして骨粗しょう症になる場合がある。

やせるくらいのことで死ぬなんてと思うかもしれないが深刻な病気である。
過食症も現れることがある。

多く，しかもより若い年齢での発症が増加しています。

神経性食欲不振症になりやすい子どもは完璧主義で，自己評価が低いことが多く，両親の別居や離婚など両親の不和や両親との接触の乏しさ，親からの高い期待，偏った養育態度なども発症の危険を高めるといわれています。神経性食欲不振症では，体重が減っているにもかかわらず，太ることを強く恐れ，そのため，刻んで食べる，油ものを避ける，食事開始まで時間がかかるなど独特の食べ方をしたり，吐きもどしや下剤を乱用したりすることもあります。また代謝が落ちるため，体温が低くなり異様に寒がるなどの様子も見られます。また過敏で情緒的に不安定になるため，自分を傷つける行為を行うこともあります。いったん発症すると治療に数年単位でかかることが多く，治療が難しい病気です。年齢が若く，病気の期間が短く，やせの程度が軽いほうが治りやすいといわれているため，疑わしい場合はすぐに医療機関を受診することが重要です。フランスなどでは**誤った社会的メッセージ**を発信しないために，やせすぎのモデルを使用してはいけないという罰金，禁固などの刑罰を伴う法規制も行われているほど深刻な社会問題です（青年期以降の食生活は 9.3 節参照）。

やせすぎモデルをくり返し見ることは，単に身体の健康だけではなく，モデルよりも太っていると思うことで自己肯定感の低下など精神面での悪影響も大きい。また，本来ならさまざまな学習や経験をするべきときに食べることや体重にだけ興味をもつことは自分自身の成長に大きな損失を与える。

5 妊娠・授乳，妊娠可能な時期の食と栄養

1. 妊娠前の食事について

妊娠前の女性についての食事摂取基準は定められていません。しかし，妊娠初期では受精や妊娠が成立したかどうかは自分でもわからないので，妊娠を希望している，または可能性のあるときには，食事やその他の生活習慣に十分に留意して生活しておくことが重要です。妊娠期は本人だけではなく児のライフステージの最も初期の重要な時期です。胚（受精卵から胎児へ）が分裂初期ほどさまざまな影響が大きいのです。

一方，現在は不妊のカップルが増えています。特にエネルギー摂取量の不足，筋肉や体脂肪量が少なくやせている場合や低コレステロール血症，ビタミン D 不足の場合は卵巣機能が低くなりやすく，それにより受精卵が着床しにくくなり，妊娠しにくくなることが知られています。逆に，肥満である場合も，糖尿病（傾向）などでインスリン抵抗性が高まりやすく，妊娠しにくいことが知られています。そうしたなか適切な食事をとると，不妊の原因で最も多い排卵障害を改善することが最近の研究でわかってきています。

鉄分の多い食品：レバー，しじみ，あさり，鉄釜調製のひじき，鶏卵，うずら卵など。

やせは主要国のなかで非常に多い。欧米では数%。

現在の 20 ～ 30 代の女性の約 4 人に 1 人が**鉄**不足で，5 人に 1 人が**やせ**，10 人に 1 人が肥満です。また，葉酸の摂取量は減少傾向にあり，ビタミン D の摂取量も多くの女性で不足しているとされています。妊娠する可能性や妊娠の希望

レタスなどの生野菜だけではなく，緑の濃い野菜を食べることが大事である。茹でると量を多く食べることができる。100g当たりの葉酸量はレタス44μg，ほうれん草210μg，ブロッコリー210μgなど。果物ではかんきつ類，キウイ，バナナ，すもも，まくわうりなど。

がある女性は，たんぱく質，脂質，ビタミン類を十分に含み，エネルギーが必要量含まれている，バランスのよい食生活を送るようにしておくことが大切です。

妊娠初期に胎児が正常に育つためには，ビタミンA，葉酸を含めたビタミンB群，亜鉛，鉄などの微量栄養素が特に必要であり，妊娠前からこれらの栄養素を十分に摂取しておくことが望ましいです。特に葉酸については妊娠前後に不足すると，胎児の神経管閉鎖障害（先天性の脳や脊髄の癒合不全で，二分脊椎症・無脳症・脳瘤など）を引き起こす可能性が高まることが知られているため，妊娠の可能性のある女性は400μg/日の**葉酸**をとることが推奨されています。葉酸が多く含まれる緑黄色野菜や葉酸含有量の多い果物を選んで食べるようにします。これらの摂取が難しい場合は，サプリメントなどの栄養機能食品で摂取することが推奨されています。一方で，喫煙や飲酒は胎児に強い悪影響を与えるので控えましょう。特に喫煙は非常に多くの有毒な化学成分を与え，血流量も低減させます。**二次喫煙，三次喫煙**の影響も大きいため，家族や社会全体で**タバコのない空間**を守り，健康を守るとりくみが急がれます。

二次喫煙は喫煙者の吐く煙を吸うこと，三次喫煙はそのときに近くに喫煙者がいなくても壁紙や衣類についたタバコ成分を吸い込むこと。健康増進法では多数の人が集まる施設での禁煙を推進し，2019年の一部改正で「望まない受動喫煙」をなくすとされたが，諸外国に比べ遅れている。

「たばこの規制に関する世界保健機関枠組み条約(2005)」で禁煙に関して四段階で評価での，健康警告表示，たばこ税増税，禁煙環境拡大，禁煙支援，禁煙キャンペーン実施などが十分に達成されておらず，日本は国際的に見て最低水準である。
〔WHO report on the global tobacco epidemic 2019〕

2. 妊娠中の食生活について

A 妊婦の食事摂取基準

妊娠中は，胎児の発育とそれを支える母体のために，非妊時とは必要な栄養量が変わるので，妊娠期に合わせて食事摂取基準（**表3.13**）が設けられています。妊婦が妊娠していない同年齢の女性よりも多くとることが推奨されている栄養素については付加量が設けられており，推奨量が設定されていない場合は目安量が設定されています。

まず，胎児の発育のためにエネルギーおよびたんぱく質の必要量は妊娠初期（妊娠4～15週），妊娠中期（妊娠16～27週），そして後期（妊娠28週以降）と増加します。胎児の主要な臓器がつくられる妊娠初期には葉酸やビタミンB類が特に多く必要となります。胎児の筋肉や骨が成長し，胎児に合わせて胎盤も大きくなり，さらに妊婦の血液量が大幅に増加する妊娠中後期には，特に鉄をより多く摂取する必要があります。

また近年，妊娠中に摂取した栄養の不足が子どもに中長期的に影響を与えることがわかってきています。エネルギーやたんぱく質が足りないと赤ちゃんが十分に成長せず，体重が小さい低出生体重児となりやすいのです。また，海藻類に含まれているヨウ素が足りないと，赤ちゃんが甲状腺機能低下症を発症することがあります。n−3系やn−6系脂肪酸については，非妊時よりも多く必要になるという科学的根拠はありませんが，青魚に多く含まれるDHAやEPAなどのn−3系脂肪酸を多く摂取したほうが脳の神経系の発育が良好となりやすく，アトピーや喘息などのアレルギーの病気を発症しにくくなると報告されており，積極的に摂取することが推奨されています。また，ビタミンB_6を妊娠前から妊娠初期に摂取することでつわり症状を軽減できることがあります。

B　とりすぎに注意

一方で，とりすぎに注意しなければいけない栄養素もあります。妊娠初期にビタミンAを過剰に摂取すると，胎児の奇形が起こりやすくなります。葉酸も妊娠後期に過剰に摂取すると子どもが喘息になりやすくなる可能性が，ヨウ素をとりすぎると甲状腺機能亢進症を発症する場合があります。また，妊娠中は体のなかで糖を分解しにくくなるため，糖分を一度に多くとりすぎる食生活では，血糖値が高くなりすぎて妊娠糖尿病を発症することがあります。

クジラなどの大型海洋生物に注意：厚生労働省は低濃度のメチル**水銀**摂取でも胎児に影響を与える可能性があるとして食べすぎを防ぐために大型魚の摂取の上限の目安を示しています。クジラを含む大型魚などでは胎児の知能発達に悪影響を与える可能性のある**メチル水銀**含有量が生物濃縮によって多くなっているのです。対象となるのは，大型魚など（マグロ類，サメ類，クジラ類）や深海魚（キンメダイ，ムツ，メヌケなど）です。大型魚も小魚もたんぱく質などにちがいはありませんが，**長く生きて多くの食べ物を食べてきた大型魚**は排泄されにくいメチル水銀を体内に蓄えてしまうため，リスクが大きくなるのです。クジラ類は体の大きさや生存年数から見ても桁違いに多いのです。ただ，厚生労働省は，妊婦以外は授乳婦，小児ともにメリットのほうが大きいとして，食べすぎを防ぐための上限は設定していません。一方，欧米では妊娠可能性のある女性から子どもまでを対象に，魚類も「ツナ缶，サケ，ビンナガ」なども含めて**摂取制限勧告**をしています。摂取量も上限を設けたものと避けるべきとしたものまであります。魚類などに多いn−3系脂肪酸は積極的に摂取したいので，小型魚を摂取するとよいでしょう。

> 水銀は自然界に広く存在する。無機水銀は吸収されにくいが，微生物によってメチル水銀になったものは吸収される。人為的な水銀中毒で有名なのは水俣病。

> 妊婦への魚介類の摂食と水銀に関する注意事項の見直しについて（2005年，厚生労働省）

> 食物連鎖と生物濃縮によりメチル水銀含有量が多くなる。キンメダイ，メカジキ，クロマグロなどは週に80g（1切れ程度）までなど。キハダ，ビンナガ，ツナ缶などは制限なし。また，ハイリスクなのは胎児だけなので，妊婦のみが対象となる。妊娠に気づいて（8週）から気をつければ体内に蓄積された水銀は排泄できるので胎児に悪影響は出ないとされている。摂取した水銀の半量が排出されるには約70日かかる。授乳婦，乳児，小児はメリットのほうが大きいため対象外とする。

> アメリカ，EUなど多くの国で「妊娠する可能性のある女性，妊婦，授乳婦，幼児，16歳以下の子ども」などに摂食制限を勧告している。

C　感染症など

1 リステリアやトキソプラズマ

長く冷蔵保存され，そのまま加熱せずに食べるナチュラルチーズ，パテ，生ハム，スモークサーモン，レアステーキやローストビーフ（生肉を含む）などの加工品はリステリア菌やトキソプラズマ（原虫）に汚染されている場合があるので，妊娠中は控えましょう。くじらを含む獣鳥肉（温血動物）の加熱不足にも十分気をつけましょう。リステリア菌も**トキソプラズマ**も，妊婦が感染したとき，本人は重大な病気とならなくても，胎盤を通して赤ちゃんに障害をもたらすことがあり，**母子健康手帳**にも注意が喚起されています。リステリア菌に胎児が感染すると，高い確率で敗血症や髄膜症，さらには流産や死産を起こします。トキソプラ

> 妊婦は猫の糞便処理は行わず，他の家族が行うことが望ましい。トキソプラズマはほぼすべての温血動物に感染するが，終宿主はネコ科動物であるため。

> 母子手帳は日本が発祥。JICAなどによりインドネシアを皮切りにアジア，アフリカなどでもとり入れられ，母子保健に多大の貢献をしている。インドネシアのすべての母子手帳には「これは保健省とJICAが1997年につくった」と記されている。

表 3.13　妊娠中の栄養（食事摂取基準と，妊婦の実際の摂取量）

			単位	妊婦	授乳婦	妊婦
推定エネルギー必要量			kcal/ 日	初期＋ 50 中期＋ 250 後期＋ 450	＋ 350	1,712
栄養素			単位	推奨量（目安量）	推奨量（目安量）	摂取量中央値
たんぱく質			g/ 日	初期＋ 0 中期＋ 5 後期＋ 25	＋ 20	57.9
			%エネルギー	初期 13 ～ 20* 中期 13 ～ 20* 後期 15 ～ 20*	15 ～ 20*	13.5
脂質		脂質	%エネルギー	20 ～ 30*	20 ～ 30*	31.2
		飽和脂肪酸	%エネルギー	7 以下*	7 以下*	-
		n−6 系脂肪酸	g/ 日	(9)	(10)	9.13
		n−3 系脂肪酸	g/ 日	(1.6)	(1.8)	1.48
炭水化物		炭水化物	%エネルギー	50 ～ 65*	50 ～ 65*	54.8
		食物繊維	g/ 日	18 以上*	18 以上*	15.1
ビタミン	脂溶性	ビタミン A （レチノール活性当量）	μgRAE/ 日	初期・中期＋ 0 後期＋ 80	＋ 450	351
		ビタミン D	μg/ 日	(8.5)	(8.5)	1.9
		ビタミン E	mg/ 日	(6.5)	(7.0)	6.2
		ビタミン K	μg/ 日	(150)	(150)	159
	水溶性	ビタミン B_1	mg/ 日	＋ 0.2	＋ 0.2	0.77
		ビタミン B_2	mg/ 日	＋ 0.3	＋ 0.6	1.01
		ナイアシン	mgNE/ 日	＋ 0	＋ 3	9.2
		ビタミン B_6	mg/ 日	＋ 0.2	＋ 0.3	0.87
		ビタミン B_{12}	μg/ 日	＋ 0.4	＋ 0.8	2.3
		葉酸	μg/ 日	＋ 240	＋ 100	220
		パントテン酸	mg/ 日	(5)	(6)	4.80
		ビオチン	μg/ 日	(50)	50	-
		ビタミン C	mg/ 日	＋ 10	＋ 45	54
ミネラル	多量	食塩相当量	g/ 日	6.5 未満*	6.5 未満*	8.7
		カリウム	mg/ 日	(2,000)	(2,200)	1782
		カルシウム	mg/ 日	＋ 0	＋ 0	480
		マグネシウム	mg/ 日	＋ 40	＋ 0	197
		リン	mg/ 日	(800)	(800)	865
	微量	鉄	mg/ 日	初期＋ 2.5 中期・後期＋ 9.5	＋ 2.5	6.1
		亜鉛	mg/ 日	＋ 2	＋ 4	7.3
		銅	mg/ 日	＋ 0.1	＋ 0.6	1.02
		マンガン	mg/ 日	(3.5)	(3.5)	-
		ヨウ素	μg/ 日	＋ 110	＋ 140	-
		セレン	μg/ 日	＋ 5	＋ 20	-
		クロム	μg/ 日	-	-	-
		モリブデン	μg/ 日	＋ 0	＋ 3	-

*：目標量　＋：身体活動レベル II に合わせて産出　-：不明

〔摂取基準は日本人の食事摂取基準（2020 年版），摂取量は 2016 年（H28）国民健康・栄養調査報告書より〕

ズマに胎児が感染すると，胎児の脳や目に障害を生じます。

2 風疹など

風疹に妊娠20週頃までの妊婦が感染すると胎児にまで感染し，重症な疾患を含む先天性風疹症候群を発症する危険があります。2018年には風疹の流行があり，日本は渡航を控えるべき国とされました。これを受けて，厚生労働省は風疹ワクチン**未接種の人**のワクチン接種を実施することにしました。日本はワクチン接種については先進国のなかでは**消極的**ですが，ワクチンは感染症予防に最も効果的な方法で，子どもの健康を願うのであれば，きちんと受けさせることが重要です。外国から帰ってきた人や外国人などからの持ち込み感染症も増えています。

風疹の抗体保有率を90%まで上げるとして，1962～1979年生まれの男性を対象として2022年3月まで無料で抗体検査とワクチン接種を行っている。

ワクチンギャップといわれる。副作用に関する訴訟などがあり，国が消極的になっている。

3．授乳中の食生活について

産後は**乳汁**をつくるために妊娠中より多くの栄養が必要です。胎児より大きくなった乳児を支えていると考えるとわかりやすいでしょう。授乳婦のための食事摂取基準（表3.13）では，エネルギー，たんぱく質，ビタミン類やミネラル類は妊娠中よりもどれだけ多く必要かを示しています。また，母親が食べたものにより，母乳の成分は影響を受けます。このため，授乳中も適正な食生活を保つことが母親にとっても子どもにとっても重要です。食べ物の成分にはそのまま乳汁中に移行するものもあります。

食事摂取基準では1日の泌乳量は780mLとして算出している。胎児を養っていた妊娠期より赤ちゃんは大きくなっているので必要な栄養量も大きくなる。

授乳中の食べ物の影響に関する誤った知識に基づき，母親自身が食べるものを制限して栄養に偏りが出てしまうことがあります。たとえば，授乳中の母親が，自身が食物アレルギーでないにもかかわらず，アレルゲンとなりうる食べ物（牛乳，小麦，卵など）を控えることは推奨されていませんし，このような食べ物の除去により子どもの将来の食物アレルギーの発症を予防できるという科学的根拠はありません。また，授乳中の母親が乳製品や炭水化物をとりすぎると乳腺炎になりやすいということについても科学的根拠はありません。

妊産婦の栄養摂取状況に関する報告は少ないものの，妊娠していない若年層女子の栄養摂取データでは不足している栄養素があることはわかっており，妊娠中にも不足している栄養素があることが考えられます。若い女性の「やせ」や「貧血」の比率は高く，貧血傾向で献血できない人も少なからずいます。やせの妊婦から生まれる児は有意に出生体重が少ないという報告もあります。日本は先進国のなかでは**低出生体重児の割合**が高く，しかも高止まりしており，改善が急務です。

出生体重はその国の経済状況を反映するといわれ，概して先進国では大きく，途上地域では小さい。低出生体重児割合は，日本9.5%，OECD平均6.5%

コラム

おちちの不思議

さまざまな生物のなかで哺乳類は受精卵が一定の大きさになるまで胎内で育て児にし，産んだ後は母親が乳を飲ませて育てます。つまり，卵を産みっぱなしではなく児にしてから親の保護下で子育てをするということです。しかも乳は無菌的につくられるため，児の安全と成長は格段に担保され，生き延びる確率は高くなります。そのため産む児の数も多くなくてすむので，細やかな子育てができ，良循環が生まれます。哺乳類の乳は児の成長速度や生育環境などにより成分が異なります（**表**）。

表　主な哺乳類の乳の栄養成分（%）

分類目	動物名	全固形分	たんぱく質	脂質	糖質	ミネラル
霊長目	オラウータン	11.5	1.5	3.5	6.0	0.2
霊長目	ヒト	12.4	1.0	3.8	7.0	0.2
齧歯目	イエネズミ	29.3	9.0	13.1	3.0	1.3
食肉目	イヌ	23.5	7.9	12.9	3.1	1.2
奇蹄目	ウマ	11.2	2.5	1.9	6.2	0.5
偶蹄目	ウシ	12.7	3.4	3.7	4.8	0.7
鯨　目	シロナガスクジラ	57.1	10.9	42.3	1.3	1.4

特に，全固形分（たんぱく質，脂質，糖質，灰分）（**図1**）をどのくらい含んでいるかはその動物がどのような育ち（筋肉や骨格）を必要としているかにより，大きく3グループに分類することができます。一般に小動物は弱く捕食される危険があるため，早く身体が成長することが必要で全固形分（たんぱく質，脂質，ミネラル）が多いのです。寒い海に棲むクジラや砂漠のラクダなどは脂質が多いことで低温から身を守り，水分の損失を最少に抑えることができます。（**図2**）

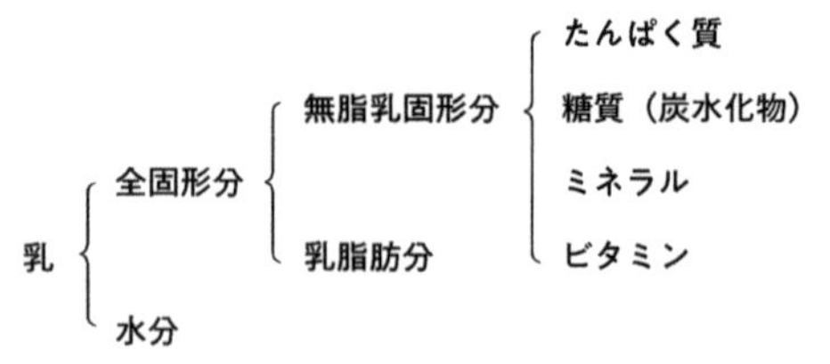

図1　乳の成分

図3は出生後に体重が2倍になるまでの日数と乳汁中のたんぱく質とミネラルの量を示しています。ヒトの児は他の動物と比較して，いかに身体的成長が遅いかがわかります。ヒト以外の動物で生後数年経っても自分の力で生きていけない動物はまれです。ヒト（人乳）をウシ（牛乳）と比較すると，乳糖が多くたんぱく質が少ないため，さっぱりとしてさわやかな甘みがあります。ヒトの乳は，身体の成長よりも糖のみを栄養とする脳の成長を優先していると考

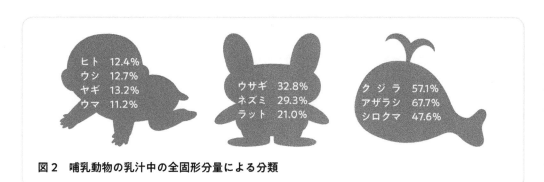

図２　哺乳動物の乳汁中の全固形分量による分類

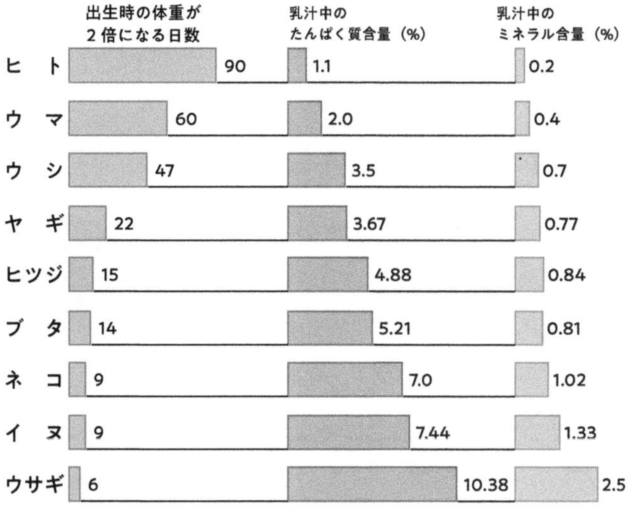

図３　新生動物の成長速度と乳汁中のたんぱく質とミネラル含量

えられます。またラクトフェリンという免疫物質が多いことも特徴のひとつです。

大型動物以外の多くの動物は複数の児を産みます。栄養ではありませんが，動物は哺乳するためには親子や児どうしが触れ合う必然があり，安心感や保温と家族の絆や社会性を育むことにつながります。児どうしはもつれ合い遊ぶなかで，さまざまな社会ルールや生きる技術，仲間の感情を推測することを身につけていくと考えられるのです。

4章 子どもの食事をつくってみる（調理の実習）

1 調理における衛生・安全管理の実際 ―家庭でのとり扱いを中心に

食の安全は最重要である。免疫機能の低い乳児，未熟児，低体重児などの哺乳を行う医療機関などは最も厳格な衛生基準に従う。「殺菌」より「滅菌」では温度，圧力などに大きなちがいがある。

1．衛生管理－調理上の衛生，自分自身の清潔，食中毒

A　調理上の留意点

食材の鮮度・品質の確認，必要な洗浄，確実な加温，低温での保存，異物混入防止に注意します。「つくったらすぐ食べる」が基本です。ただし，鮮度がよければ汚染されていないわけではありません。乳児は味の異変を伝えられないので十分注意しましょう。

B　衛生管理

自分自身の衛生管理は，手指や消化器・呼吸器などに注意します。手洗いやうがいは丁寧に頻回にしましょう。また咳は横を向き，上腕の衣類で覆う習慣をつけましょう（**図 4.1**）。手のひらやハンカチで覆った場合は手を洗います。

爪は短く，エナメルを塗らず，鼻水，にきびなどに触れず，髪を束ね，太めのヘアバンドや三角巾をします。指輪は間に物が挟まるので極めて不潔です。

家庭などにおける，おおむね健康な人の衛生管理は以下が中心です。

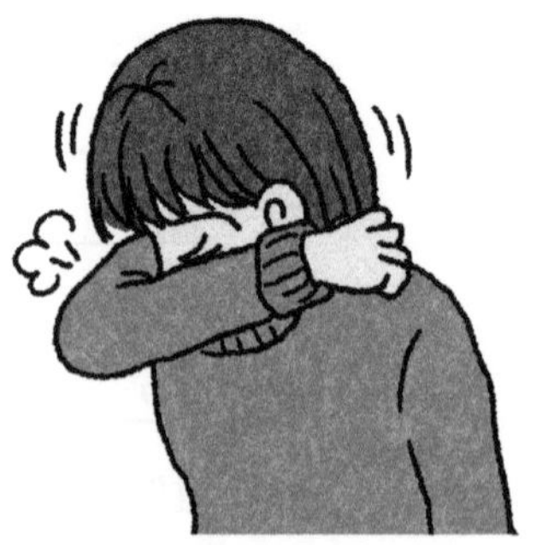

図 4.1　咳は上腕の衣類（袖）で覆う：咳エチケット

うがい　：水道水でよい（出がらしの番茶を用いてもよい）
手洗い　：必要・十分な丁寧さ。過剰は不要
咳など　：決して呼気をまき散らさない。顔や髪などに触らない
汚物処理：嘔吐物や下痢の処理（次亜塩素酸ナトリウムを用いる）
妊婦は猫の糞処理をしない。24 時間以上放置しない

自治体から食中毒注意報・警報が出ている場合にはより丁寧に対応しましょう。

C　主な食中毒と防止法

食中毒は大きく分類すると，毒物と，細菌など（ウイルスを含む）増殖するものに分けられます。多くの細菌性食中毒では，細菌数が非常に多くなると発症するため，増殖する前に早めに食べることで防止します。

しかし，なかには数十個という少数でも発症して重篤になるものがあります。その代表的なものは「**腸管出血性大腸菌**」と「ノロウイルス」です。細菌は体温程度を至適温度とし，10 ～ 20 分で 1 回分裂して 2 倍になります。ノロウイルスは食べ物からの発症だけではなく，二次感染（ヒト－ヒト感染）を防ぐことが重要です。症状の出ない健康保菌者・保有者から感染することもあります。

予防の 3 原則は「つけない」「増やさない」「やっつける」です（**図 4.2**）。

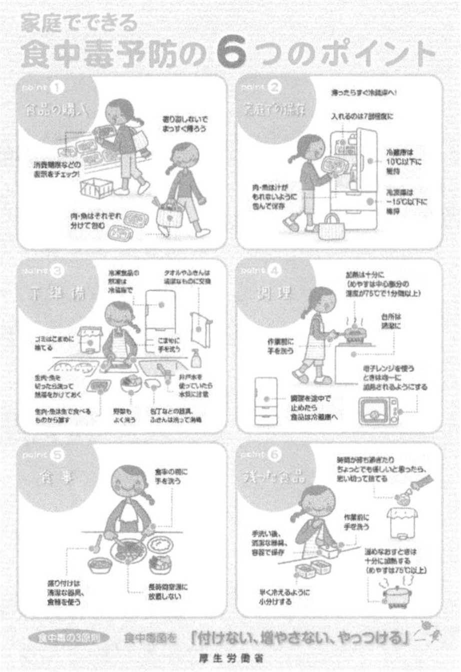

図 4.2　家庭でできる食中毒予防〔厚生労働省より〕

つけない　：洗う。肉汁などの付着に注意
　　　　　　食材，調理器具を分ける
増やさない：低温管理する。長く保存しない
　　　　　　冷凍しても死にません！
　　　　　　解凍・再冷凍しての保存はしない
やっつける：内部温度を確実に上げる
　　　　　　菌：75℃，1 分以上
　　　　　　ウイルス：85 ～ 90℃，90 秒以上

「保育所における感染症対策ガイドライン 2012」を参照。

ただし，黄色ブドウ球菌は熱で殺せても産生毒素エンテロトキシンは 100℃でも壊れません。ボツリヌス菌の産生毒素は生物兵器にも用いられるほどの強毒で，芽胞は熱にも強く摂取後に菌になります。ボツリヌス菌が混入することのあるはちみつは**1 歳未満の子ども**には与えてはいけません（大人は心配ありません）。また，素人が採った動植物（きのこ，山菜，ジビエ）なども，不明なものは食べないことです。そのほかの注意すべき主な食中毒は**表 4.1** のとおりです。

2017 年には国内で初めての乳児ボツリヌス症での死亡（6 か月）があった。

表 4.1　注意すべき食中毒

サルモネラ菌	卵，乳製品，十分加熱しない洋菓子など
リステリア菌	冷蔵保存非加熱で食べるパテ，スモークサーモン，ナチュラルチーズなど
ウェルシュ菌	大鍋で煮込みゆっくり温度が下がった料理
肝炎ウイルスなど	野生の動物は安易に食べない

2. 事故防止－誤嚥・誤飲，火傷

3.2.3項F「事故に注意」(p.92)を参照。

食べ物は**誤嚥誤飲**をしにくい形状にし，食べるときは**必ず見守ります**。少し大きくなった子どもでは，口に食べ物を入れたままふざけているときに誤嚥しやすいです。よく噛んで食べることを教えておきましょう。また異物の誤飲誤嚥にも注意しましょう。子どもは興味津々で何にでも手を伸ばします。特に台所はワンダーランドです。興味がケガにつながらないように伸ばしていきましょう。

2　乳児期の食べ物

1. 哺乳瓶の煮沸消毒

赤ちゃんは大人より体力，免疫力が弱いので，注意が必要です。しかし，日本は粉乳（粉ミルク）が高品質，水道水も安全性が高いので，過剰に神経質になる必要はありません。まず手指（爪）は石鹸で丁寧に洗います。**大鍋**に，洗浄した哺乳瓶と乳首，計量スプーンなどを水から入れて完全に浸るようにして 10 分間沸騰します。とり出すときは内面に触らずトングなど用います。使用後は早目に哺乳瓶と乳首，その他の器具を石鹸水で十分に擦り洗いし，水道水で丁寧にすすぎ，煮沸します。特に乳首は洗い残しのないように洗います。

施設などで専用器具を用いる場合は使用直前まで容器内に保管できるものもある。

2. 調乳：乳児用調製粉乳

乳児用調製粉乳の安全な調乳，保存及び取り扱いに関するガイドライン（FAO/WHO 2007 年）
健康に関して母乳哺育ではない高リスクの乳児にはリスクを減じる手立てを講じる必要がある。

調乳は**授乳のたびに行い**，すぐに飲ませます。
調乳について厚生労働省が示しているポイントは，

大規模な施設・病院などでは一度に多量を調製することがある。

> 70℃を少し超える湯で調乳する
> 調乳後**2 時間以内**に使用しなかったミルクは廃棄する

冷蔵保存は勧められませんが，2 時間以内に使用する場合は，哺乳直前に 70℃以上に再加熱します。一度口をつけた飲み残しは絶対に子どもには与えてはいけません（母親が飲む）。

清潔な哺乳瓶に粉ミルクを測り入れ，沸騰後 70℃を下回らない温度まで冷ました水道水（湯）（乳業協会では 80℃を推奨）を加え，振って溶かします。乳汁温度が適温まで下がったことを確認します。粉ミルクの量は正確に計量し，薄めたり濃くしたりはしません（**図 4.3**）。

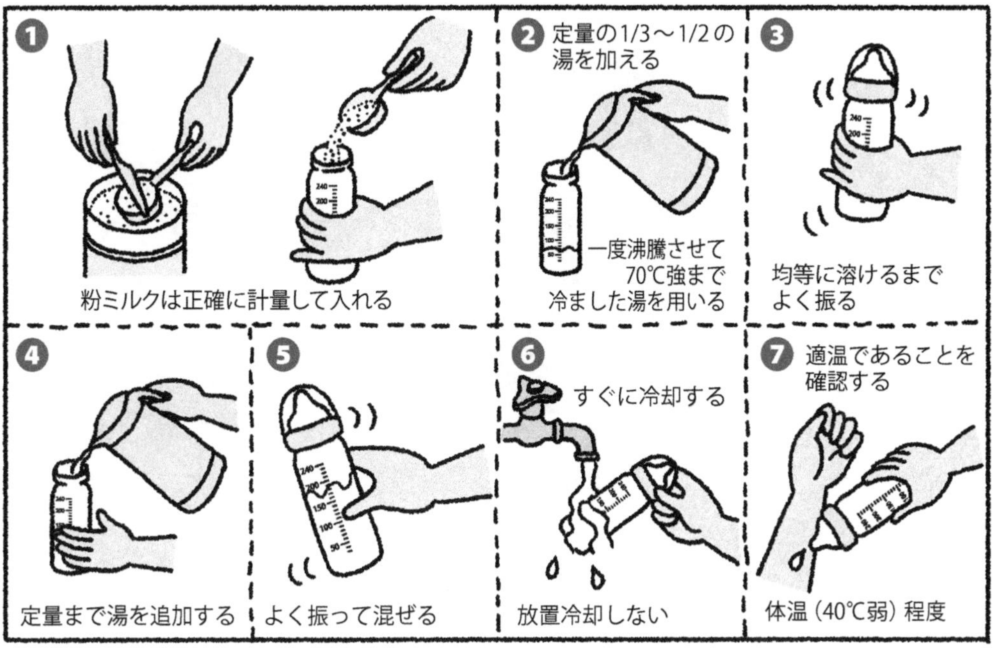

1
粉ミルクは正確に計量して入れる
2 定量の1/3～1/2の湯を加える
一度沸騰させて70℃強まで冷ました湯を用いる
3
均等に溶けるまでよく振る
4
定量まで湯を追加する
5
よく振って混ぜる
6 すぐに冷却する
放置冷却しない
7 適温であることを確認する
体温（40℃弱）程度

図 4.3　調乳方法

乳児用粉乳は滅菌（完璧に無菌）しているわけではないので，念のため調乳温度でより安全性を高めるのです。粉乳汁で最も リスクのある「**サカザキ菌（*Enterobacter Sakazakii*）**」は 70℃でほぼ死滅するので安全といえます。この菌による発症は極めてまれですが，発症した場合は重篤になる場合があるので，未熟児，低体重児，病気の赤ちゃん（免疫障害を有する），新生児では細心の注意を払い，必要に応じて滅菌されている液体ミルクの使用が勧められます。

Enterobacter sakazakii は，ヒトや動物，環境中に確認される多数の菌種を含む腸内細菌科 *Enterobacter* 属の細菌である（2004 年 FAO/WHO 専門委員会見解の厚生労働省訳）。日本の乳児用粉乳は極めて安全性が高いが，滅菌はしてないので，このほかにサルモネラ菌等に汚染されるリスクなどがある。

3. 授乳のポイント

赤ちゃんは授乳で栄養だけではなく安心感も得るので，授乳時には，

しっかりすっぽり抱く
大人は赤ちゃんに触れる面がやわらかな肌触りの服を着る
目を合わせる（**図 4.4 左**）
やさしい表情，やさしい声かけ，やさしい愛撫

をします。飲み終えたら，体を立てて背中を軽くたたき，げっぷ（**図 4.4 右**）を出させます。

H. Harlow（ハーロウ）の有名な実験で，やわらかい肌触りが重要なことが発見された。

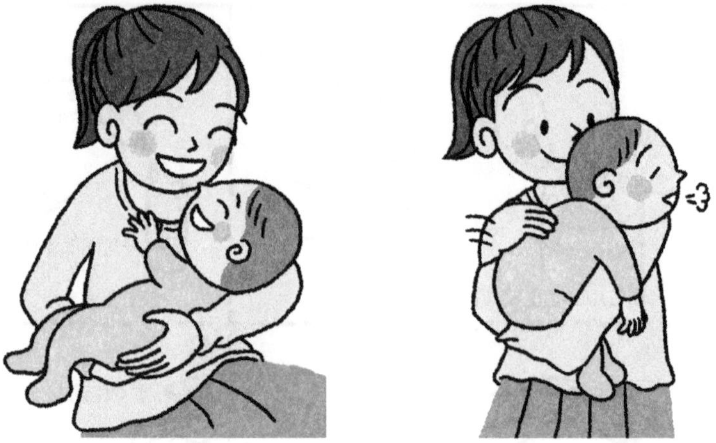

目を合わせる

縦に抱いて，背中を軽く叩き，
げっぷを出させる

図 4.4　授乳とげっぷのさせ方

4．離乳食－離乳の意義を踏まえて

離乳の目的は乳以外の食べ物をとることができるようになることと，乳では不足しはじめる栄養をとることです。

第一に，固形物（流動物）を口に入れることと嚥下すること

第二に，さまざまな味に慣れること

を目標に，「食べることは楽しい」と経験することが大切です。強い味ではないものをやわらかく細かく調理して，ひとさじずつはじめ，多種類の食べ物を食べさせます。

粥
じゃがいも
卵（固ゆでの卵黄から）
青菜の葉先
白身魚　など

5．家族の食事からとり分ける

やわらかく煮て塩などの調味料を加える前にとり分ければ，離乳食にすることができます。ただし，やわらかくても市販の大人用の食べ物には塩分が多く含まれているので，子どもには不向きです。新しい家族のための離乳食づくりに合わせて，大人も加塩しない食生活にしていくとよいでしょう。

03 幼児期の食べ物

1．4回食：補食の意義（3～5歳）

幼児は単位体重当たりの栄養要求量は大人の数倍と大きいのに，消化器の働きは未熟なので，小分けにして食べる必要があります。夕食を多くしすぎず，朝食を充実させることと，補食でも栄養をとるように配慮することが大切です。3～5歳では体の大きさがかなり違うことに留意します。

献立例

朝食：きなこレバーペーストパン，野菜入りオムレツ，果物入りヨーグルト
昼食：ごはん，豆入りミルクシチュー，煮野菜サラダ
補食：ふかしいも，レーズンバター，牛乳
夕食：ごはん，具だくさんの味噌汁，鮭のマヨネーズ焼き，ほうれんそうのおひたし

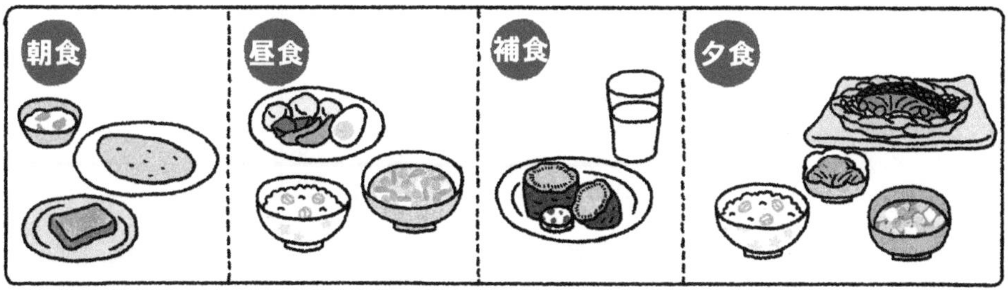

朝食	きなこレバーペーストパン	パン	40 g
		きなこ	8 g
		鶏レバー	4 g
		バター	4 g
	野菜入りオムレツ	卵	25 g
		にんじん	3 g
		ほうれんそう	20 g
		オリーブ油	2 g
	果物入りヨーグルト	ヨーグルト	100 g
		りんご，みかん　など	30 g
昼食	ごはん	胚芽米	50 g
	豆入りミルクシチュー	鶏肉（ささみ：叩きつぶして団子にする）	30 g
		たまねぎ	20 g
		にんじん	10 g
		いんげん豆（ゆで）	30 g
		牛乳	60 g
	煮野菜サラダ	じゃがいも	15 g
		スナップエンドウ	10 g
		ビーツ	10 g
		ゆで卵	25 g

補食	ふかしいも	さつまいも	40 g
	レーズンバター	バター	4 g
		レーズン	5 g
	牛乳	牛乳	150 g
夕食	ごはん	胚芽米	50 g
	具だくさんの味噌汁	豆腐	20 g
		さといも	20 g
		なす	10 g
		キャベツ	15 g
		ねぎ	1 g
		減塩味噌	0.3 g
		だし	150 g
	鮭のマヨネーズ焼き	鮭（生）	40 g
	（ホイル包み）	たまねぎ	10 g
		きのこ（しめじ，えのき，しいたけなど）	10 g
		マヨネーズ（全卵型）	3 g
	ほうれんそうのおひたし	ほうれんそう	40 g
		花かつお	2 g

栄養価

体位：身長 103 cm，体重 16 kg の子どもの場合

	エネルギー（kcal）	たんぱく質（g）	脂質（g）	カルシウム（mg）	鉄（mg）	食塩相当量（g）
朝食	317	14.7	14.9	169	2.1	0.8（うち 0.5 はパン）
昼食	376	19.6	6.6	116	1.8	0.2
補食	199	5.6	9.0	183	0.4	0.2
夕食	336	16.0	9.7	61	2.1	0.2
計	1,228	55.9	40.2	529	6.4	1.4

PFC 比は，たんぱく質 18.2%，脂質 29.5%，炭水化物 52.3% と良好です。

2. 手づかみ食

手づかみは子どもの探求心や意欲を伸ばすのに格好のチャンスです。食べやすく栄養バランスもとれるように配慮します。つくるときの注意点は，持ちやすい，握っても崩れにくい，汁が垂れないようにして，食べる意欲をかきたてるように，彩りを大事にします。果物を出すときは，先に食べないように食事が終わってから，お皿を替えて出します。

肉巻き　：野菜などを薄切り肉で巻いて焼く，中身はあらかじめ煮ておく
海苔巻き：食材を海苔（のり）で巻く（海苔が噛み切りにくいので切り込みを入れる）
スティック状にする：Kofte（キョフテ）など
煮野菜　：崩れにくい野菜を棒状（大きめの拍子木）に切りゆでる。

Kofte（キョフテ）：トルコ，中東，南アジアの料理。
ミンチ肉に野菜などを加え，長細く形を整え，焼いたもの。

3. こだわりによる偏食がある場合

発達途上にある子どもは，感覚的なこだわりや違和感から偏食になることがあります。少しくらいなら食べられないものがあっても鷹揚に対応すればよいのですが，いくらか対処できることはあります。

こだわりの対象には，味，におい，音，食感，色，かたさなどの感覚があります。また，子どもの発達という観点からみると，自我の芽生えなどによるもので社会性の発達とともに目立たなくなるものや，感覚過敏が原因と考えられるものがあります。いずれも基本は，苦手とする食べ物を他の食べ物でマスクして目立たなくさせます。しかし細かく刻んで混ぜてしまうと，何が入っているかわからないのでかえって嫌がる場合もあります。いずれにせよ子どもの成長を焦らないことですが，**発達障害**などが疑われる場合は専門家に相談するのが望ましいです。子どもにとって食事や食卓が嫌なものであってはなりません。

8.3 節「障害のある子どもの食と栄養」（p.188）を参照。

〈食べ物を目立たなくさせる方法〉

①細かくする：みじん切り，すりおろし
②マスクする：より強いにおいや色に紛れさせる（カレーなど）
③好きなものを加える：マヨネーズやソースなど（塩分に注意）
④テクスチャーを工夫：かたさを変える，とろみをつける，**寄せもの**にする
⑤混ざるのを嫌がる場合：盛りつけ，食器を分ける
⑥におい：好きなにおいを強くする，部屋ににおいがこもらないようにする
⑦ほかの調理法や切り方を試す：煮る，揚げる，炒める，和える，焼くなど
⑧適度に空腹になるような生活習慣，規則的な食習慣をつくる
⑨いっしょに料理する，買い物に行く，栽培するなどで食材に興味をもたせる
⑩まわりの人はいつも安定して楽しい食卓とし，つられて食べるようにする

ゼリーや寒天で固めたもの。

4. 育てて食べる

育てやすく必ず収穫できるものを選びます。得ることがたくさんあります。できるだけ水耕栽培ではなく戸外で育て，日照，風，土に触れるように図ります。

さつまいも：5～6月植えつけ，収穫11～12月
簡単，やせ地でも可（救荒作物）

じゃがいも：4月中旬植えつけ，収穫9月
育っている様子は見えないが簡単。

ミニトマト：5月植えつけ，収穫8月
育っている様子が見え，順に収穫できる。球体なので窒息に注意。

スプラウト類（もやし）：いつでも室内で栽培ができ，様子も観察できる。
もやしや豆苗などがある。

10.2 節内の『おおきなおおきなおいも』（p.246）を参照。

5. 手作りおやつ（補食）

蒸しパン：簡単で形を気にせずつくれ，レーズン，かぼちゃ，くるみ，りんご，野菜パウダーなど副材料によって栄養価を高めたり季節感を出したりできます。

カップ肉まん：小麦粉，ベーキングパウダー，水で生地をつくり，カップに入れ，中央にミンチ，野菜のみじん切りを入れて蒸します。包まないので簡単です。

おむすび・おにぎらず：塩を加えずラップで包んで素手を触れずにつくります。

お好み焼き：ちりめん等で栄養価を高め，子どもにもつくらせることができます。

焼き芋：「育てて食べる」に連動させることができます。

4 学童期の食べ物

1．学童期の課題

生涯にわたる健康的な食習慣（その他の生活習慣も）を確実にする時期です。朝食をしっかり食べて，夕食が遅く偏重にならないように注意します。おやつはあくまで栄養補給（補食）なので，甘いものやスナック菓子は控えましょう。

2．小学校中学年（8 ～ 9 歳）の献立例

献立例

朝食　：麦ごはん，けんちん汁，鶏むね肉の香草ピカタピーマン添え

昼食　：学校給食

おやつ：おむすび（ちりめんじゃこ入り），にら入り卵スープ

夕食　：麦ごはん，味噌汁，白身魚の野菜あんかけ，冷ややっこ，青菜のごまあえ

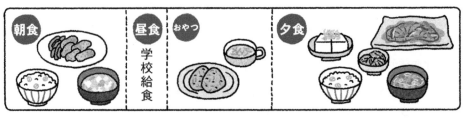

朝食	麦ごはん	米（水：米麦の 1.5 倍）	50 g
		麦	20 g
	けんちん汁 具の計　55 g （大人：85 g）	豆腐	15 g
		にんじん	10 g
		だいこん	15 g
		いも	10 g
		ねぎ	3 g
		ごま油	2 g
		しょうゆ	0.5 g
		だし	150 g
	鶏むね肉の香草ピカタピーマン添え	鶏肉（むね）	40 g
		卵	25 g
		パセリ	4 g
		ピーマン	15 g
		オリーブ油	3 g
昼食	学校給食	学校給食用強化米使用	

おやつ	おむすび （ちりめんじゃこ入り） にら入り卵スープ	玄米飯 ちりめんじゃこ スープの素 卵 にら わかめ	100 g 5 g 0.5 g 25 g 10 g 3 g
夕食	麦ごはん 味噌汁 白身魚の野菜あんかけ 冷ややっこ 青菜のごまあえ	米 麦 油揚げ わかめ 切り干し大根 ねぎ 減塩味噌 白身魚（たらなど） オリーブ油 にんじん こまつな きのこ（しいたけ） だし 片栗粉 豆腐 ねぎ 花かつお 青菜（ほうれん草） ごま	50 g 20 g 8 g 3 g 5 g 3 g 1 g 80 g 5 g 15 g 20 g 10 g 40 g 2 g 30 g 1 g 3 g 40 g 5 g

栄養価

体位：身長 130 cm，体重 27 ～ 28 kg の子どもの場合

	エネルギー（kcal）	たんぱく質（g）	脂質（g）	カルシウム（mg）	鉄（mg）	食塩相当量（g）
朝食	411	19.4	10.2	58	1.8	0.2
昼食	650	28.6	18.1	350	3.0	1.9（基準内最大値）
おやつ	221	8.6	4.0	77	1.3	1.1
夕食	500	29.4	13.5	260	4.1	1.1
計	1,782	86.0	45.8	745	10.2	4.3

昼食は学校給食基準で，食塩は最大量の 1.9 g としたので計が少し多めになっています。PFC 比はたんぱく質 19.3%，脂質 23.1%，糖質 57.6% とバランスがよく，総エネルギーも約 1,800 kcal で学生にも参考になります。食塩相当量が少ないと感じるかもしれませんが，これで 4.4 g と子どもにはまだ多いくらいです。カルシウムと鉄はすでに女児（750 mg，7.5 mg）のほうが男児（650 mg，7.0 mg）より多く必要とされているので注意しましょう。

3．簡単な朝食

子どもには，食べるときはいつも 3 色の食べ物を食べるようにということを教えます。ここでは包丁も火も使わずに子どもでも用意できる朝ごはんを紹介します。毎日の食事は食材で目先を変えることで変化させ，基本をパターン化すると楽になります。

電子レンジでつくる「3色＋乳製品（牛乳かヨーグルト）」の朝食

赤：卵，豚の薄切り肉や鶏のささみを焼いたもの

黄：ごはん，またはパン，またはシリアル

緑：ピーマン，ブロッコリー，パプリカなど

できれば，みかんなどの果物があるとよい。

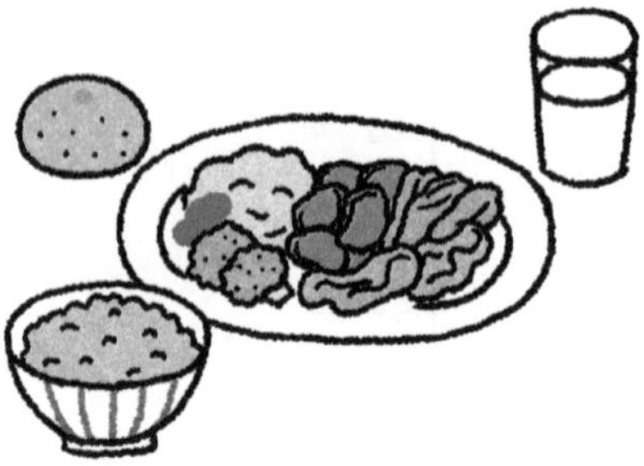

〈作り方〉

① 卵1個を耐熱容器に割り入れ，牛乳小さじ2杯程度を加えてかき混ぜる。電子レンジ500 Wで30秒加熱し，もう一度かき混ぜてさらに20秒加熱する。加熱は2度に分けないと爆発することがある。

② 耐熱皿に薄切り肉2枚とピーマン1/2個（手で一口大にちぎったもの）をのせ，電子レンジで3～4分加熱する。肉の火の通り具合が足らないようであればさらに電子レンジで加熱する。

③ ブロッコリー（1個）は小房に分け，大さじ2杯分の水をかけ，電子レンジで2分加熱する。

④ パプリカ（赤もしくは黄）1/4個を手で一口大にちぎる（生で食べる)。

⑤ ①②④と③の小房を2個，皿にもる。①の卵にはケチャップを添える。

※ごはん(玄米か麦ごはん)は一膳。みかんなどの果物と牛乳を添える。

4. 食物繊維をとる

9.3.3項B（p.233）を参照。

食物繊維の摂取量は不足傾向にあります。便秘ぎみであれば不足している可能性があります。手軽な方法は，最大の供給源である穀類を全粒や麦にし，一定量(毎食一膳)を食べることです。でんぷんの一部はレジスタント・スターチになり，食物繊維のような働きをします。ごはんは玄米か分搗き米，または麦入りにします。パンは全粒粉パンにし，菓子パンは食事として食べないようにしましょう。

5 妊娠・授乳期の食べ物

妊娠を希望または可能性のあるときは留意しなければならない食べ物があります。妊娠したかどうかはしばらくはわからず，つわりが現れるとしても受精時からではありません。日頃からできることとしては，十分な栄養をとり，不足しがちな栄養（鉄，カルシウム，葉酸，ビタミンD）に気を配ります。

鉄：鉄鍋，やかん鉄瓶，鉄塊（黒豆用）を使うことも便法です。

カルシウム：乳製品，大豆製品，野菜，小魚を毎日食べます。

葉酸：食べる量と価格を考えると次のような食品が有益です。

青菜，果物（アボカド，いちご，かき，みかん類（温州みかんなど），キウイ，バナナ，まくわうりなど），きのこ類，海藻類，小魚類

葉酸には「葉」という文字があるので野菜のような気がしますが，意外なところでは，魚も全部を食べる種類の小魚（鮎内臓，いかなご，煮干し，めざし，しらす，ししゃも，わかさぎ）や牡蠣(かき)，魚卵にも多く含まれます。たんぱく質性食品の乏しい山国では妊婦に「鯉(こい)こく」を食べさせました。たんぱく質だけではなく，鯉の内臓には葉酸も多く含まれており，理に適った食べ物だといえます。

穀類では，胚芽を含む全粒を食べるもの（玄米，小麦・大麦の全粒粉，アマランサスなど）の雑穀類に多いです。

ビタミンD：サケ・マス類，さんま，いかなご，あん肝などの魚を食べて，日を浴びることが必要です。

一方で食べすぎてはいけない食べ物として**大型魚**（クジラ類を含む）があります。妊娠期に食べたものを胎児は学習するので，好き嫌いなく多様な食べ物を食べるようにしましょう。授乳期には乳汁生産のため，エネルギー，たんぱく質などが多く必要になります。

大型魚については 3.5.2 項 B（p.105）を参照。

6 生涯発達と食生活

1. 食育：生涯の健康－乳幼児期から高齢期まで

A 乳幼児期

食生活は哺乳期からはじまっています。乳児の食習慣といってもピンとこないかもしれませんが，規則正しい哺乳，安心感と満腹感，健全な空腹感を経験させることが重要です。乳児の頃から人生の中盤以降の健康づくりがはじまっています。乳幼児期はそのような人生の核のような大切さをもっているのです。

B　高齢期

低栄養防止と共食を心がけるようにしましょう。体重が減らないことを目安にします。体重減少は体力低下に直結するので，十分なエネルギーとたんぱく質をとり，フレイルにならないように留意します。食べる量が減ると活動が不活発になり，社会的な活動も減り生活全体が色あせて，気力も萎え，負のスパイラルに入ります。特に高齢になって親しい人を亡くしたりした人には，まわりの人が十分に手を差し伸べてあげましょう。いっしょに食事をすることによって子どもは高齢の方から目には見えずとも学ぶものが多々あります。海外では子どもたちと高齢者が近くで生活する試みもなされ，メリットがあるとされています。

2. 子どもがつくる・家族でつくる

子どもはいずれ親元を離れて独立していきます。物心ついてから高校卒業まではたかだか十数年です。その間に，さまざまな面での自分で生きる力を身につけさせる必要があります。食に関する知識や技術は大切なひとつです。一生懸命育てた子どもが食の知識と技術がないために早くに生活習慣病を発症して苦労したり早世したりする悲しみを味わうことのないようにしましょう。

コラム

備蓄－何とか食べて生き延びる練習
子どもは食べだめも飲みだめもできません！

昨今の猛烈な台風や，国土が川や海に沈む恐怖は，地球温暖化による気候変動によるものであると多くの人が認識し，考えるところまできています。そうでなくても，日本は急峻な地形で，日本の河川はヨーロッパの大河に比べると川というより滝に近いといってもよいくらいです。各地の温泉は火山帯の上にいるということであり，御嶽山（おんたけさん）は「噴火というものは突然起こる」ということを示しました。ヨーロッパに行くと数千年も倒れずに置いてある彫像がありますが，日本では考えられないことです。

2011 年 3 月の東日本大震災は日本人の価値観まで変えたように思います。10 万人以上が犠牲になった関東大震災（1923）にちなんで設けられた「防災の日 9 月 1 日，防災週間 8 月 30 日から 9 月 5 日」は，台風上陸の多い二百十日にも当たります。近年は被災した方が一様に「何十年もここに住んでいるがこんなことは初めてだ」といっているのが印象的です。豪雨災害，台風，地震だけではなく，小さな子どもがいるとインフルエンザなどで外に出にくい場合もあります。買い物に行かずに数日間をしのげるように食料を備蓄しておくことは，これからますます重要になってきます。

備蓄食料は大別すると，保存のきく青果物等と，長期保存[1]できるレトルトや缶詰等に分けられます。そして，そのまま食べられるものと，多少の作業が必要なものがあります。

また災害時には，停電により冷凍庫，電子レンジが使えないと仮定しておきましょう。

表　備蓄例

回転ストック	かなり長持ち	米，じゃがいも，たまねぎ，小玉かぼちゃ
	それほど長くない	にんじん，果物
長期保存可能	そのまま	水，ビスケット，レトルト，缶詰，液体ミルク
	簡単な作業が必要	FD（フリーズドライ），アルファ化米ごはん
	エネルギー補給	チョコレート，羊羹（ようかん）
	栄養補助食品	菓子，ゼリー・飲料，ビタミン剤など（薬）

子どもでも簡単に開封できるか，ナイフ，紙皿，ラップ，箸（はし），スプーン，ポリ袋，燃料などはあるか。暗く寒いと子どもは特に不安が増すので，太陽光ランプ，ろうそく（マッチ），毛布なども必要です。

備蓄食料を用いた食事はキャンプ感覚で幼児以上であれば子ども中心にやってみることです。大人がケガをしていないとは限りません。

電気，火を使わない，あるものだけで整える，片付けも多くの資材を使わない。最初は休日の昼食からはじめ，次は子どもだけで，その次は，休日前日の夕方近くからはじめます。暗くなっても電気がつかなかったらどうなるのか，真冬の寒いときにもやってみて，どうだったかを学び，今後に活かすようにしましょう。災害はいつ起こるかわかりません。どんなときにも数日間は自力で生き延びる力を子どもにもたせることは大切であり，必要です。

ここで備蓄表（数量も）をつくってみましょう。自分用と，保育士になったときのためのものです。それから背負って持ち出すものと，食料以外も考えます。特に幼い子どもがいる場合，通常とは異なる物品が必要で，最低，直後の１週間をしのげるだけの用意をします。

災害は家や学校，職場にいるときに発生するとは限りません。東日本大震災の後には，バッグのなかにペットボトルの水，チョコレート，栄養シリアルバー，防寒やケガの手当てにも使えるように大判のストールや日本手ぬぐい，ポリ袋などを入れている人が増えました。

備蓄とともに，家族や親しい人との連絡方法なども話し合っておくことが必要です。「備えよ，常に」です。

〈自分自身〉 水：	〈保育所〉 水：
〈持ち出し〉 水：	〈持ち出し〉 食料以外*：

＊食料以外：薬，食器，毛布，着替え，紙類（ティッシュ，おむつ，生理用品他），トイレ関係，おもちゃ，絵本，電池，充電器，照明・加熱用具，ポリ袋・ゴミ処理用具など

1）保存期間 25 年の商品も出ている。1 年ごとに練習で食べてみて補充するのは理想であるが，買い替えの費用，更新の失念なども考慮すると長期保存可能な商品はありがたい。「サバイバルフーズ」(株)セイエンタプライズでは雑炊など 2.5 食 3,000 円，10 食 8,000 円，ファミリーセット 15 食 16,000 円程度で保存期間 25 年の FD 食品を開発している。水は 15 年保存もある。
（原則，個別の商品紹介はしないが，備蓄は緊急性が高いのであえて紹介した。災害はいつ発生するかわからない。幼い子どもが多数いる保育所に備蓄は必須である）

5章 食育の基本と内容

1 保育における食育の意義・目的と基本的考え方

1. 教育の役割

教育でまず思い浮かぶのは知育です。江戸時代から庶民のための**寺子屋**は全国に**15,500**校以上，卒業生（筆子）の小規模なものを含めると数万か所もあったとされ，「読み・書き・そろばん」と徳育が行われていました。江戸末期から明治初期に訪れた**外国人**は子どもたちが社会で大切に扱われていることに驚いています。**絵に描かれた子どもの姿**から子ども観のちがいが見えるという人もいます。日本では頭が大きく幼顔で表現されますが，西洋の聖母子の子はまるでおじさんのように描かれているのです。日本のほうが子どもをきちんと見ているようです。聖母も若くきれいな女性として描かれているのに対し，悲母観音や鬼子母神などは若い女性ではなく慈愛に満ちた母として描かれます。500人もの我が子を養うために人間の子どもをさらい食べていた鬼女は，我が子を失う悲しみから改心してすべての子どもを守る鬼子母神になるなど，子どもを慈しむ文化が感じられます。

> 武家の子どもには藩校などがあった。

> 明治政府が1883年に調査したデータが「日本教育史資料」に記載されている。

> イギリス人，アメリカ人，スイス人など。
> I. L.Bird（英）は，こんなに子どもたちに喜びをもっている人たちを見たことがない。日本の子どもたちが大好きだ。赤ちゃんが泣いていたり子どもがぐずって困らせていたりするのをいまだ見たことがない（後略）むくつけき男たちが子どもを膝に乗せ，穏やかな時間を過ごしているのをイギリスの状況と比べて驚きをもって書き残している。
> I never saw people take so much delight in their offspring（後略）I am very fond of Japanese children. I have never yet heard a baby cry, and I have never seen a child troublesome or disobedient.

> 清水将之『私説　児童精神医学史』金剛出版（2018）。言及している「善財童子」（1273）は5頭身など。

保育所では，保育者が子どもを守り育てる「養護」と，子ども自身の成長発達を図る「教育」が同時に行われます。保育士などが生命の保持と情緒の安定を通して安定した生活と充実した活動ができるように生活を整える「養護」，子どもが5領域といわれる健康・人間関係・環境・言葉・表現の療育などでさまざまな経験を送るなかで，心情，意欲，態度などを成長させていくのが「教育」です。

2. 食育の意義・目的と基本的な考え方

これまで教育は知・体・徳育でしたが，昨今，食に関するさまざまな課題が顕在化し，健康や社会の持続性のためには食に関する広い範囲の総合的な教育がすべての国民に必要とされ，食育基本法が制定されました。食の字から健康や栄養，育の字から子どもの教育を考えがちですが，高齢期までの一生の健康と，食料の持続性などが主要なテーマです（**図 5.1**）。食料の生産や食文化の伝承なども大切とされています。考えてみれば，食べない人はいないのですから，食が社会や生活の基礎であるということは当然のことかもしれません。そうしたなかで，子

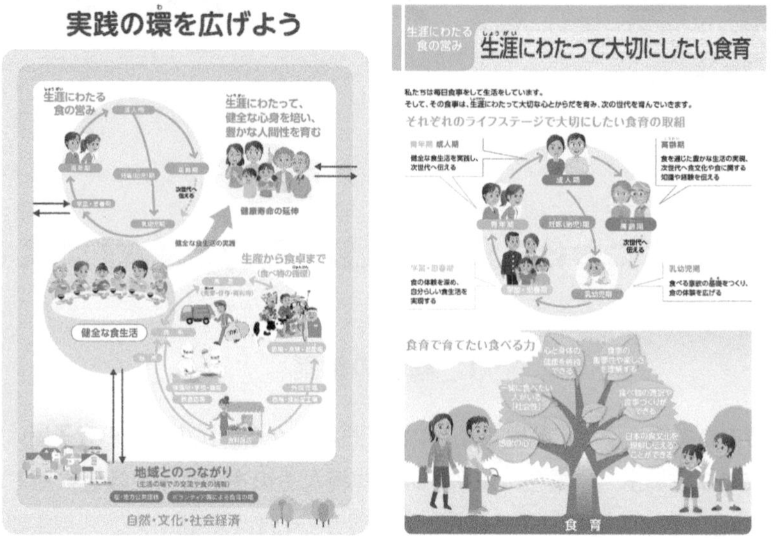

図 5.1　食育ガイドから
〔農林水産省より（2019.3 改定）〕

「食育ガイド」は，農林水産省 Web サイト「食育の推進」から自由にダウンロードできる。http://www.maff.go.jp/j/syokuiku/index.html

どもについては特に食育の重要性が食育基本法の第 19 条と 20 条などで指摘されています。

2　食育基本法

食育の日：毎月 19 日
食育月間：6 月

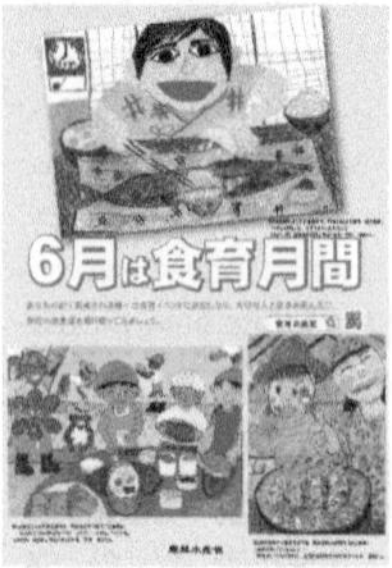

前述のような社会情勢から 2005 年に『**食育基本法**』が制定されました。特徴は，

> 食育は教育の基礎である
> すべての国民が担うべき責務である
> 国などは実施について具体的計画策定を求められている

ということです。
その前文では，
「子どもたちが健全な心と身体を培い，未来や国際社会に向かって羽ばたく」
「すべての国民が心身の健康を確保し，生涯にわたって生き生きと暮らす」
「子どもたちが豊かな人間性をはぐくみ，生きる力を身に付けていくためには，何よりも「食」が重要である」
「食育を，生きる上での基本であって，知育，徳育及び体育の基礎となるべきものと位置付ける」
「都市と農山漁村の共生・対流を進め，「食」に関する消費者と生産者との信頼関係を構築」
「食育の推進に関する我が国の取組が，海外との交流等を通じて食育に関して国際的に貢献することにつながることも期待される」
第 11 条：教育関係者等及び農林漁業者等の責務として，教育並びに保育等は，基本理念にのっとり，あらゆる機会とあらゆる場所を利用して，積極的に食育を推進する。
第 13 条：食育は全国民の責務であるとして，国民はあらゆる分野において，基本理念にのっとり，生涯にわたり健全な食生活の実現に自ら努めるとともに，食育の推進に寄与するよう努める。
特に子どもの食育に関しては，
第 19 条：家庭における食育の推進として，国及び地方公共団体は，父母その他の保護者及び子どもの食，妊産婦に対する栄養指導又は乳幼児をはじめとする子どもを対象とする発達段階に応じた栄養指導その他の家庭における食育の推進を支援するために必要な施策を講ずる。
第 20 条：学校，保育所等における食育の推進のため，国及び地方公共団体は，学校，保育所等において魅力ある食育の推進に関する活動を効果的に促進することにより子どもの健全な食生活の実現及び健全な心身の成長が図られるよう，学校，保育所等における食育の推進のための指針の作成に関する支援，食育の指導にふさわしい教職員の設置及び指導的立場にある者の食育の推進において果たすべき役割についての意識の啓発その他の食育に関する指導体制の整備，学校，保育所等又は地域の特色を生かした学校給食等の実施，教育の一環として行われる農場等における実習，食品の調理，食品廃棄物の再生利用等様々な体験活動を通じた子どもの食に関する理解の促進，過度の痩身又は肥満の心身の健康に及ぼす影響等についての知識の啓発その他必要な施策を講ずるものとする。
と大変重視していることがわかります。

03 食育の内容と計画および評価

1. 組織での活動の基本：PDCA

何ごとも行動するときには成果を上げるために綿密な計画と検証が必要です。もともとは品質管理の方法として提唱された考えが PDCA（Plan（計画）→ Do（実践）→ Check（評価）→ Action（対策））です（**図 5.2**）。まずは，現状把握をして，何が問題なのか，何をまず改善することにするかを検討します。総花的な計画で

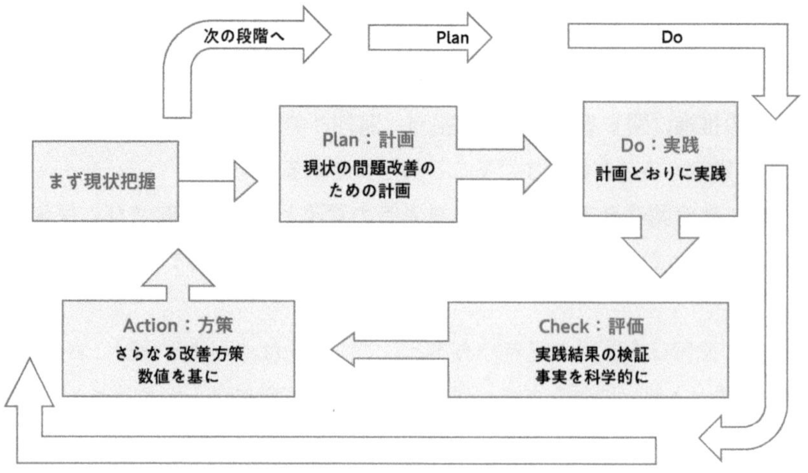

図 5.2　PDCA とは：現状を改善したら螺旋（らせん）状にさらに次をめざす

は実効を上げることは難しいです。大切なことは現状を事実として把握すること，それから評価を客観的に行うことです。

終わった後で簡単なアンケートを配付して評価・感想を求める場合がありますが，効果を測定するのであれば，事前の状態を正確に把握して，事後どのように変わったかを数値で把握できるようにすることが必要です。

2. 食育の目標・内容と実施計画

食べることに関して，子どもは成長とともにできるようになっていくことがあります。個人差や環境によりできることには差があるので，無理なく機会をとらえて促していきます。

6 か月頃まで：おなかが空いたら泣き，泣くことで自分の欲求を伝え，聞き届けられることを知る。愛されていることを世話してもらうことで実感する。

6 か月～1 歳 3 か月頃まで：離乳食を喜んで食べる。「うまうま」などの喃語（なんご）で欲求を伝える。よく食べ，よく遊び，よく眠る，という基本的な生活習慣と規則的な生活リズムを身につけはじめる。

1 歳 3 か月～2 歳頃まで：いろいろな食べ物を食べる。よく噛む。

2 歳頃：基本的な食習慣を確立する。友達との共食ができる。清潔にできる。

3 歳以上：苦手な食べ物にも挑戦する。旬の食べ物や地域の産物を知る。自分たちで野菜などを育てて食べる。身近な動植物に興味をもち，できれば飼育する。手伝いや簡単な料理ができるようになる。外国の人や高齢の人との交流も楽しむことができる。

3．食育の種

子どもの育ちと教育を考えるとき，生きる力を身につけていくためには，何よりも「食」が重要であり，知育，徳育および体育の基礎となるべきものと位置づけられています。食は食べることだけではなく，生産や経済，文化，地域差，他文化の学び，歴史，**紛争**など，多くの事象に結びついています。朝ごはんに何を食べたか，ということからだけでも，多くのテーマを見つけ，よい意味での芋づる式に広く深く掘り下げていくことができるのです。ある中学校では，**1冊の本**を勉強しているのか，おもしろがっているのかわからないくらい横道にそれながら3年間かけて読んだり調べたりする授業を行っていました。

9.4.5項「マルサスの『人口論』」(p.241) を参照。食糧不足と政情不安定。

橋本武（2013年死去）『銀の匙（きじ）』を3年間かけて読ませていった。生涯心の糧になるようなものを使いたいとの思いで。

養育の場にはいくらでも学びの種（たね）があります。子どもの年齢や興味に応じて掘り進めれば，遊びのノリでどんどん自分で進んでいきます。

たとえば，お米のごはんひとつを見ても

　ごはん…お米って何？

　稲はどこから来たの？

　昔の人も食べていたの？

　どうやったら食べられるの？

　お米だけでも生きていけるの？

　外国でも食べているの？

　世界中ではどのくらいつくられているの？

　稲はどこでも栽培することができるの？　それじゃあ，植えてみようか！

　稲を絵に描いてみよう。

　稲が描かれている絵本（文学・詩歌・ことわざ）はあるの？

　あっ，五円玉の模様だ！　これってどういう意味があるの？

などなど

どこまでも興味は広がっていきます。

養育，つまり日々の生活のなかに疑問をもち，探求していくことこそ科学的な態度の初歩といえます。ハウツーを教えた場合，その知識は早晩古びていきます。根幹にかかわることをじっくり子どもが自ら考えていくとき生涯剥がれることのない生きる力を身につけることができるのです。

4．食育の成果の評価

A　目に見えてできるようになってほしいこと

いろいろな食べ物を食べることができるようになる，手洗い・うがいができるなど，短期的に成果が出ることは子どもにも保護者にも伝えて喜びをわかち合いましょう。細かに目標設定していくと子どもには励みになります。

B　生涯にわたって子どもの健康や生活を守ってくれるもの

いつの間にか身についた健康的な習慣は，今見えている以上に，将来から生涯にわたって子どもを守ってくれます。見えないものを想像することも保育の力です。

C　組織としての食育目標

これには，適切なテーマを選ぶことと，成果の評価が必要です。前述の PDCA の螺旋（らせん）にのせて，改善を続けることが大切ですが，保育所は対象となる子どもは替わっていくので，年齢などによる継続的なテーマも必要です。

4　食育のための環境

1．調理や生産への視点

食育は決して特殊なものではありません。高度な機器が必要なわけでもなく，実生活に即したところに教育の種や芽はたくさんあります。「保育所保育指針 2018 改定」では「子どもが自らの感覚や体験を通して，自然の恵みとしての食材や食の循環・環境への意識，調理する人への感謝の気持ちが育つように，子どもと調理員等との関わりや，調理室など食に関わる保育環境に配慮すること」としています。

自然というと都心では園庭のない保育所もあります。通所時にも土を踏むこともない子どももいて，どうすればよいのだろうと心配になります。しかし，指針で示しているように，食材を見せることも（**図 5.3**）調理する人とのかかわりも子どもたちにさまざまな刺激を与えます。生産者との直接の接点はなくても，お店の人との触れ合いでも生産について知ることはできます。

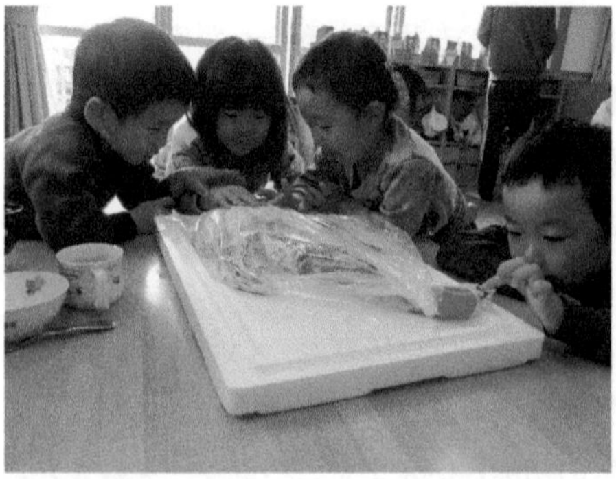

図 5.3　給食で使うアンコウと子ども

「大きいねぇ」この日の献立はアンコウの唐揚げ，酢の物，味噌汁，ごはん。
〔写真提供：うらやす白鳩保育園〕

2．多様な人や文化の尊重

食育基本法では健康は当然のこと，国際化や国際貢献にも資することをめざしています。国際化は祖父母の時代には考えられなかったほどのスピードで進んでいます。観光客だけではなく地域の隣人として多くの人が外国からきて暮らしています。食文化は多様です。宗教観や倫理観などすべては尊重するところからはじまります。イスラム教徒の「ハラル」(**図 5.4**), ユダヤ教徒の「コーシャ」など日本でも理解は進んできています。ベジタリアンやヴィーガンも世界では存在感を増しており，代替肉などの開発も進んでいます。これまでは, 植物食ということで選ばれていましたが, 最近では，酪農がメタンガスを多く出すなど，温暖化への関心も後押ししています。味も格段によくなり，知らされなければ本当の肉だと思うくらいです。

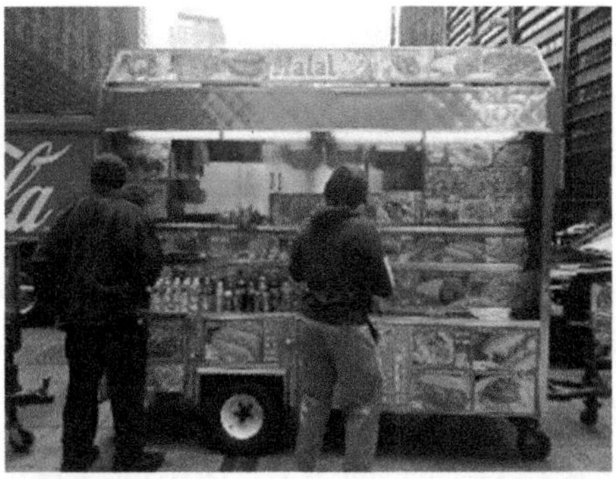

図 5.4　路上のキッチンカーでも「ハラル (Halal)」を掲げている（ニューヨーク市）

5　地域の関係機関や職員間の連携

1. 地域の関係機関との連携

地域には行政上の連携機関と，ボランティアの協力団体があります。食育基本法では「国が実施する責務を有している」としており，行政上の機関と連携をとれば協力を得られます。他施設や地域のボランティア団体と連携すれば，より具体的に日々の生活に根差した活動を築きやすくなります。特に元気な中高年との協力は，核家族などで伯父伯母，祖父母などとの接触が少ない子どもたちには労力云々(うんぬん)では測れない得るものがあります。

2. 組織内の職員間での連携

すべての国民の責務とされた食育も，組織内ではとかく担当制になりやすいものです。実際に，食育基本法の第 20 条で「食育の指導にふさわしい教職員の設置及び指導的立場にある者」を置くようにも求めています。保育所の場合，職務内容が最も近いのは栄養士・管理栄養士と保育士です。それぞれ得意な分野に立脚しながら，大枠の食育目標を決めるとともに，それぞれの子どもたちが見せる日々のチャンスを組織の全員が気づき活かすことが大切です。その瞬間にこそ子どもには納得できることがあります。そしてなにより保護者を引き込み，子どものために互いに協力することです。

食は生活や社会の活動のすべてにかかわる事象です。食育では現状把握と最優先の改善目標を現実的に絞り込む必要があります。

そこでまず体調不良，食物アレルギー，障害など，一人一人の子どもの状態を把握します。食べられないのか食べないのか価値観や食文化への理解が必要です。また，わがままや甘えではなく，知覚過敏などが原因になっていることがあります。誰もがまずおいしく食べられる工夫を考えます。迎合するのは好ましくなく，近年流行している「キャラ弁」はこまごまと手で触ることになり不潔になる恐れがあるので勧められません。

栄養士は専門性を活かし，保育所の全員が協力体制をつくり，食育チームとして保護者へ発信しましょう。誰一人としてとり残さないことは子育ての基本です。我が子であれば一人だってほったらかしにはしないものです。多くの人がかかわるほど多くの種（たね）を見つけることができます。子どもにさせるより大人がやったほうが早いといって子どもの手伝いへの興味を育てないことがあります。興味をもったときが育てどきです。「鉄は熱いうちに打て」「日の照る間に草を干せ」というように，物事の時期を逃さないようにすることが大切です

6 食生活指導および食を通した保護者への支援

1．子どものゴールデンタイム

保育所などが対象とする幼い子どもは，成長や心身の発達のゴールデンタイムともいうべき時期にいます。母国語を難なく習得できる時期（**感受性期**）には母国語をいつの間にかしゃべれるようになるように，この時期は食べながら苦労せずにいつの間にか望ましい食習慣や生活習慣が身につく大切な時期です。

言語習得には，音（2 歳頃まで），文法（8 歳頃まで）など楽に習得できる年齢がある。

2．保育所などでの食生活指導の実際

保育所給食は，子どもたちの栄養を満たすだけではなく，多様な食材や料理などをとり入れながら，いつの間にかたくさんのものが食べられるようになっていくように図られています。

配膳の準備やみんなの前での役割，清潔習慣など，少しずつ確実に好ましい生活習慣が身についていきます（**図 5.5**）。

3．保護者への支援

保護者は忙しいです。多くの女性が働いており，祖父母の支援も期待できない場合も多いです。買い物を含めた食事の準備や子どもの世話は一日たりとも休むことはできません。また，人生の重要関心事が食とは限りません。それでも子ど

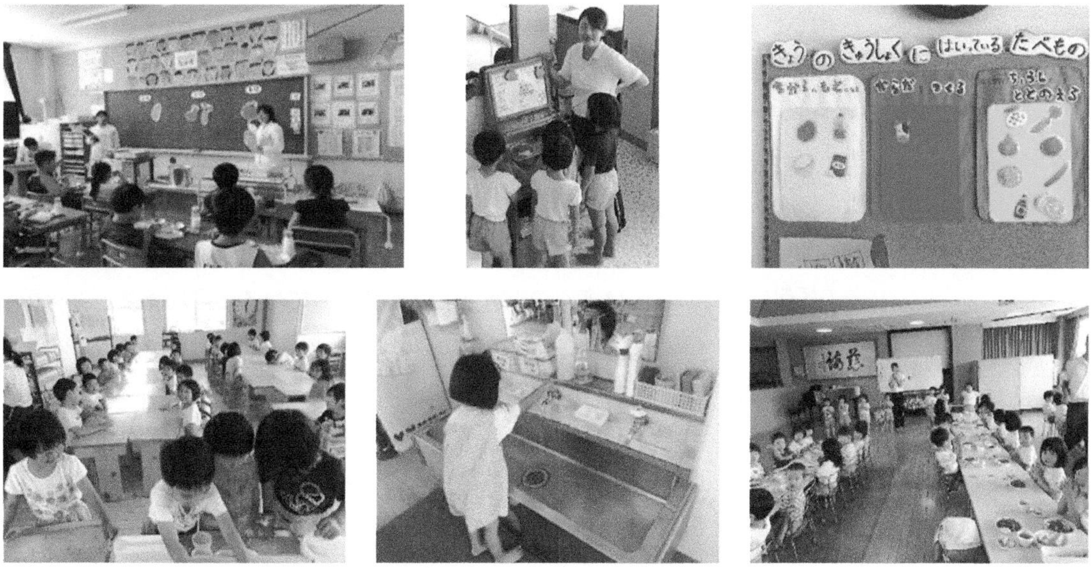

図 5.5　子どもたちの食事風景と食生活指導〔写真提供：たちばな上中野保育園等〕

もにとって食や栄養，食卓は育ちに重要な役割を果たしています。そうしたなかで，保護者に伝わるメッセージを発信し，保護者と保育者が両輪のように子どもの育ちを担っていくことが大切です。そのためには，

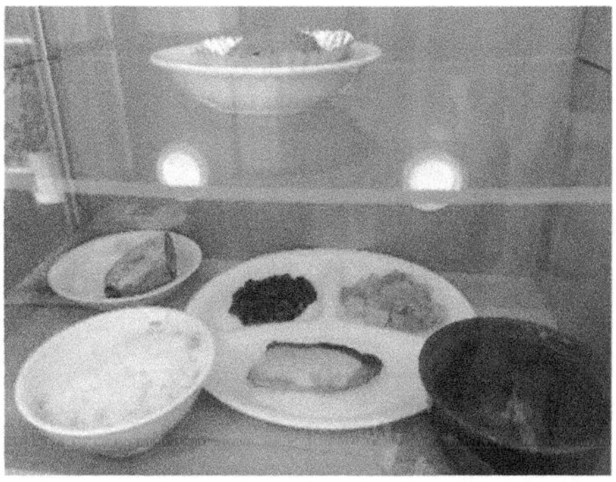

図 5.6　今日食べたもの：盛りつけもきれい
どれくらいの量かも見てください。
〔写真提供：うらやす白鳩保育園〕

- 給食だよりで何を食べたかわかる，展示を見ることで参考になることをくみとってもらう（**図 5.6**）
- 給食を食べはじめたら子どもが変わったということを実感してもらう
- 楽に続けられ，少しの努力でそれ以上の効果があることを知らせる
- 経済的に負担にならない
- 結果として子育てに自信がもて，家庭内が明るくなり，よい循環が生まれる

ような情報発信をしたいものです。

一方で，家族にしかできないことがあります。帰宅してから明朝また元気に登所するまで，家で子どもがどのような時間を過ごしているのか，温かい食卓，楽

しいおしゃべり，規則正しい食事時間と十分な睡眠時間など家庭でしておいてほしいことを伝えます。子育てはやって当たり前とみられています。でも何かよいことがあったら口に出していいましょう。頑張っている大人もほめることが時には必要です。

7 給食だよりの製作

「保育所だより」は多くの保育所で毎月発行していると思います。保育所での食育のとりくみ，保護者への支援という目的で「給食だより」をつくってみましょう。余力がないときは「保育所だより」にコーナーを設けるかたちから入ってもよいでしょう。まずはイメージを手書きで，最終的にパソコンで作成します。

まずは紙面の割り振りを決めていきます。給食の献立は必ず入れましょう。残りにテーマを決めて，保育所の活動や保護者に伝えたい情報・知識などを入れていきます。

① 年間計画を立てる

行事，長期休みのときは，それに沿ったテーマにします。

行事：入園，子どもの日，敬老，節分など。

　　　個別に保育所行事として，遠足，運動会など。

長期休み：ゴールデンウィーク，お盆，正月休みなど。

② 紙面の割り振りを決める

献立や使用食材を載せ，家庭の夕食などに参考にしてもらいます。保護者との情報交換の視点を入れると，一方通行にならず，親しみをもって読んでもらえます。

紙面を小割にし，テーマを決めると書きやすくなります。子どもの食を保護者と協力してよいものにしていこうという気持ちが，忙しく働く家族に伝わりやすいものになります。保育所の保護者は原則働いており，忙しいことには十分な配慮が必要です。手作りにこだわるよりも気軽にとり入れられることを提案するほうが望ましいです。また，家庭によっては，祖父母が手助けをしている場合があるので，さまざまな関係する人たちを視野に入れた内容にすることも大切です。保護者からの便りや質問があれば，了解をとってから載せるのも効果的です。実際の「給食だより」（**図 5.7**）を見て，つくってみましょう。

給食だより３月号

卒園・進級と節目の季節を迎えました。
子どもたちも４月に比べ、給食がしっかりと食べられるようになりました。
２月に入ってからは、インフルエンザにかかる子も出ています。今月は、いろいろな行事があるので、３食しっかり食べて体調を崩さないようにしましょう。

子どもの食べる力を育てよう!!

幼児期の食事は成長に欠かせないエネルギーや、栄養素を摂取するだけではなく、食事の楽しさやマナーを知るうえでも大切な時期です。気を付けたい食材など子どもの食事のポイントを知っておきましょう！

〈子どもが食べにくい食材〉
・かまぼこ、こんにゃく、いか、たこ（弾力が強い）
・もち、こんにゃくゼリー、ナッツ類（丸飲みしやすい）
・豆、トマト（皮が口に残る）
・ひき肉、ブロッコリー（口の中でまとまりにくい）

〈適正年齢まで与えない方がよい食材〉
・ハチミツ、黒砂糖
→乳児ボツリヌス症（1歳を過ぎてから）
・刺身などの生もの
→食中毒や寄生虫のリスクが高い！
（２～３歳から様子をみて）

〈丸飲み防止のために出来ること〉
・１人で食べられる子どもでも食事中に噛めているか見守る。
・食べながら…
「歩かない」「遊ばない」「喋らない」
・食べることに集中させることは、マナーだけでなく安全面からも重要！

【手づかみ食べ】
子どもが食べ物をつかんで口に入れるのは、「食べようと思ったから」

見る → 手指でつかむ → 口に運んで入れる。

こうして、「量さ」「食感」「食べ物のかじり方」などを学びます。
「子どもの服が汚れる」「忙しい」などと思わないで十分に手づかみ食べをさせてあげましょう！

はと組さんリクエストメニュー

牛丼・マーボー丼・魚の塩焼き・ローストチキン
ベーコンとほうれん草のトマトスパゲティ・ハンバーグ
ビビンバ丼・あんこうの唐揚げ・クリームシチュー
マカロニサラダ・蒸し鶏丼・鶏の唐揚げ・納豆
ハヤシライス・ひじきサラダ・ミルクピラフ

クッキー・ココアプリン・チヂミ・きなこあめ
おからクッキー・きなこもち・焼きそば・蒸しパン
じゃこナッツ・きなこクッキー・プリン・ピザ
ココアケーキ・おにぎり・ショートケーキ・みたらし団子
バナナ春巻き

たくさんリクエストしてくれました☺

・交流会

１日（木）ちらし寿司・和え物
はまぐりの潮汁・フルーツ
ひなまつりメニューです!!

・お弁当の日♪

２２日（木）この日は、お別れ遠足でひよこ組からはと組まで全員で浦安公園に行きます。
お弁当よろしくお願いします！

３月の献立表

日	曜	昼の食事	3時のおやつ
1	木	ちらし寿司・和え物・はまぐりの潮汁・フルーツ	牛乳もち・牛乳
2	金	ご飯・鶏団子と白菜のスープ・フルーツ	さつまいもスティック・牛乳
3	土	牛丼・みそ汁・フルーツ	午前中保育
4	日		
5	月	ご飯・魚の竜田揚げ・バンサンスー・みそ汁	ココアプリン・牛乳
6	火	ご飯・豚肉と大根のオイスター炒め・ひじきサラダ・すまし汁	バナナ春巻き・牛乳
7	水	マーボー丼・中華スープ・フルーツ	きなこあめ・牛乳
8	木	ご飯・魚の塩焼き・切干大根の煮物・納豆・みそ汁	チヂミ・牛乳
9	金	ご飯・ローストチキン・野菜炒め・コーンスープ	おからクッキー・牛乳
10	土	ベーコンとほうれん草のトマトスパゲティ・フルーツ	ホットケーキ・牛乳
11	日		
12	月	ご飯・ハンバーグ・付け合せ・オニオンスープ	フルーツヨーグルト・牛乳
13	火	ご飯・煮魚・彩野菜のごま和え・すまし汁	きなこもち・牛乳
14	水	ビビンバ丼・みそ汁・フルーツ	焼きそば・牛乳
15	木	ご飯・あんこうの唐揚げ・白菜の五目和え・すまし汁	蒸しパン・牛乳
16	金	ご飯・クリームシチュー・コールスローサラダ	じゃこナッツ・牛乳
17	土	卒園式	
18	日		
19	月	人参のミルクピラフ・マカロニサラダ・スープ	きなこクッキー・牛乳
20	火	ご飯・魚の梅しょうゆ焼き・根菜の煮物・みそ汁	プリン・牛乳
21	水	春分の日	
22	木	お弁当の日	ココアケーキ・牛乳
23	金	蒸し鶏丼・具だくさんスープ・フルーツ	ピザ・牛乳
24	土	ちゃんぽん麺・フルーツ	ういろう・牛乳
25	日		
26	月	ご飯・鶏の唐揚げ・野菜のナムル・すまし汁	おにぎり・牛乳
27	火	手巻き寿司・具だくさんみそ汁・フルーツ	ショートケーキ・牛乳
28	水	ハヤシライス・フレンチサラダ・フルーツ	みたらし団子・牛乳
29	木	里芋ご飯・魚の塩焼き・酢の物・みそ汁	かりんとう・牛乳
30	金	家庭保育協力日	
31	土	家庭保育協力日	

☆鐘波さん・・・生わかめ
☆古本さん・・・ほうれん草、かぶ、小松菜
白菜、大根、はっさく
☆猪頭さん・・・白菜、大根、ほうれん草
☆片桐先生・・・長ねぎ

おいしくいただきました
ありがとうございました

3日　生活発表会・バザー
7日　地域生活発表会
17日　卒園式
22日　お弁当の日（お別れ遠足）
27日　お別れ会
30日　家庭保育協力日
31日　家庭保育協力日

図 5.7　給食だより〔提供：うらやす白鳩保育園〕

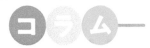

コラム

もったいない「Mottainai」：他者・他文化の尊重

「もったいない」という言葉をみなさんは日常的に使っているでしょうか？ 「おばあちゃんはいうよ」という人もいるでしょう。2004年にノーベル平和賞を受賞したWangari[1]さんは，2005年来日時にこの言葉に感銘を受けて発信してくれて，再評価されました。この世にあるものはすべて生物由来か人の手や自然を通っています。今困ってないからといって粗末にするものではない，そのものの命をまっとうさせるべきだという考えです。

「もったいない」は食べ物だけが対象ではありませんが，多くの食べ物が廃棄されている実態があります。実際に日本の食料自給率は低く，エネルギー換算で37%程度です。工業製品を売って，食料は買えばよいと思う人もいるかもしれませんが，果たしてそうでしょうか。食料不足の問題だけではなく，食料生産は環境や自然保護にもつながっているのです。世界は都市だけで存在できるわけではありません。山や川があってこそ水も浄化されるのです。食べられる食品を捨てる食品ロスは年間640万トン以上にものぼり，半分は家庭（291万トン）から，もう半分は事業者（352万トン）からです。そのうちの20%は未開封です。そこで，消費者だけではなく流通，食品業界が賞味期限や消費期限を長くする技術などにとりくみはじめています。2019年に10月は「食品ロス削減月間」，10月30日は「食品ロス削減の日[2]」としました（**図**）。

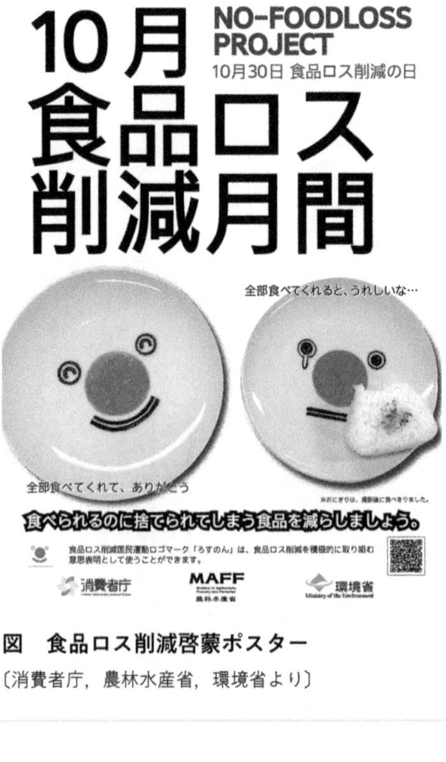
10月
食品ロス
削減月間
NO-FOODLOSS PROJECT
10月30日 食品ロス削減の日
全部食べてくれると、うれしいな…
全部食べてくれて、ありがとう
食べられるのに捨てられてしまう食品を減らしましょう。
消費者庁
MAFF
農林水産省
環境省

図　食品ロス削減啓蒙ポスター
〔消費者庁，農林水産省，環境省より〕

一方で食べるものに困る子どもに，ボランティアの人たちによる「子ども食堂」という食事の提供，余った食品を困っている人に届ける「フードバンク」という活動もはじまっています。毎年10月16日は，世界の食料問題を考える「世界食料デー[3]（World Food Day)」です。世界にはすべての人が食べられるだけの食料はあるのに，実に9人に1人が飢餓（8億2,000万人）に苦しんでいます。毎年，生産された食料の1/3にあたる13億トンが廃棄されています。私たちは他の命をいただかなければ生きられない存在です。せめて無駄にすること，必要以上の欲求[4]は考え直したいところです。加温栽培などをしない旬産旬消，自然エネルギーの活用，生分解性のないプラスチック[5]の使用による環境汚染防止など，すべてのものを大切にして活かす持続可能な暮らしが改めて求められています。

石油製品ができる前は，すべての生活物資は自然界にあるものでした。ストッキングも絹製で，破れたら繕いました。安価な衣料，安価な生活物資を大量に消費して捨てる，直すより買い替えたほうが安い……。このままの生活が世界中で続けられるのでしょうか。私たちはどれくらいなら自分のために贅沢（ぜいたく）に物資を使っても許されるのでしょうか。

2019 年は記憶に残る年になるのかもしれません。数年前まで，どんなに世界の研究者が人間の活動によって温暖化しているといっても，耳を貸さない大人が多くいました。これから地球が存続できないかもしれないのに学校に行く意味なんてない，と，2018 年に 15 歳でたった一人スウェーデン[6]議会の前に座り込み，ストライキをはじめた Greta（グレタ）[7]さんは，若者の心と世界の良心をつかみました。移動もエネルギー使用の少ないヨットを愛用しています。2019 年にはニューヨーク，国連・行動気候サミットで次のようにスピーチしました。

> 「なんてひどいんでしょう！　あなたたち大人は空虚な言葉で，私の夢を盗み，子どもらしい生活をすることをできなくさせてしまいました。お金のことや経済発展がずっと続くなんていうおとぎ話ばかりして。たった今も多くの人たちが痛めつけられているというのに」（中略）そして，「大人たちが裏切ることは許さない」と訴えました。

これに数百万人規模のデモで若者が応えています。COP25[8]やダボス会議，国連でも彼女は発言しています。イギリスの博物館は彼女の行動を称賛し，新しく発見された昆虫に彼女の名前をつけるなど各地で共感と行動が広がっています。2019 年の「今年の人」としてアメリカの雑誌 TIME の表紙を最年少で飾りました。彼女はこの活動を「未来のための金曜日」と名付けました。彼女から学ぶべきは，きちんと自分の意見をいうことを恐れないということです。

---

1) Wangari Maathai（ワンガリ マータイ）（1940～2011 年）：ケニア出身の女性環境保護活動家。持続可能な開発，民主主義と平和への貢献により環境分野で初めてノーベル平和賞を受賞。1977 年からグリーンベルト運動という植林活動。2005 年環境 3R（Reduce, Reuse, Recycle）に Respect を加えた概念が「Mottainai」であるとした。2009 年国連平和大使。
2) 食品ロスの削減の推進に関する法律（略称 食品ロス削減推進法）は 2019 年 5 月 24 日に成立。
3) 国際連合食糧農業機関（FAO）が 1945 年 10 月 16 日に設立。
4) 強制給餌で脂肪肝にさせた「フォアグラ（ガチョウの脂肪肝）」は動物福祉（アニマルウェルフェア）の考え方から多くの先進地域でとり扱わなくなりつつある。大豆タンパクからの代替肉や，ダウンではなく高機能保温素材など，とりくみは進んでいる。ケンブリッジ宣言（The Cambridge Declaration on Consciousness，2012 年 7 月 7 日）では，ヒトだけではなく多くの動物にも意識や感情があると宣言した。
5) 微小のプラスチック（マイクロプラスチック）は食物連鎖によりヒトの体にも多くとり込まれているとされる。
6) スウェーデンの某日刊紙（新聞）は，化石燃料にかかわる企業の広告は掲載しないとしてメディアも反省，行動すべきとした。
7) Greta Ernman Thunberg（グレタ エルンマン トゥーンベリ）：2003 年生まれのスウェーデンの環境活動家。
8) 日本は 2019 年 COP25 で石炭火力発電を廃止する意思がないとして不名誉な「化石賞」を環境 NGO からもらった。日本の電力：火力発電 76.9%（天然ガス 38.4%，石炭 31.2%，石油 7.3%），再生エネルギーはわずか 16.9%。

6章 食文化

1 どんなものを食べているか言ってみたまえ

ヒトも動物も住んでいる場所に適応して，食べて命をつないできています。気候や地形，日照，水量，海流などで植物相や生息する動物は異なり，それを基盤にして食文化は築かれてきています。長い年月，そこで人々が暮らしてきたということは，その食文化は多くの人々をある程度健康に生かすことができるという一定の実績を上げているといえます。いくつかの課題はあるかもしれませんが，食文化は非常に多くの人々の長い年月，何世代もの検証に耐えた疫学といえます。

東アジアでは稲が基盤になりました。稲・米は，収穫倍率が大きく，植物でありながらたんぱく質の質もよく，それほど大量ではない大豆や魚を組み合わせることで，栄養効率を上げることができます。ただし，搗精(とうせい)して糠(ぬか)を除いて食べるようになった江戸時代中期から第二次世界大戦が終わる頃まで日本人は脚気(かっけ)に苦しみました。日本人の食生活は，近年特に動物性食品を今までより多く適量食べるようになり，ずいぶん豊かになりました。一方で，現代は外食も含め出来合いの食べ物が増え，素材から食事をつくる機会が減りました。市販の混合調味料，伝統野菜や地元に伝わる料理の衰退などで味わいが均一化される傾向があります。フランスでは１つの村に１つの**チーズ**があるというほど種類は多く，日本でも手前味噌という言葉があるように，本来食べ物は多様で，その地に根ざしています。栄養には反映されなくても，用いる微生物のちがいによる食べ物のにおいなどヒトの深いところにつながるものが失われていっている可能性もあります。

フランス，イタリアをはじめヨーロッパでは，チーズやワインなどの伝統的な農産物を保護するために原産地，伝統的製法などを認証する制度を設けている。

食事はアイデンティティーの根本です。フランスの Brillat-Savarin(ブリア サヴァラン) は『美味礼讃（味覚の生理学)』で，「どんなものを食べているか言ってみたまえ。あなたがどんな人物か言い当ててみせよう」と書いています。平たく読めば，ふだん食べているものや味の好みで出身地域がわかるということです。胎児は胎内にいるときから母親の食べるものを通して，生まれ出る社会の食文化を学んできます。食べ物は体臭や街のにおいにも表れてきます。食べ物は出自を表すのです。

かつて子どもの育ちは社会の最大の関心事でした。「家」の存続というと古臭いですが，子どもが元気に育つということを意味しました。それは多くの赤ちゃんや幼子，子どもや青年が病気で命を落とす時代だったのです。歳を重ねることは命のつながりという意味で，それは人智を超えることだったのです（**図 6.1**）。

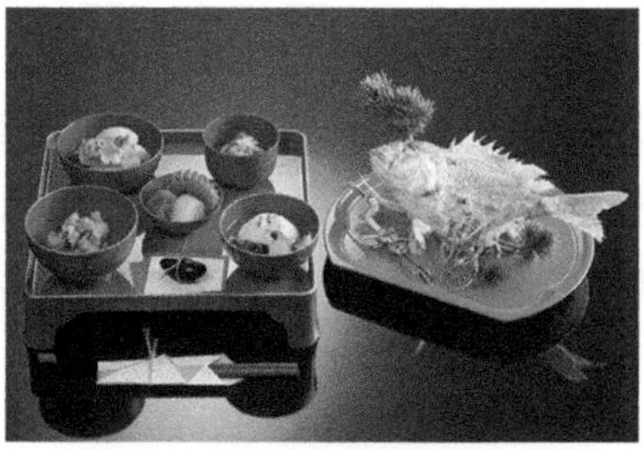

お食い初め（百日祝い）

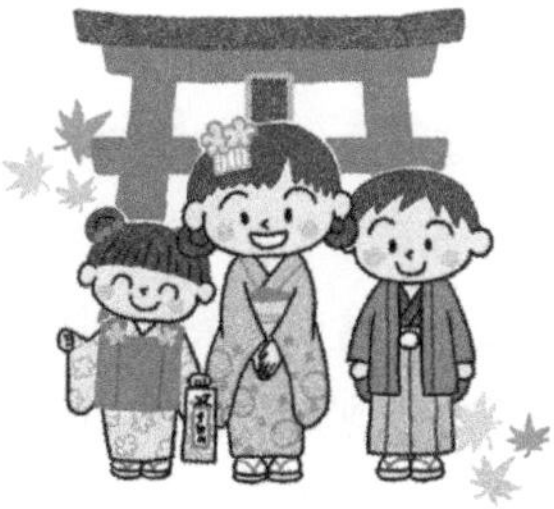

七五三祝い

図 6.1　子どものお祝い行事

写真左の膳の手前中央には歯がため石がある。
〔写真提供：シェラトン都ホテル大阪 日本料理うえまち，撮影：原田茂輝〕

七五三とは，11 月 15 日頃に神社（氏神様）に成長を喜んでお礼参りをする日本の年中行事。昔は数え年なので，産まれてからおよそ 2 年ごとになる。

2　世界無形文化遺産としての和食

1．世界無形文化遺産に登録された和食

2013 年に「**和食：日本人の伝統的な食文化**」が世界無形文化遺産に登録されました。**ユネスコ（UNESCO）**は，世界の人々の教育，科学，文化の協力と交流を通じて，国際平和と人類の福祉の促進を目的とする国際連合の専門機関です。**無形文化遺産は，2006 年にはじまったユネスコがとりくむ事業**のひとつで，これまでに遺された芸能や伝統工芸技術など“形のない文化”を対象とします。2018 年現在，世界無形文化遺産には，土地の歴史や生活風習などと密接にかかわる文化 429 件，日本からは 2008 年の「能楽」「人形浄瑠璃」「歌舞伎」にはじまり，2018 年の「来訪神：仮面・仮装の神々（なまはげなど）」など 21 件が登録されています。

「和食」以外の食に関するユネスコの無形文化遺産は「フランスの美食術」「地中海料理」「メキシコの伝統料理」「トルコのケシケキの伝統」「韓国のキムジャン：キムチの製造と分配」「トルコのトルココーヒーの文化と伝統」および「グルジアのクヴェヴリ」があります。

UNESCO：国際連合教育科学文化機関。United Nations Educational, Scientific and Cultural Organization
1946 年設立，日本は 1951 年に加盟。

無形文化遺産の保護に関する条約（無形文化遺産保護条約）が 2003 年に採択され，2006 年に発効した。自国の無形文化遺産の保護を確保するために必要な措置をとることなどが定められている。
世界遺産は，形のあるものとして「建築」や「自然」を対象としている。

2．家庭料理と料亭料理（懐石）

和食には，家庭のごはんと味噌汁のような日常の料理と，料理屋が専門的に提供する料理があります。筆者は普段自分のことを「飯屋」といっています。別に卑下しているわけではなく，自分の基本を忘れたくないと思い，そのように表現しています。つくっている料理は，懐石料理の流れを汲む京料理「京懐石」です。

「懐石」とは修行中のお坊さんが空腹を一時凌ぐために懐に温めた石（温石（おんじゃく））を入れたことがこの言葉の由来です。そこから転じて「懐石」は軽い食事という意味になりました。茶の湯の祖，千利休はそれまでの儀礼的な**本膳料理**を改革して茶の湯の席で出す実質的でおいしさを大切にした料理形式を創出しました。カフェインを多く含む抹茶を空腹で飲むと胃の負担になるので，それを防ぐために，お茶に招待した側がお客様に出す食事で，虫を養うほどの少量ということで「虫養い（むしやしない）」ともいわれます。

武家料理。形式的で，量も多く，できたてのおいしさを提供するようなものではなかった。

江戸時代になると多くの料理屋ができました。茶事の要素を除き，庶民も料理そのものを楽しむようになってできたかたちが「会席料理」です。この料理の多くは酒を伴い，誰かをもてなすための会食です。ただし，今日の懐石と会席は内容がほとんど変わらなくなってきたので，茶の湯の席で供される本来の懐石は「茶懐石」といわれることもあります。

3．茶事の懐石と料亭の懐石のちがい

茶事の懐石（茶懐石）：一汁三菜（炊き立てごはん・味噌汁・向付（むこうづけ）・煮物椀・焼き物）を基本に，現在は強肴（しいざかな）（おかず）として２～３品，箸洗い（はしあらい）（少量の吸い物），八寸（はっすん）（24 cm 角のお盆のようなものにのせた小さなおかず）と菓子です。

料亭の懐石：次のような料理で進みます。

先付（さきづけ）：最初の料理。小鉢などに盛られ，お通しとか突き出しにあたります。

八寸：24 cm（8 **寸**）四方のスギ生地の盆に盛りつけることから名付けられました。現在は海の幸や山の幸の前菜盛り合わせです。

寸は約 3 cm。

向付：膳組の向こう正面に配置するのが名前の由来で，基本は刺身です。

煮物椀：具と汁をたっぷり張ったおかずに近い汁物です。甘鯛（あまだい）・鱧（はも）・ふぐやまつたけなど旬の素材を存分に盛り込み，澄まし仕立てが一般的です。

焼き物：旬の魚，豆腐やなす，ふろふき大根など季節に応じてアレンジします。

強肴：本来は八寸の後，さらに酒を進めるときに出す料理です。

ごはん：季節の炊き込みごはんを供します。

4．料亭と割烹

A　専門の料理屋の出現

古くは商業的な料理屋はありませんでしたが，江戸時代になり社会が落ち着くと，まずは寺院などを借りて料理を出すところが出てきました。その後，庶民文化の興隆とともに多くの料理屋ができてきました。現在では，専門的な料理屋としては料亭と割烹に大別できます。

B　万全の準備の料亭

スポーツにたとえれば,「料亭」は棒高跳びで,「割烹」は走り高飛びです。「料理をつくる」という行為はいっしょですが，料亭では「棒」という料理以外の手段も用いますが，割烹では自分の足，料理だけが頼りということです。具体的に説明すると,「料亭」では予約をいただいた時点で，その席がどのような目的の集まりなのかを把握します。おめでたい席なら赤飯などを用意します。仏事なら仏事用の器やお軸や花を用いるという具合に，席の目的に応じて事前の準備をするのです。料理準備は予約の時間から逆算して，だしをひく，野菜を煮るなどの準備をします。「お客さんがお見えになりました」という合図ですべてがお客さんの目的に応じて整えた舞台で進み，仲居さんや調理場のスタッフが脚本どおりに動き，満足して帰っていただくのです。

C　即興の妙の割烹

「割烹」は「料亭」とは異なり，即興の妙が求められます。当日まで利用目的がわからないこともあります。たとえば, 突然カウンター席で「葱(ねぎ)抜いて」や「鯛は薄造りがいいわ」とか「どこ行っても今の季節は鰹(かつお)が出るからほかのものにして」などといわれると，機転を利かす必要があります。特になじみのお客さんであれば，好みを掌握してオーダーメイドで素早く料理を仕上げていくことが要求されます。しかも割烹が担うのは料理だけではありません。カウンターでお客さんが「今日はちょっと嬉しいことがあってなぁ」といわれたら，料理をつくりながらお客さんの話相手を務め，割烹という舞台をいっしょに楽しんでいただくのです。舞台を楽しむとは，事前に仕込んでおいたものを器に盛るだけではありません。たとえば，別の仕込みで捌(さば)いていた海老がパッと跳ねるのを見たお客さんに「おっ！　活きのええ海老やね」といわれたら「お造りにしましょうか？」と応えて，お客さんの目の前で海老の頭をはずして殻をむき，お造りにするプロセスをすべて見せるライブパフォーマンスもするのです。それは料亭ではないことで, ライブ感がまったく違います。料亭のほうが丁寧な仕事ができて「しつらい」など総合的においしさを高めやすいですが，割烹のお客さんは料理人が自分の目の前で自分のために料理してくれるアドリブの楽しさを味わうことができるのです。

5．質的なちがい

A　提供までの時間

さらに「料亭」と「割烹」のちがいを一言でいうのであれば，提供する料理の温度です。どちらもお椀にアツアツのだし汁を張るのはいっしょです。お椀が仕上ったときの温度は 90℃くらい。割烹はすぐに目の前でお客さんに出せますが,料亭は仲居さんがお部屋まで運び，お客さんに「どうぞ」というまでに10℃は下がります。10℃下がってももちろんおいしく召し上がっていただけますが，この温度差を上回る何かを求められるともいえます。

初夏の風物詩，鮎（あゆ）もそうです。焼きたてで唇の皮がむけるくらい熱い鮎はどんなに頑張っても料亭では出せません。そのかわり料亭でしかできないこともあります。料亭は美しい器に盛ることで目を楽しませることができるのです。割烹なら鮎を一人分ずつのお皿にとり分けてお出ししますが，料亭では大きな皿に盛り込み，清流に泳ぐ鮎を演出し迫力ある料理に仕上げることができます。たとえば，先々代の永楽という陶芸家がつくった芭蕉皿は演出には恰好（かっこう）のものです。芭蕉というのはバナナのことで，その名のとおりバナナの葉の形をし，葉脈が染付で描かれた長くて大きい皿です。それに笹の葉を敷いて，鮎を右に５尾，真ん中に３尾，左に２尾盛り込んで霧吹きをふいた青竹をシュッとつけて座敷にもっていけば，お客さんの「わーっ！」という歓声が間違いなく起こります。ところが「割烹」で，まったく同じものをカウンターにもっていくと，歓声どころか「そのお皿，どこに置くの？　邪魔ですけど」ということになります。料亭では料理だけではなく，よい器を選び，ダイナミックに料理を盛りつけ，仲居さんはスマートなテクニックで美しく料理をとりわけます。料亭の仕事に期待されるのは，「よいものを見せてもらった」と料理だけではなく，そこの時間や空間までも満足していただくことなのです。

昆布は寒流に生育する海藻で，ほとんどが北海道産。産地により味わいが異なる。江戸時代に北前船で日本海～下関～瀬戸内海～大阪に運ばれ普及した。九州の西を通って薩摩，琉球にも運ばれ，清（中国）との重要な貿易品になった。

原料の大きさにより，小さい鰹を３枚おろしでつくったものを亀節，大きな鰹を５枚おろしでつくったものを本（枯れ）節といい，背側を雄節，腹側を雌節という。かつおが勝男に通じること，鰹を松魚ということなどで縁起がよいとされ，雌雄があることから結納品としても用いられる。

B　料理の地域差：だし

京都と大阪，東京を比べてみます。まず大阪と京都は地理的に近いにもかかわらず，使用する**昆布（こんぶ）**の種類もだしのとり方もまったく違います。大阪で使われる羅臼（らうす）昆布は味が濃厚で香り高く，だしの色が濃く，鰹節（かつおぶし）は分厚い**本節（ほんぶし）**を使います。一方，京都はより雑味が少ない利尻（りしり）昆布を使用し，鰹節は血合い抜きのものをできる限り薄く削り，湯通しするように短時間でだしをとります。東京はもともとの江戸料理に準じて日高（ひだか）昆布を水から入れてグラグラ炊き，昆布をとり出してから，大阪よりも分厚い鰹節を入れてひと煮立ちさせて火を止めます。**関西の水**は**軟水**でうま味を容易に抽出することができますが，関東の水は硬水でだしが出にくいので十分加熱してしっかり出すという引き方をします。煮出した鰹節のわずかな魚のにおいを抑えるために関東では濃口醤油で香りをつけ，だし汁の色は濃くなります。関東の料理の典型的な例としてわかりやすいのは佃煮です。関西のものとはまったく異なり，しっかりとした味でしっかり煮ているのが特徴です。卵焼きも関西のものはだし感が強く甘さは入れませんが，関東風はしっかりとした甘さがあります。これらはだしのちがいからきています。

琵琶湖から流れ出る水系は１つだけで，京都の鴨川（淀川水系）と大阪の淀川とは同一水系である。

硬度は，含まれているカルシウムとマグネシウムの量（mg）で分類。日本の水はほとんどが軟水（60 mg/L 以下）。関西は軟水（30～40 mg）であるが，東京は中軟水（90～100 mg）である。ヨーロッパは数百 mgのところが多く，概して硬水である。

6．和食を身近に

筆者は和食を身近に感じてほしく，さまざまな活動をしています。たとえば，ある程度の居住性があって，京懐石のような雰囲気が味わえて価格を抑えた店をつくりました。なぜなら若い人は，フランス料理やイタリア料理には 10,000 円支払うけれど，日本料理にそれだけ使う人たちは圧倒的に少ないからです。具体的には 3,800 円でそこそこきちんとした日本料理を提供する店をつくったのです。なぜ 3,800 円という低価格で和食を提供できるのかというと，いちばんコストのかかるお椀と刺身をコースから抜いたからです。一般的に日本料理でいちばん大事なのは「椀刺し」です。お椀と刺身抜きでは懐石料理にはならないと料理人は思っていますが，お客さんはそこまで必要とは思っていないのではないかと感じたからです。

あまりおいしくない赤身の鮪よりおいしい野菜のほうがよいのではないか，さらに懐石料理の 12 ～ 13 品は多すぎて何を食べたか記憶に残らないようになりがちですが，5 品くらいで印象に残るヘルシーでおいしい料理を出したほうが喜ばれるのではないかと考えたのです。お椀と刺身のない日本料理を出すなんて料理人のプライドが許さないと思えばできないのですが，値段を抑えつつお客さんに喜んでもらうためには，時に料理人である自分のなかの常識や固定観念を捨て去ることも大事だと思います。結果は，特に女性に人気を呼び，大成功を収めました。そして，それに追随する店も出てきました。釜でごはんを炊くことや目の前で野菜を煮炊きすることを売りにする店などが増えてきたのです。そのとき筆者は日本料理を広げたいというライフワークのひとつが叶ったような気がしました。続いて持ち帰り総菜にもかかわりました。サラダやコロッケ，唐揚げなどは総菜売り場でどんどん売れているのに，きちんとした手作り和惣菜がありませんでした。日本料理を世界に広げるというのが自分のライフワークなのに日本国内が手薄だったのです。そこで誰もがちょっと嬉しいときには行ける価格帯の「アミューズメントパーク」もつくりました。自ら先陣を切って東京のマーケットに風穴を開けて成功モデルを示せば，それに追随する人が必ず出てきます。おいしい日本料理を食べさせてくれる店が京都だけではなく東京にもたくさんあれば，日本料理が世界に出ていける可能性が高くなると考えたのです。世界では日本料理をとりまく環境が激変しています。南米チリに回転寿司ができ，「カイセキ」という言葉が独り歩きし，タイ式や韓国式の日本料理のニーズが世界中で高まってきています。そんななかで，格安日本料理店，回転寿司，機内食のプロデュースや英文での和食の本まで日本料理が世界に出る機会が増やせる仕事なら何でもしてきました。もちろん自分一人でできたことではありませんが，和食が無形遺産登録されたことに少しは貢献できたのではないかと自負しています。

7. ユネスコに評価された内容

ユネスコに和食が無形文化遺産として登録された理由は以下の４点です。

① 多様で新鮮な食材とその持ち味の尊重

（Various fresh ingredients and using their natural taste）

日本の国土は南北に長く，海，山，里と表情豊かな自然が広がっているため，各地で地域に根差した多様な食材が用いられている。また，素材の味わいを活かす調理技術・調理道具が発達している。

② 健康的な食生活を支える栄養バランス（Well-balanced and healthy diets）

主食の概念があり，米飯と一汁三菜（1 種類の汁物と 3 種類の菜からなる日本料理の基本的な膳立て）を基本とする日本の食事スタイルは理想的な栄養バランスといわれている。また，「うま味」を上手に使うことによって動物性油脂の少ない食生活を実現しており，日本人の長寿，肥満防止に役立っている（OECD 2011 年データで寿命は最長（83 歳）で肥満割合は最少（3.9％）である）。

③自然の美しさや季節の移ろいの表現

（Emphasis of the beauty of nature in the presentation）

食事の場で，自然の美しさや四季の移ろいを表現している。季節の花や葉などで料理を飾りつけたり，季節に合った器に盛りつけたりすることで季節感を楽しんでいる。

④ 正月などの年中行事との密接なかかわり（Connecting to annual events）

日本の食文化は，正月などの年中行事と密接にかかわって育まれてきた。自然の恵みである「食」を分け合い，食の時間をともにすることで，家族や地域の絆を深めてきた（**図 6.2**）。

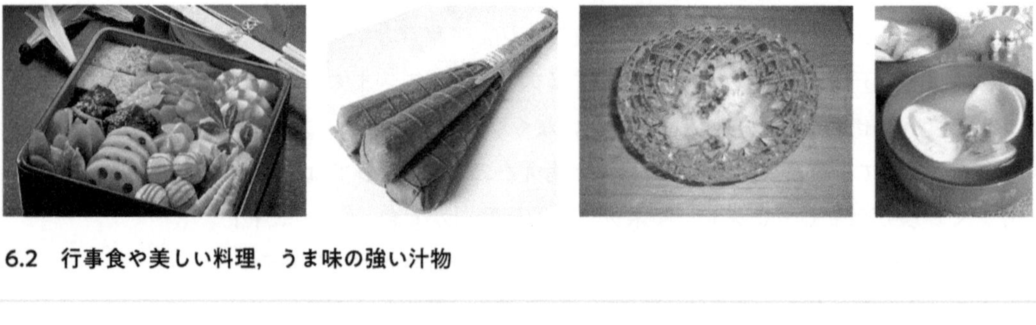

図 6.2　行事食や美しい料理，うま味の強い汁物

8. 和食の知恵

A　和食に活かす調理の知恵

和食では，五味（塩・甘・旨・酸・苦），五色（白・黒・赤・黄・青），五法（生・蒸・煮・焼・揚）という言葉があり，豊かな変化をもたらしています。しかしそれだけではなく，次の２つも重要です。五覚（視・嗅・聴・触・味）つまり，料理の見た目・香り・**シズル感**・やわらかさ・もちろん味という感覚，および五適（温・材・量・技・心）は温かいものは温かく，冷たいものは冷たくという，料理をいちばんおいしく感じられるのに適した温度・その料理に適した材料を使っているか・おいしく食べられるに適した量・その料理をつくるのに適した技量があるか・誰が食べるのかを思いやる心です。

おいしそうな感じを素材そのものだけでなく状態で示すこと。ステーキでは焼けて肉汁がジュウジュウいっている様や，冷たい飲み物のグラスにつく水滴などでみずみずしさを示すなど。

B. だしやうま味の重要性

和食はだしのうま味を中心として，ほかの**四味**が放射線状に広がっています。野菜や豆腐などの繊細な味の食材をだしのうま味でおいしくまとめているのです。だしのうま味には，グルタミン酸（昆布・野菜など），イノシン酸（鰹節など動物性食品など），グアニル酸（キノコなど），コハク酸（貝類など）があります。味噌・醤油などにはグルタミン酸が豊富に含まれています。調味料は酒やみりんも含めて，ほとんどが**発酵調味料でうま味**をもつことも特徴のひとつです。

味には５つの基本味，うま味，甘味，塩味，酸味，苦味がある。

肉を多食する文化では，肉のうま味が強いために調味料はうま味のない塩だけを用いることが可能である。

C. 健康的な食べ方

和食は健康食としても高く評価されています。季節の野菜を中心に多彩な食材を多様な方法で調理していること，野菜を加熱して食べることでたくさん食べることができ，ポリフェノールなどの機能性成分の摂取量が増えること，大豆製品や魚を多用する一方で，肉を食べる量は適度です（**図 6.3**）。

魚は生食することで熱で脂が流失せず n–3 系脂肪酸を多く摂取でき，小魚な

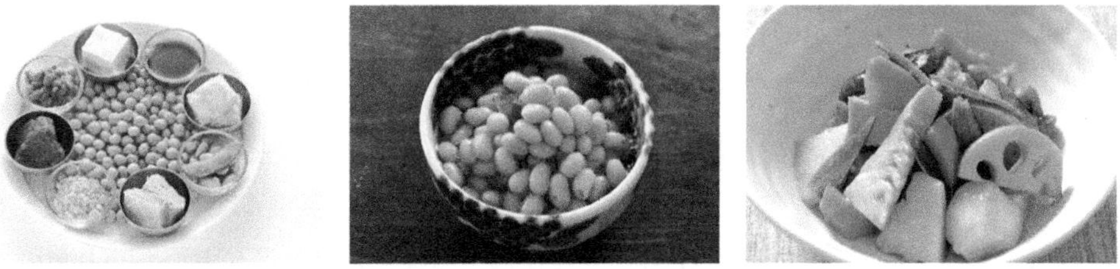

図 6.3　大豆や野菜料理

どをまるごと食べることでカルシウムが多くとれます。タコやイカ，エビ，貝など，ほかの国ではあまり食べない魚介類からは魚肉には少ないミネラルなどもとれます（**図 6.4**）。日本では必須の食材である**海藻**はエネルギー源にはならず，健康に関するさまざまな作用があり，これまで食べなかった地域でも注目されてきています。

昆布，わかめ，もずく，海苔，あおさ，めかぶ，加工品としてはところてん，おきゅうとなど地域にさまざまなものがある。

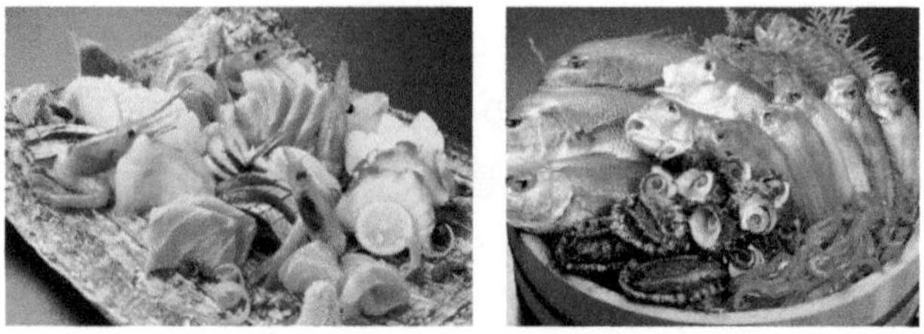

図 6.4　魚介料理　生食（刺身），さまざまな魚介類

このように和食は健康度の高い食事で，歴史や文化，技術や知恵の集積です。マナーやしきたり，日本人が育んできた人としての考え方まで表現しています。世界無形文化遺産に登録され，世界が認めた和食を日本人が今一度見直し，いつまでも日本人の誇りとしていきたいものです。食事をつくる親御さんや保育士のみなさんが，少しでも和食を，また日本料理の歴史を理解し，そのよさを日々の生活に活かしてお子さんたちに伝えていっていただければ嬉しく思います。

03　減塩：必要性とその方法
−イギリスでの実践から学ぶ

1. 食塩摂取量の実態

日本人はどのくらい食塩をとっているのでしょうか。半世紀前は北日本では 30 g，西日本でも 15 g くらいとっていました。置いておいたら腐るような塩鮭は塩鮭ではないといわれるくらい塩をたくさん使っていたのです。しかし，冷蔵庫の普及や物流の改善などで長期塩蔵保存の必要がなくなったことや，地道な啓蒙活動で食塩摂取量は減ってきています。厚生労働省の 2018 年度 国民健康・栄養調査によると，**塩分摂取量**は 10.1 g，男性 11.0 g，女性 9.3 g で減少傾向にあります（**図 6.5**）。男性が多いのは，食べる量が多いためと単位エネルギー当たりの食塩摂取量もやや多いからです。そして，日本人の食塩摂取量は欧米だけではなく東アジアよりも多いのです。

質問紙ではなく，蓄尿法では，実際には男性 14 g，女性 12 g を摂取しているとの報告もある。

世界には食塩としては摂取せず食品中のナトリウムだけで生活しているところ

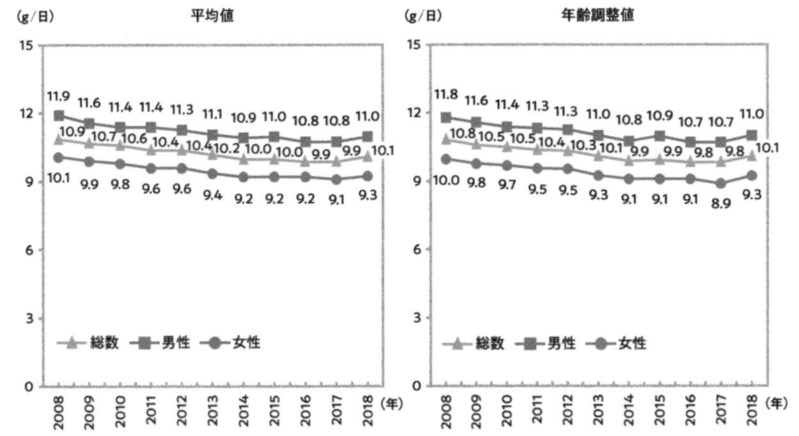

図 6.5　食塩摂取量の平均値の年次推移（2008 ～ 2018 年）（20 歳以上）

〔厚生労働省，国民健康・栄養調査より〕

がありますが，健康上問題はありません。生命活動・生存に必要なナトリウム量は確定していませんが, 数百 mg（食塩相当量 1 g 前後）程度と考えられています。食事摂取基準（2020）には「適切な身体機能のために必要な最低限のナトリウム摂取量は十分に定義されていないが，WHO のガイドラインには，おそらく，わずか 200 ～ 500 mg/ 日であると推定される」としていることと，アメリカやイギリスの食事摂取基準なども参考に「成人のナトリウム**不可避損失量**は 500 mg/ 日以下で, 個人間変動を考慮に入れても約 600 mg(食塩相当量 1.5 g/ 日）である」としています。

普通に生活しているだけで失う量。食べることで摂取しなければならない。

2. 食塩摂取過多が引き起こすとされる疾病

食塩の過多でまず考えられるのは血圧上昇，つまり高血圧です。日本人は食塩を摂取すると血圧が上がる食塩感受性の人が多く，**高血圧症**患者は 4,300 万人もいます。症状が現れにくいため，サイレント・キラーと呼ばれます。世界で食塩摂取量のとても少ない地域では高血圧症はほとんどみられず，厳しく摂取量を減らすと血圧は下がります。このようなことから，食塩は高血圧の原因であることは確かとされています。このほかにも，心臓や血管関連の疾病，心臓発作などのリスクを高めます。1950 ～ 1980 年頃まで日本人の死因の 1 位は脳血管疾患で，特に男性は 1970 年頃のピーク時には死亡率が人口 10 万対 350 程度にまでなっていました。過剰なナトリウム（Na^{+}）は血圧を上げ，定常的に上昇していると血管を傷めます。血管は加齢とともにプラークが貯まり血管壁のしなやかさも失われることも多く，血圧が高いと破れてしまうことがあります。血管を傷めるので血管の塊のような臓器である腎臓も傷めます。また，カルシウム（Ca^{2+}）の

血圧が高い状態を高血圧といい，日常的に高い状態が続くことを高血圧症という。高血圧症には生活改善が欠かせないが，適切な降圧も重要である。

排泄が多くなり，腎結石や骨粗しょう症につながり，ピロリ菌も増殖しやすくなり，胃がんのリスクも高まるとされています。

3．世界の基準

国際高血圧学会は1日6g未満，WHOは5.0g未満に抑えることを掲げています。実際の食塩摂取は加工食品と外食からが多いですが，家庭での対策としては，

①調理するときに塩を使わない

②テーブルに塩やソースの瓶(びん)を置かない

などを提案しています。減塩は健康に対して費用対効果が非常に大きいのです。

また，食塩についての認識をただすとして，

①暑いときには水を飲むことが必要なのであって，汗に失うナトリウムは少ない

②塩がないとおいしくないかというと，そう感じるのは初めだけで，すぐに慣れて，以前より感じるおいしさが増える

③塩が多いと塩辛いということはなく，脂質や糖などが共存すると塩辛さを感じないことがある

などと警告しています。

アメリカ政府は2015～2020年食事ガイドラインでナトリウム2,300 mg（食塩で5.8 g）としています。実際はほとんどの人が3,400 mg（食塩相当8.64 g）を摂取しており，2,300 mgまで減塩すれば高血圧による死亡を40万人減らし，医療費を180億米ドル（約2兆円）削減できるといいます。すでに高血圧症になっている人，**黒人**の人たち，中年と高齢の人たちは1,500 mg（食塩相当3.8 g）にするべきだとしています。アメリカ人は塩分の71～75%を加工食品や外食，テイクアウトからとっていて，自覚しにくいことも警告しています。1日の食事の例として，朝食：シリアルとスキムミルク，昼食：サンドイッチとスープ1杯，夕食：ピザ1切れとサラダで，食塩は8gになるとしています。

アフリカ系アメリカ人という表記もあるが，FDAでの発表では“blacks”と表記されている。現在の欧米では“black”が否定的な意味で用いられることはない。黒人は食塩感受性の割合が高いとする報告や，食生活や肥満を考慮していると考えられる。

日本では，日本高血圧学会6g未満，**日本人の食事摂取基準（2020年版）**で，男性7.5g未満，女性6.5g未満としています。高血圧や**慢性腎臓病**の予防のためには男女ともに6.0g未満が目標です。実際に，欧米の臨床試験では6g前半まで減らさなければ，明らかな（有意な）降圧はできていないのです。

2015年版では男性8.0 g，女性7.0 gであった。

腎臓は血流で運ばれてきた体の老廃物を尿に捨てる働きをしている。人体の臓器はすべて重要ではあるが，腎機能が不十分になると数日で死に至る。最終的には透析が必要になる。患者数1,330万人，透析患者32万人あまり。

4．イギリスの実践

死因の1位が心臓発作などの循環器系疾患であるイギリスでは，国を挙げて減塩にとりくんでいます。20世紀後半からとりくみはじめ，2000年以降は具体的な戦略で成果を上げています。減塩すれば血圧を下げ，多くの死亡を減らし，医療費も大きく削減できるとしています。正確な摂取量が把握できる蓄尿法によ

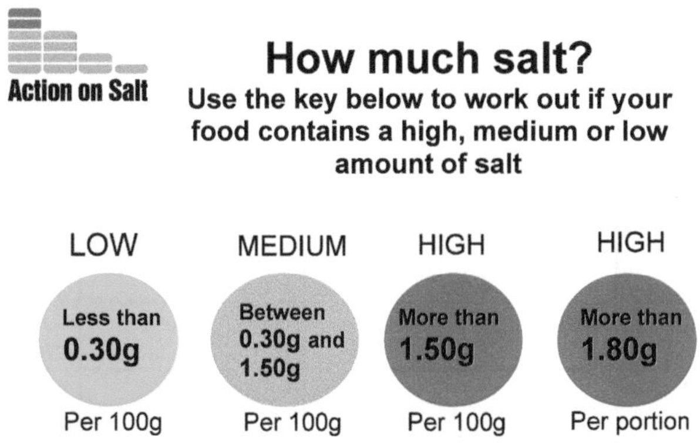

Action on Salt
How much salt?
Use the key below to work out if your food contains a high, medium or low amount of salt
LOW
MEDIUM
HIGH
HIGH
Less than 0.30g
Between 0.30g and 1.50g
More than 1.50g
More than 1.80g
Per 100g
Per 100g
Per 100g
Per portion

図 6.6　食べ物のラベル：イギリスにおける食塩含有量の色わけ（100 g 当たり，および 1 個当たり）

緑：低塩，琥珀色：中程度，赤：高塩
〔Action on Salt Web サイトより〕

るデータで **8.0 g** まで下げました。消費者がより塩分の少ない食品を選択できるように，100 g 当たりの食塩含有量で，食塩を多く含む食品には赤ラベル（1.5 g より多い），少ないものには緑ラベル（0.3 g まで），中程度には琥珀色ラベル（0.3 ～ 1.5 g）を貼付して，購買時に低塩のものを選択するように誘導しています（**図 6.6**）。

2005 年 8.8 g, 2011 年 8.5 g と下げた。2014 年には 19 ～ 64 歳の 689 人に蓄尿法を行い，8.0 g であった。

隠れた食塩供給食品は，食肉加工品，パンなどの小麦粉製品，チーズなどで，高塩食品はたまにしか食べない，ほんの少量しか食べない心がけが大事であるとしています。

イギリスでは食塩添加量を減らすために食品業界を巻き込んだ政策を進めています。消費者が気づかないように，政策として食品別に使用する食塩量をほんの少しずつ減らしています。日本と欧米では疾病構造や死因が大きく異なり，健康増進への戦略も異なりますが，日本では循環器系疾患のなかでも脳血管疾患は欧米に比べていまだに顕著に多いです。問題となる摂取食塩は基本的に調理や製造工程で人間が添加したもので，食材にもともと含まれているナトリウムは少ないのです。食塩を多く含む食品は必ずしも塩辛くはありません。食塩は必ずしも味付けのために使用されているわけではなく，パンなどのように製造上の必要から加えられている場合もあります。また脂質や糖質によりマスクされて，あまり塩味を感じないこともあるのです。

食品の大分類は 28 種，小分類は 76 種類です。それぞれの削減幅は 10％程度で，消費者は気づかないくらいの減少幅です。それでも食品工業会の支持を受けてのとりくみで，2006 年にはじまった減塩目標により加工食品の塩分濃度は 20 ～ 40％低下しました。この削減目標は更新されて少しずつ減塩していきます。

チーズだけで７種類に分類されている。

表 6.1　イギリスの塩分削減目標の例（2012 年と 2017 年の比較）

食品大分類	食品の種類	2017 年の目標	2012 年の目標
肉製品	ローストビーフなど 塩蔵品でなくハム以外	0.68 g 270 mg	0.75 g 300 mg
朝食シリアル	朝食シリアル	0.59 g 235 mg	0.61 g 244 mg
チーズ	モッツァレラチーズ	1.35 g 540 mg	1.5 g 600 mg
スープ類	スープ レトルト，乾燥タイプも	0.53 g 210 mg	0.58 g 230 mg
ビスケット	甘いビスケット	0.55 g 220 mg	0.68 g 270 mg
魚の缶詰	ツナ缶	0.9 g 360 mg	1.0 g 400 mg
スープの素，肉汁	スープの素	0.95 g 380 mg 2017 年新規目標	削減対象になっていなかった

※食品工業製品および市販のテイクアウトなど　食品 100 g 当たりの含有量。
上段：食塩（g），下段：ナトリウム（mg）

〔イギリス Responsibility Deal Salt Targets for 2017 より抽出作表〕

そして，結果として国民の現在の食塩摂取量は 15％の減少を達成しているのです。**表 6.1** を見てください。５年間の食塩削減量は 100 g 当たり多いもので 0.1 g ～ 0.15 g, 少ないものでは 0.02 g です。こんなに少しでは誰も気づかないのです。イギリス全土の食品メーカーが国民の健康のために歩調をそろえているのです。日本で「塩」を売りにしている食品が売られているのとは大違いです。「ウサギとカメ」でこつこつ歩き続けたカメを見るようです。

国民の多くは，塩分は自分が料理をしたりテーブルで料理にかけたりする塩やソースからだと思っていますが，実際は 75％が加工食品や外食などからです。しかも，イギリス人は６回に１回，つまり２日に１回は外食をします。そのため個人がいくら食生活に気を遣っても，社会で提供されている食品を変えなければ，減塩による国民の健康増進はありえないのです。嗜好や味付けは個人の領域だと考える人もいるかもしれませんが，心臓発作は生活改善する暇（いとま）を与えられないままに死を迎える場合もある疾患です。突然の死は悲しみを増幅させます。

一定の老齢に達しない時期の早すぎる死を「unmature death」といいます。それは年老いた親に自分が代わってやりたかったと悲嘆にくれさせ，幼い我が子から可愛がられ愛情をたっぷり受けていた生活と相談相手を奪い，悲しみと心細さと生活苦に陥れるのです。

コラム

食器が伝えるメッセージ

言葉　ダイレクトなメッセージ

日本の食器には大きな特長があります。それは，食器に文字や詩を書き入れることです。多くは寿などのめでたい文字や自然を詠った漢詩などです。文字以外では定型の文様として松竹梅や鶴亀などのめでたい図案や，吉兆とされる麒麟[1]や鳳凰などがあります。日本では干支を用いるので自分の干支に親しみをもつ人も多く，働き者の子，陽気な午などのイメージがあります。六つの瓢箪「むっつのひょうたん」は無病息災を願います。「さかさうま」は馬の字を左右逆に書くもので中風（脳血管障害）が起こらないようにとのおまじないです。「竹林の七賢人」は学問や清談は価値あると考えていることを伝えます。ただし，言葉や絵が象徴する内容を知っておかなければ，発信されたメッセージを受けとることはできません。

ものを愛おしむ

食器の縁が少し欠けたり，ひびが入ったりしても，「ほつれ」や「にゅう(入)」と呼び，漆や金などを用いて修理（金継ぎ）し，それを何ともいえない味わいだと考えます。ものによっては金継ぎが新たな景色を醸し出すというような継ぎ方もあるのです。欠点をも味わいだとする感性は人間のあり方をも示すようで興味深いです。

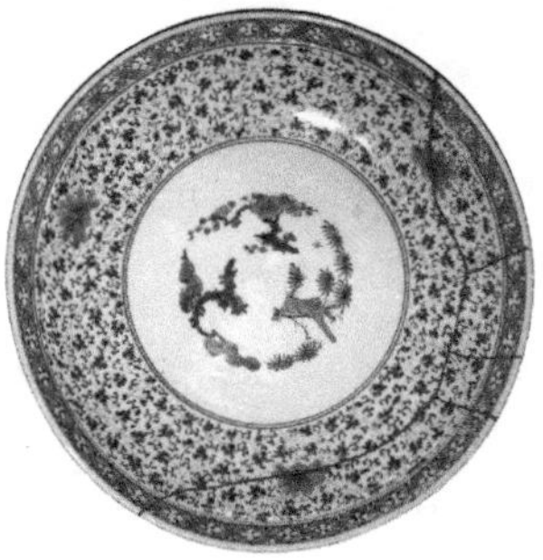

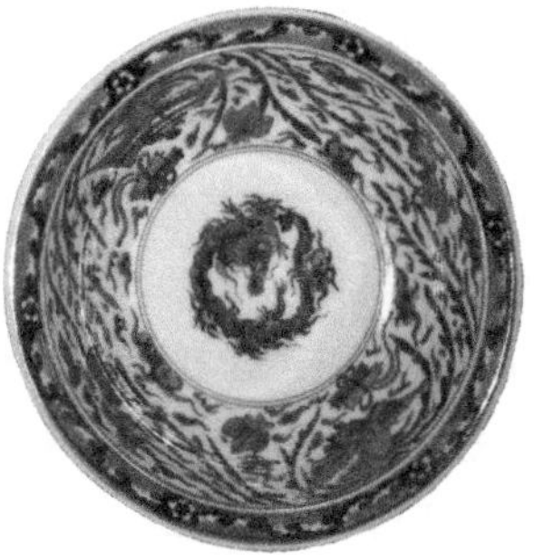

左：松竹梅（見込みと呼ぶ中心部に輪のように松（左），竹（右），梅（上）が描かれている。また，割れたものを大切に修理（継いで）してある）
右：龍（あらゆる動物の頂点にあり最高の瑞祥とされたが，のちに皇帝など権力者が自らの権力の誇示に用いた。また龍は仏法を守り，水神として火事を防ぐとして，寺の天井画などには名作も多い。龍馬など人名にも多用される）

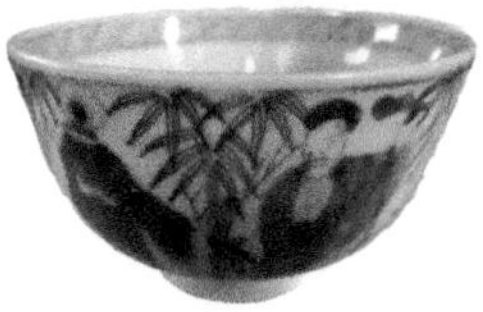

左：竹林の七賢人（七賢とも）。魏（中国三国時代３世紀）河南省に７人の賢人がいた。清談をしたといわれるが，権力者になびかず，古い考えを批判するなど命懸けで自由に議論していた。実際に７人のうち１人は時の権力者に粛清された。白眼視，青眼視の語源になった人もいた。
右：蝙蝠。白地の左上のオレンジ色のもので，このような形に描かれることが多い。コウモリは「蝠」が「福」に通じ吉祥。

素材の質感が発する感性

食器のもうひとつの特徴は口に直接触れる

ということです。口唇は指先と並んで最も感覚の鋭い[2]部分です。スプーンを買うときに舐めてみるわけにはいきませんが，本当はスプーンやカップなど唇に直接触れるものは素材感，熱伝導や口に当たる部分の反りやカーブなどに注目し，壊れにくさだけではなく口触りも考慮したいものです。漆塗りは口あたりがやわらかく，艶やかな美しさがあります。銀製もやわらかく[3]，熱伝導率も高く，けばけばしくない輝きをもっています。

1) 首の長いキリン（giraffe）ではなく，中国の伝説の動物。世の中に慶事がある前に現れる思いやりのある動物（仁獣）。動物の長とされ，鳥類の長の「鳳凰」と対をなす。鳳(雄)凰(雌)は寺院の屋根の上などに置かれる。
2) 脳外科医 W. G. Penfield が体表感覚を大脳のどこが受けとるか実験して，受容部分の広さに比例した大きさで描いた人形。手の指(特に人差し指)，唇，舌，顔などが非常に大きく，そこの感覚は細やかで重要だとわかる。
3) 硬度は銀 25，鉄 110，クロムモリブデン鋼(クロモリ)300

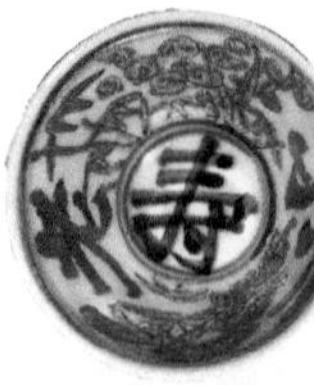

文字の例：寿　不老
（右に不，左に老）

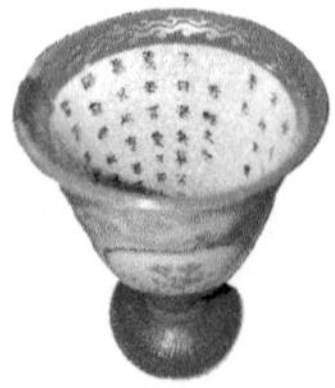

九谷馬上杯
（びっしり文字が書かれている）

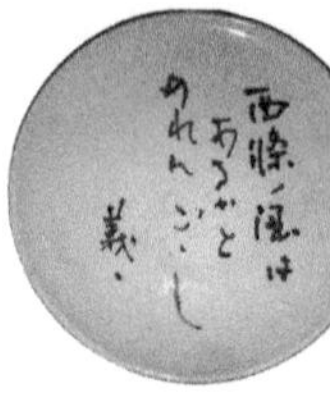

川柳

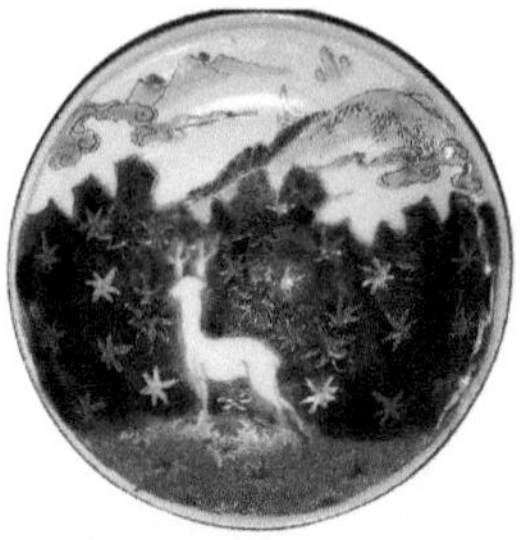

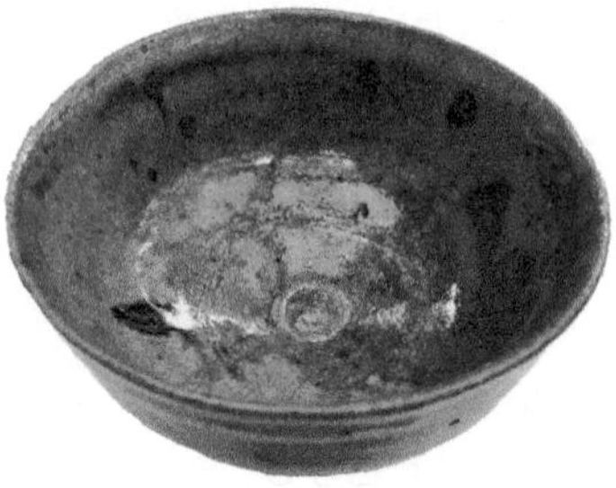

皿のなかの物語　**茶碗のなかにどのような景色を見るか**

左：描かれている「紅葉と鹿と深山」からどのような物語を感じますか。
右：抹茶碗には「銘」がある。あなたならこの茶碗にどのような名前（銘）をつけますか。素材感は西洋の食器とは大きく異なり，侘び寂びを尊重します。

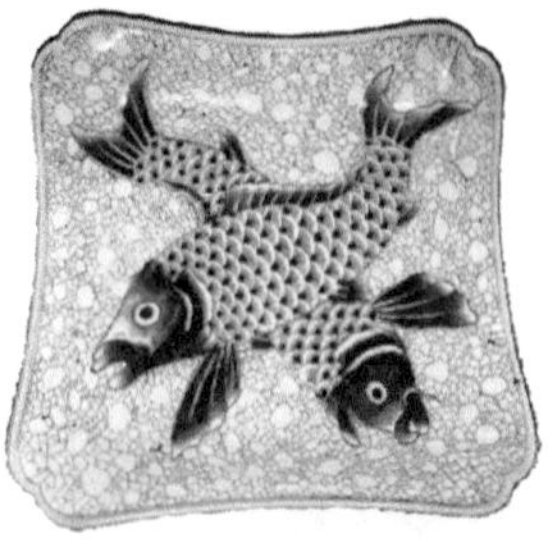

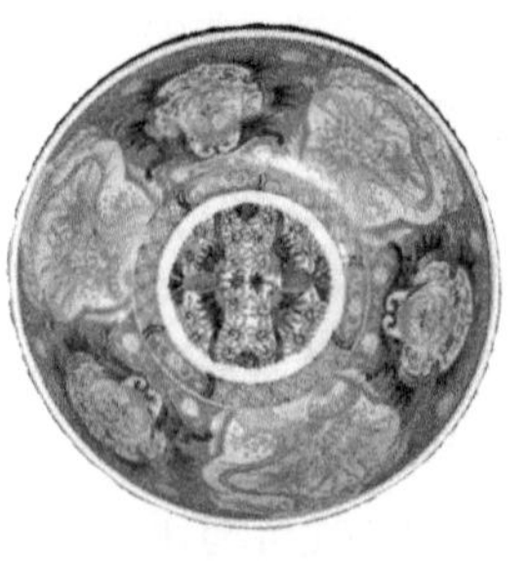

双魚（双鯉）　**双鳥文**

左：遠来の客が持ってきた２尾の鯉の腹に手紙が入っていた故事による。
右：２羽の鳥を描くもので，古くは銅鏡にも描かれている。仲睦まじさの象徴。唐代には白居易が長恨歌で比翼の鳥を詠った（比翼の鳥は眼も翼も１つずつしかなく，雌雄が協力しなければ飛ぶことができない）。

7章 家庭や児童福祉施設における食事

1 家庭における食と栄養

1. 家庭での食と栄養の役割

家庭の役割は，日々の温かく楽しく愛情あふれた安心できる食卓と望ましい食習慣形成を担うことです。愛され安定することは他者への思いやりにもつながります。今の子どもたちは人生100年時代を生きるとされています。人生では辛いこと，重い病気，人間関係の行き詰まりなど，明るい花園ばかりではなく，多くの山を越えなければなりません。粘り強くしのいでいくとき，基盤のところでの安定感や自己の肯定感には，子ども時代の愛された経験が大切です。生物学的に**ヒトにはヒトを信頼する脳のメカニズム**があります。高齢の方では，子どもの頃の記憶は年齢が進むほど人を温めるものになるようです。

脳にはフォン・エコノモ細胞という共感にかかわるニューロン（脳神経細胞）がある。霊長類やクジラ，イルカ，ゾウなどにもあり，彼らは他者の痛みを感じ，助け合いなどを行う。

2. 家庭の長所

A つくる場所と食べる場所の近さ

家庭では台所と食卓はとても近く，食材そのものを目にし，触れることは日常です。包丁のリズミカルな音，漂ってくるいいにおい，つくれば片付けも必要という当たり前の多くのことを，意識しなくても子どもに体験させています。

B 小回りが利く・健全なわがまま・オーダーメイドの食育

人間は誰でも多少の好みがあります。迎合はいけませんが，健全なわがままは時には聞いてあげることも大切です。教えておきたいことも，その子にあった方法，たとえば「野菜を食べましょう」ではなく，ピーマンが苦手ならば，食べやすいピーマン料理を出すなど，ターゲットを絞ったアプローチができます。

家庭人は原則，栄養に関しては素人です。生半可な栄養知識より，食事として偏らないこと，時間や量などに留意し，安直に流れず，季節や折々の行事も大切にすることです。子どもの世界も大人の世界も尊重し，食事づくりが誰かに偏らず，新しい家族像をめざすことも子どもの将来の幸せにつながります。

02 児童福祉施設における食と栄養

1. 児童福祉施設とは

1947年公布，2011年最終改正。

児童福祉法では，「児童福祉施設とは，助産施設，乳児院，母子生活支援施設，保育所，児童厚生施設，児童養護施設，知的障害児施設，知的障害児通園施設，盲ろうあ児施設，肢体不自由児施設，重症心身障害児施設，情緒障害児短期治療施設，児童自立支援施設及び児童家庭支援センター」としています。

児童養護施設：保護者のない児童や保護者に監護させることが適当でない児童に対し，安定した生活環境を整えるとともに，生活指導，学習指導，家庭環境の調整等を行いつつ養育を行い，児童の心身の健やかな成長とその自立を支援する機能をもつ。

保育所における食事の提供ガイドライン〔厚生労働省（2012年3月）〕

保育所：日々保護者の委託を受けて，保育に欠けるその乳児又は幼児を保育することを目的とする施設。

認定こども園：教育施設である幼稚園と保育に欠ける子どもの保育を担う保育所の機能を併せもった「こども園」が内閣府の管轄で創設され，保護者が働いているかどうかに依らず幅広く地域の子育て支援を担う。

食事提供をみると，通所施設は1日1回昼食だけですが，入所施設では1日のすべての食事（3回＋間食）を担います。ですから，単に栄養摂取ではなく，食習慣の形成など，より重要な役割を果たさなければなりません。

2. 児童福祉施設の食と栄養の基準

児童福祉施設における食事の提供ガイド—児童福祉施設における食事の提供及び栄養管理に関する研究会報告書—2010年3月
1章のコラム（p.20）内の図を参照。

A　めざすところ

子どもはいずれ成長・自立・独立していくものですが，施設にいる子どもたちには施設の職員が子どもたちの「食を営む力」，つまり，毎日の生活と遊びのなかで，つくり・食事を楽しみ・片付ける力と健康に関する感覚を確実に自分のものにさせておいてあげなければなりません。一人一人の子どもの発育・発達に細やかに対応し，単に栄養供給するだけではなく食育が重要です。健康に留意する意識と良好な食習慣は，社会人になったら40歳の特定健診（生活習慣病を予防するための健康診断）までなかなか学ぶことができません。

B　成長時期による留意点

「乳児用調製粉乳の安全な調乳，保存及び取扱いに関するガイドライン」を参照。

乳汁の与え方：ミルクといえども，それぞれの赤ちゃんに空腹と満腹のリズムをつくり，授乳時はやさしい声かけや体の愛撫をします。70℃を少し超える湯で調製し，すぐに冷まして与えます。調乳後2時間以上経ったら破棄します。

離乳食の進め方：個々に合わせていきます。離乳食という物質ではなく，食べ方まで配慮し，多様な食べ物を経験させます。

幼児期の食事：幼児期に獲得した食べ方，好みは生涯の食習慣の基本になります。食べ物や調理方法を変化に富んだものにし，食べることは楽しいと実感させます。3食と1～2回の補食が基本で，空腹と満腹がわかることが大切です。

学童期の食事：望ましい食習慣を確立させ，調理，片付け，マナーを習得させます。手伝うなかで技術だけではなく職員や他の子どもとの関係も強まります。

思春期の食事：精神的な動揺が起こりやすい時期で，特に施設にいる子どもたちには安心感や基本的な信頼感を確かなものにしておくことへの配慮が必要です。高校卒業後の自立に向けて，食べることの計画，購入（金銭感覚），実際の調理，および片付けの知識や技術と健康についても重要な課題です。

C　特別な配慮を含めた一人一人の子どもへの対応

特別な配慮が必要な場合には，体調不良の場合と障害がある場合があります。短期的な体調不良では，水分摂取と子どもの食べやすいものを優先することでよいのですが，長期の療養などでは，子どもに楽しみや変化があるよう食事で勇気づける気持ちで臨みます。

障害では，摂食自体が困難を伴い，細やかな支援が必要で，誤嚥（ごえん）など深刻な状況を引き起こす場合もあります。食べさせ方，食具，姿勢，とろみなどの調理方法など，子どもの状況に合わせることで食べることが楽になる場合があります。また発達障害などでは，食べ物の色や形，味付けなどにこだわりが強く，変化がないと食べない場合や，逆に同じようなものでないと食べない場合などがあります。保護者とも連携して，子どもが十分な食事と栄養をとるよう工夫します。

D　冷凍・冷蔵母乳の活用

冷凍・冷蔵母乳は衛生的なとり扱いに十分配慮することが重要です。滅菌済みの母乳保存袋を利用しての搾乳方法，家庭での温度管理，持ち運びの方法について，あらかじめ保護者と十分な打ち合わせを行います。また，施設内でも衛生的なとり扱いの体制を整え，全員が熟知しておくことが重要です。

E　家庭・地域・多職種との連携

子どもたちにはなるべく多くの人たちの目と手が添えられることが大切です。安全には十分注意しながらも地域の人たちとのふれあいなどを増やし，他の職種の人であっても，誰でもがちょっと声をかけ，手を伸ばせるような環境をつくっておくことが子どもたちの成長を豊かなものにします。

3. 食事提供の方法：それぞれの長所と短所

食事は，自所調理と外部委託に分けられます。外部委託では，外部の企業が施設内で調理を行う場合と調理済みの料理を運び入れる場合があります。厚生労働省の保育所への調査によると，保育所の調理は90% 以上が自所調理です。外部委託にしない理由は保育と連動した食育活動の低下や食事内容の質の低下の懸念からです。委託した園は理由として経費削減（59%）を挙げており，子どもの育ちが収益性に影響されることは憂慮されるべきです。社会で子どもを育てるという視点からは公的な支出も望まれます。摂取栄養については食事摂取基準に準じて運営されており，基本は昼食だけなら約1/3 量です。

4. 留意すべき点

最も大切にしたいのは家庭のような温かさやささやかなわがまま，一員としての働きどころをつくることです。当番を決めることはできますが，義務的な感覚を払拭することは容易ではありません。共同体としての自発的な協力の感覚を養うことが大切です。そうしたなかで，摂取栄養の偏りを防ぎながら，子ども自身の摂食量の自由裁量も可能にしたいものです。外部委託では実施は難しいですが，少しでも食を子どもたちに担当させる方法を考えてみます。たとえば，味噌汁だけはつくる，果物は用意する，週に１度は大きい子どもを中心にデザートをつくる，月に１度は誕生日会を自主運営するなどです。

養護を必要としている子どもは日本では90%近くが施設に収容されており，国連から**勧告**を受けています。欧米では80 ～ 95%が里親のもとで家庭生活を送っているのと大きく異なっています。これには，これまでの施設養育の反省があります。血縁を重視し，借り腹をしてまで自分の子どもにこだわるなどがあります。まずは行政から「子どもの最善の利益」を基本方針にするようにしていきたいものです。

児童の代替的養護に関する指針。

そうした現状ですが，今，施設にいる子どもたちには，家庭の健全な緩やかさを確保して，ルールの緊張感の少ない日々を送ってもらう工夫が必要です。多くの子どもは学校と家庭という２つの場で気分を変えることができますが，施設では難しい面があります。ノーマライゼーションは子どもの施設の窮屈さを限りなく「愛にあふれた普通の家庭」のようにすることからはじまりました。

03 ある孤児院での記録

精神的充足と身体発育—— Mental contentment and physical growth

〔E. M. Widdowson, *THE LANCET*, 1316−1318, JUNE 16, 1951〕

第二次世界大戦後の1948年，敗戦国ドイツの孤児院に派遣されたイギリス人Widdowson（ウィドウスン）は不思議なことに気づきました。子どもたちの食事はきちんと配給量が決まっているのに，孤児院によって子どもの成長に明らかな差が見られたのです。対象の孤児院を仮に「ミツバチの家」孤児院と「小鳥の巣」孤児院と呼ぶことにします。この2つは市営で，4 ～ 14歳の男女児50人が入所していて，平均年齢は8歳8か月で差はなく，食料供給量も必要量を満たしていました。しかし，驚いたことに，2つの孤児院の子どもの成長には差があり，「ミツバチ」孤児院のほうが「小鳥」孤児院より発育が悪かったのです。そこで，1年間かけて2週間ごとに身長・体重を測定することにしました。まず，はじめの6か月間は食べ物の量はこれまでどおりで観察し，次の6か月間は食べ物の量を変えてみることにしました。というのは，1948年の別の孤児院の先行研究で，パンを増やすと成長が目覚ましく大きくなることが観察されていたからです。

はじめの6か月は今までどおりの食事量で，「小鳥」孤児院の子どもは体重が1.4 kg増加しました。「ミツバチ」孤児院は0.5 kgでした。この年代の子どもは6か月で体重は1.4 kgくらい増えるものなので，「小鳥」の子どもは平均的だといえますが，「ミツバチ」の子どもは明らかに生育が思わしくありません。結果は**図 7.1**を見てください。グラフの左半分（はじめの6か月間）は「小鳥」の子どもは「ミツバチ」の子どもよりはるかに体重増加が多いです。

次の6か月は「小鳥」孤児院ではパンでもジャムでもおなかいっぱい食べることができるようにし，「ミツバチ」孤児院はそのままにしました。しかし，グラフの右半分（次の6か月間）を見ると,「小鳥」の子どもの成長は緩やかになって，最後には「ミツバチ」の子どもに追い越されています。いくらでも食べることができたのは「小鳥」の子どもだったのに。

理由は子どもたちの世話をする寮母（保育士）さんにあったようです。成育の良好な「小鳥」孤児院にはMiss. Grun（グリュン）という明るく優しい寮母さん，発育のよくない「ミツバチ」孤児院にはMiss. Schwarz（シュワルツ）という年配で厳しい寮母さんがいたのです。ところが，ちょうどはじめの6か月が終わるときにたまたま「小鳥」のGrunさんは転勤してしまい，代わりにあの厳しいSchwarzさんが「小鳥」にやってきたのです。そして「ミツバチ」には，Miss. Weiss（ヴァイス）というGrunさんによく似た明るい女性がやってきたのです。2人の人柄はよく似ていて，幸せそうで，子ども好きで，実際，孤児院の子どもたちを心からかわいがっていました。

これに対しSchwarzさんは対照的でした。年配で，厳格で，近づきがたく，「鉄

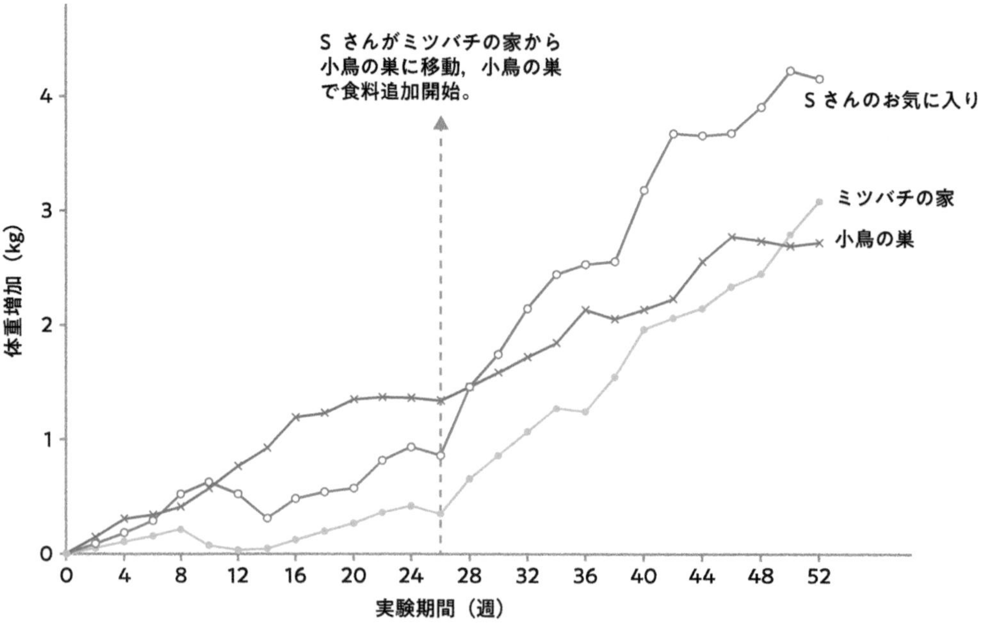

図 7.1　子どもたちの体重の変化

の鞭(むち)で」という比喩(ひゆ)にぴったりのやり方で孤児院を管理していたのです。子どもたちも職員も，いつも Schwarz さんの理由のない叱責やあらさがしに怯(おび)えていました。たとえば，あるとき，手袋をしていた子どもが手袋を濡らしたというだけでその子を叱りつけました。翌日には，逆に手袋をしていなかったといって意地悪をするのです。食事中も些細なことで叱りつけ，食事を食べさせないこともあり，子どもたちは動揺し，泣き出す子もいました。

6 か月後の半年間に Schwarz さんがやってきた「小鳥」の子どもたちの成育は伸び悩みました。一方，やさしい Weiss さんがやってきた「ミツバチ」の子どもたちはどんどん成長しはじめ，食べ物の追加はなかったにもかかわらず，ずいぶん差のあった「小鳥」の子どもを追い越したのです。

実は Schwarz さんには 8 人のお気に入りの子どもたちがいて，「小鳥」孤児院に転勤するときにいっしょに連れてきたのです。彼らはいつも Schwarz さんにほめられ大事にされていました。グラフにあるように，「ミツバチ」孤児院にいたときは，「ミツバチ」の他の子どもたちよりすいぶん成長がよく，Schwarz さんに連れられて「小鳥」孤児院にやってくると，そこでは食べ物がいくらでも食べられるようになっていたのでますます成長し，「小鳥」孤児院の他の子どもたちよりもっと発育がよくなったのです。ここでは体重だけを紹介しましたが，身長も大きな差はなかったものの同じ傾向にありました。

Widdowson は，とげとげしく愛情に満ちていない扱いという心理的なストレスは子どもに深刻な影響を与え，成長を削ぐと考察しています。今回の研究はたまたま寮母さんの転勤ということがあり観察できたものの，このような研究は二度とできないが，今後，栄養の研究をするときには心理面の配慮が必要だと述べています。そして，箴言（しんげん）XV.17（旧約聖書）の

「愛がある野草だけの食事のほうが憎しみに満ちた肉の食事よりはるかによい」

という言葉を引用しています。

さらに，17 世紀に **J. Harington**（ハリントン）は，医者なら，まずは『人柄が穏やかな医者』，次に『明るく朗らかな医者』，そして『食事をみてくれる医者』といったことについて，以前はそういうことは経験からしか知ることができなかったが，現在では，心の状態と消化などについて研究が進んできたとして **W. Beaumont**（ボーモント）の生きている人の胃内部の観察から感情やストレスと消化の関係を見出したことや，**Pavlov**（パブロフ）の消化液分泌の条件反射などに言及しています。

イギリスの政治哲学者。

1822 年銃の暴発事故で一命はとりとめたものの胃に開いた穴が塞がらず，外から胃の内部が見えるようになったままの患者がいた。内視鏡などなかった時代，胃のなかがどのようになっているのか，まったく知られておらず，胃はその人の感情からも大きく影響されていることがこの患者の観察からわかった。『胃液と消化の生理学』を著した。

ロシアの医学者。犬を用いた条件反射の研究で 1904 年にノーベル生理学・医学賞を受賞。

20 世紀初めの欧米の孤児院の乳児死亡率は異様に高い状態が続いていました。孤児院だけではなく病院の乳児死亡率も高かったのです。専門家は，衛生状態が悪いにちがいないとして，もっと清潔にするために，看護のためでもなるべく触らない，親でも触らせないということが行われていました。子どもの専門家といわれる人たちが，子どもには最低限しか触らずに育てるべきだと主張したのです。

そうした風潮に異を唱えたのが H. Harlow（ハーロウ）です。Harlow は，アカゲザルの赤ちゃんを使い心理実験を行いました。それまで，母親は母乳を与えるだけが役目だとされていたのですが，Harlow は，やわらかい布製でミルクの出ない母ザル人形と，針金でできていて網目状でごつごつしているが哺乳瓶（びん）がついている母ザル人形のどちらを子ザルは選ぶかという実験をしたのです。ちょっと考えれば当然のように思いますが，赤ちゃんザルは，やわらかい布製母にずっとしがみついていて，ミルクを飲むときだけ針金母に行きました。少し大きくなってからも，びっくりしたり怖いと思ったりすると布製母にしっかりとしがみつきました。実験そのものは，サルの赤ちゃんがかわいそうで涙なしには見ることができないようなものですが，彼の研究は母親が子どもに愛情で応えることが非常に重要であることを示したことで，その後の赤ちゃんの幸せに大きく貢献したといえます。当時としては画期的な研究成果でした。そして，R. Spitz（スピッツ）や J. Bowlby（ボウルビィ）の愛着理論につながっていくのです。

コラム

牛女(うしおんな)

小川未明(おがわみめい)　初出1919年（青空文庫[1] 2011年所収　http://www.aozora.gr.jp/）

現在の日本は社会に格差があり，その大きさは拡大しつつあるものの，食べ物や着る物自体に困窮[2]することは減り，平均的には豊かになってきているといえます。それなのに，実父母による虐待[3]死や所轄機関の不作為の責任などが問われる事件が後を絶ちません。子どもたちの間でも執拗ないじめは減るどころか把握数は増加傾向にあり，大人が有効な手当てをできずにいます。社会人になってからのハラスメント[4]や，国家間の力のぶつかり合いなども目に余る状況があります。誰しも欲や怠ける心はあるものですが，それはいけないことだという歯止めがあるのが大人たる所以(ゆえん)だと考えてきたはずです。しかし，近年は良識や良心に価値を見出さない社会がきたかのようです。ではここで，牛女(うしおんな)という物語を見てみましょう。牛は，忍耐強い，ゆっくり，穏やか，力持ちというようなイメージがあります。農耕を助け，京の都では牛車(ぎっしゃ)として働き，神話にも登場するなどなじみの深い生き物です。その牛のような女という名で呼ばれた母親の物語です。

牛女は大柄で力持ちで働き者です。母一人子一人で幼い男の子を大変かわいがって育てていましたが，あるとき病気になってしまいました。彼女は「自分は死んでも自分の霊魂(たましい)は何かに化けてきてでも子どもの行く末を見守ろう」と決意します。そして，病気には勝てず，子どもを残して死んでしまいます。村の人は牛女が心の優しい人であったので，憐(あわ)れんで葬式をし，残された子どもを村人みんなで育てます。ある雪の日以来，毎年冬になると，西の山腹に牛女の雪形が現れるようになります。子どもは母を懐かしみ，その姿を眺めては寂しい思いに堪え成長していきます。大きくなって一生懸命働き，自分を育ててくれた村の人に恩返しをしようと，村にリンゴ畑をつくり，たくさんのリンゴの木を植えました。木は大きくなって雪のような花をいっぱい咲かせました。しかし，せっかく実がついても，しばらくすると虫がついて全滅してしまうのです。ところが，母を想い供養をしてからは大きな蝙蝠(コウモリ)[5]がたくさんの蝙蝠を連れてきて虫を食べてくれて，リンゴは実るようになったのです。村の人は牛女が子どもを守るために蝙蝠になってきているのだというたとのこ

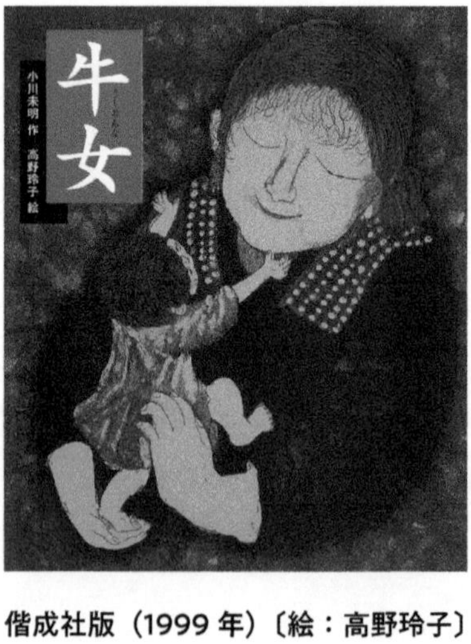

偕成社版（1999年）〔絵：高野玲子〕

とでした。

母の子どもを想う朴訥な愛[6]に心を揺さぶられます。論語には「剛毅朴訥は仁に近し[7]」という言葉があります。今はおしゃれでスリムなお母さんがかっこいい時代かもしれませんが，どのようなことがあっても子を守るというのは母性の本質かもしれません。

さて，大人であっても命の保障はなく，いつ天災や病魔に襲われるかわからない時代は長く続きました。そもそも食料もそれほど豊かではなく，冷害や旱魃が起きると飢饉になりました。東北地方や北海道がコメの産地になったのは品種改良と人々のたゆまぬ努力があったからです。

今も，福岡市繁華街（中洲）の一角にある飢人地蔵尊は線香の煙が絶えることなくきれいに管理されていて，人々は享保の飢饉（1732 年）の犠牲者を大事に弔っています。輸入のできなかった時代ですが，藩とて農民が死ねば藩の収入や存続にかかわるので，それ相応の手当てをしました。しかし，不作や病気など，人々の生きる基盤はもろいところがありました。そうしたなか，人々は小さな力を寄せ集めて生き延びようとしました。産婦の死亡も多く，母親が死んでしまうことも珍しいことではありませんでした。貧困からの「間引き」などの暗い面を聞いたことがあるかもしれませんが，決してそればかりではありませんでした。社会がある程度安定してきた江戸時代には，捨て子の救済，もらい乳のシステムなど助け合う社会のしくみができてきました。どうしようもなく子どもを捨てざるをえないときは，夕暮れ時の少し静かになって泣き声が聞こえやすい時間帯を選んで，裕福な家の前に置いて，家人が気づいて中に入れてくれるまでを親が物陰から見守ったようです。そこには，子どもは育てられるべき存在であり，親が誰かということを超えて手を伸ばす善意と人々の温かさという惻隠の情から発生した福祉システムの先駆けを見ることができます。

1) 著作権が消滅または著者が許諾した作品をみんなが読めるようにいう理念で Web サイト上に公開している。富田倫生（1952 ～ 2013 年）が創設。現在は共鳴するボランティアが打ち込みを担っている。『牛女』も青空文庫に所収されているので，スマホで読むことができる。著作権は日本では死後 50 年であったが，延長され，1928 年生まれのミッキーマウス（収益）保護法と揶揄された。
2) 世界では 8 億人以上が食料不足にあり，子どもの低栄養による発育阻害はアフリカを中心に深刻な問題である。
3) アメリカの予防実践などでは，特に不慣れな初産などには妊娠から 2 歳までの頻回の支援が効果的とされる。
4) 「女性活躍・ハラスメント規制法」2019 年成立，2020 年施行。対象企業数は拡大。罰則規定はない。
5) 中国や日本では「コウモリ」は福のイメージで，食器にも多く描かれている。6 章のコラム（p.151）を参照。
6) 物語の設定では，牛女は聾唖で母子家庭とされている。母は故郷を離れて遠くに行った子どもを悲しみ，雪形に現れることもなくなっていた。いよいよ子どもが困ったとき封印を自ら解いたかのようにまた助けるために現れたのである。何を読みとるかは読み手次第。青空文庫に収められているので読んでみてください。
7) 「巧言令色少ないかな仁」と同様の考え方。

8章 特別な配慮を要する子どもの食と栄養

1 疾病や体調不良の子どもの食と栄養

1. 疾病や体調不良の場合の見極め

子どもは体調の変化を起こしやすいのが特徴です。ですから，特に言葉で十分に自分の状態を訴えることができない乳幼児期には，顔色，活気や機嫌，睡眠のリズム，食欲や便通，排尿の状態などに目を配ることが大切です。

ここでは食に関係の深い項目を中心に述べていきます。保育所の保育中であれば家庭との連絡を密にし，通常と変わった様子がある場合は，何か原因があって体調不良である可能性を考えて対応することが必要です。毎日見ている保護者や保育士であれば，どこかはわからないけれど全体的な印象がいつもと違うと感じることもあり，そのような感覚も大事にしましょう。また，疾病により食事内容を変更する必要がある場合は，委託医やかかりつけ医による指示や指導に従いましょう。

では，体調不良になった場合の緊急性の判断を行うときの注意項目を述べます。

A 機嫌はいいですか？

子どもに話しかけたり呼びかけたりして，子どもとしっかりと視線を合わせると普段どおりの反応を示す場合は，意識が正常に保たれています。しかし，呼びかけをやめるとすぐに眠り込む，泣きが弱いなどの場合は意識レベルが低下している可能性があるので，すぐに**医療機関**（病院）を受診させましょう。また，「普段と様子が異ならないか」ということを念頭において，何かいつもと違う，という場合も受診させましょう。

この章では日常語として「病院」を用いている。病院といっているものの多くは医院である。

B 顔は元気そうですか？

唇は血流が豊富なので赤みが強いのですが，脱水や不整脈など何か心臓の状態が悪くなるなどするとすぐに色が青白くなります。また子どもは大人より体温が高いのですが，循環が悪いと，手足など体の中心から遠い部分が冷たくなります。顔色，特に唇の色がいつもよりも青白い，手足が冷たい場合は，すぐに受診させましょう。

C　おしっこはきちんと出ていますか？

子どもは大人と比べて食べむらがあり，食事量については体調が悪いときなどに一時的に減ってもしばらくすると回復する場合がほとんどです。しかし，水分量については摂取量が少なすぎると深刻な事態になります。特に**子どもは脱水**を起こしやすいのです。体重当たりの必要水分量は大人の数倍で，足りないと脱水になります。生理的な必要水分量は，乳児 150 ml/kg/ 日，幼児 100 ml/kg/ 日，学童 80 ml/kg/ 日，成人 50 ml/kg/ 日といわれますが，必要水分量は気温や活動量でも変動します。水分が足りているかどうかのわかりやすい目安は，おしっこの回数や色です。もしもおしっこの回数や量がいつもの半分以下になった，あるいは色が茶褐色など濃くなった場合は，脱水がかなり進んでいるため，すぐに病院を受診させます。おしっこは単に水分を調節しているだけではなく代謝による有害物の排泄にかかわっています。泡立っていたり濁っていたりする場合は病気の場合があります。

子どもはなぜ脱水を起こしやすいのか？　体重当たりの不感蒸泄量，尿量などは成人の数倍なので生理的に必要な水分も数倍になる。しかし体が小さく貯蔵量も少ないため脱水を起こしやすい。

D　特に脱水に注意

脱水傾向があると，尿が濃くなったり減ったりする以外に，口のまわりや唇・舌・口内が乾燥気味になる，活気がなくなり眠りがちになる，吐気が出たり食欲不振になるなどの症状が出てくることもあります，このような症状が見られた場合は，子どもが飲みたがるものをなるべくこまめにたくさん与えます。離乳していない乳児の場合は，母乳や育児用ミルクを与えます。幼児では糖分や塩分が適度に含まれているスポーツドリンクや経口補水液が適していますが，本人が飲みたがるのであれば，お茶，果汁，味噌汁，コンソメスープ，清涼飲料水などでもよいので，まずはこまめに水分摂取を促します。上手にとれない場合は病院を受診しましょう。

また，胃腸炎や発熱の子どもは二次的に脱水になりやすいので注意します。胃腸炎などで嘔吐があるときも，数口ずつでもよいので水分をとることが望ましく，下痢や発熱があり，水分を失う量が多いことが予想されるときは，多めの水分摂取を心がけます。飲んでもすぐに下痢をするから飲ませないというのは間違いです。下痢は単に水分を失うだけではなく電解質を失うことにも留意します。

E　睡眠は足りていますか？

鼻づまりがひどい，喘息(ぜんそく)発作があるなど呼吸に問題がある場合は，眠りが浅くなり途中で目覚めてしまったり，寝つけなくなったりします。特に，喘息や気管支炎の場合，**座っている姿勢**のほうが楽に呼吸できるため，横になるのを嫌がります。このような子どもは，息苦しいため，肩が上下したり，おなかが出たりくぼんだりと，肩やおなかで呼吸していることがあります。お昼寝をしようとしな

起坐呼吸という。

い場合は，呼吸が苦しそうではないかを確認しましょう。

いつもの７～８割程度の元気がある，顔色や息づかいが普段どおりである，呼びかけに対して普段どおりに反応する，笑う，哺乳や食事が十分にできる，よく寝ているなどであれば，重症ではないと判断できます。

F　病気になりやすくなりました。体が弱くなったのでしょうか？

保育所に入って半年，あるいはクラスが変わって数か月は，風邪や発熱の回数が多くなる場合があり，保護者や祖父母によっては保育所入所が悪かったのではないかと疑問視する場合があります。しかし，これは多くのクラスメイトがいる環境でさまざまな病原体にかわるがわる接するために起きる現象です。一回一回の熱がきちんと下がり，特に重症化するわけでなければ，免疫不全などを疑う必要はありません。むしろ，**小さな負担**で安全に広く免疫力をつけていっていると肯定的にとらえるほうがよいのです。多くの場合は半年ほどで自然に風邪をひいたり熱が出たりする回数は減ります。一方，熱を出す回数があまり多くなくても，風邪をひくたびに肺炎になる，中耳炎がいつも重症化するという子どもは注意深い保育が必要です。**原発性免疫不全症候群**の可能性も否定しきれません。

アステカ人（メキシコ）は16世紀にスペイン人の侵略でもたらされた伝染病に初めて接し，免疫がなかったので大打撃を受け多くの人が亡くなったとされる。

先天的に免疫系のどこかに欠陥がある。主な症状は易感染性。指定難病。

2．乳幼児の発熱

A　体温

1 発熱とは

平熱より1℃高い，あるいは38℃を超えている熱を発熱とします。37.5℃前後は微熱と呼び，特別気になる点がなければ，医学的な対応をしなくても，問題が起きる可能性は低いと考えられ，対応も必要ありません。正常な体温には個人差があるので，平熱を知っておくことが重要です。ほとんどの場合，熱の原因は感染症で，９割近くはウイルスによるもので，薬を用いなくても２～４日程度で熱は下がります。しかし，溶連菌感染症，尿路感染症，インフルエンザ，水ぼうそうなどには治療薬があるので，発熱した場合は１～２日以内に病院を受診しましょう。また，適切な時期に決められたワクチンを接種しておくことも病気の予防には大切です。生後３か月以内で発熱した場合は，敗血症など重要感染である場合があるので，早急に受診します。

2 熱と重症度

発熱は，体調が悪いことを示す指標にはなりますが，熱の高さと病気の重症度は相関しません。熱が42℃を超えないかぎりは，体に影響が出ることはないといわれています。熱が出ている子どもは，目もとがしっかりしているか，普段どおりと変わらない反応があるかで意識レベルを判断し，唇の色が白くないかで，循環が保たれているかを判断します。熱が39～41℃とかなり高くても，活気があり顔色がよく，飲んだり寝たりが通常どおりできていれば，自宅で療養しても数日で解熱する場合がほとんどです。しかし，熱が５日以上続いている場合は，川崎病など入院治療が必要となる病気が隠れている可能性もあるので，病院を受診してください。また，機嫌が悪い，水分がとれず尿が少ない，眠れない，呼吸が苦しそう，なんとなく様子がおかしいという場合は，熱の高さにかかわらず，病院を受診しましょう。

3 食べる・飲む

発熱をしていても，いつも以上に食べられる場合があります。体温が高いということは熱を産生するエネルギーが必要なのです。子どもが欲しがる場合はいつもどおりで，増やしてもよいのです。食欲が落ちている場合は水分摂取を優先させ，脱水になることを防ぎます。そして，食べられるものを何でも食べさせます。ひんやりして口触りや喉ごしがよいものは食べやすいものです。ゼリー飲料や粥（かゆ），味噌汁，おかずなどを冷やしたりあんかけにしたりすると食べやすいかもしれません。

B 熱中症が疑われる場合

1 熱中症の症状

子どもは体温調節機能が未熟で身体の大きさも小さいため，熱中症にかかりやすいです。また，遊びに夢中になると，喉の渇き，めまいなどの初期症状に気づかず重症化してしまうこともあります。それにまだ背が低いため，地面の反射熱を受けやすいです。ですから，本人が欲しがらなくても水分をこまめにとらせる，日光を遮る首筋までの帽子を被る，薄い色の衣服を着る，袖などの開放口の大きいデザインを選ぶなどして熱がこもらないようにします。室内でも風通しをよくして汗を乾きやすくし，気化熱を奪いやすいタオルを使うなど工夫します。室内であっても熱中症は発症します。特に車は真夏でなくても，短時間であっても，眠っていたとしても，子どもを一人で車内に置くことは極めて危険です。

熱中症の初期症状はめまい，顔のほてり，体温の上昇，頭痛・体のだるさや吐き気などです。早めに気づけば，水分補給をする，体を冷やす，ゆっくり休ませるだけで多くの場合は病院に行くことなく治すことができます。しかし，自力で水分をとれない，呼びかけへの反応が悪いなど，意識が低下している場合は生死にかかわるので，早急に病院で治療してもらう必要があります。

2 手当

体を冷やす：クーラーの効いた部屋，野外であれば木陰で地面から離れたベンチなど涼しい場所に移動します。そして，水で濡らしたタオルやタオルでくるんだ保冷剤を首のまわり，脇の下，大腿の付け根に当てるなどして，直接体を冷やします。より気化熱を奪うように扇子（せんす）や紙などであおぎます。

ゆっくり休ませる：衣類を緩めるなどして，楽な体勢で休ませます。

水分補給をさせる：子どもが飲みたがるものをたくさん与えましょう。糖分や塩分が適度に含まれているものがよいですが，スポーツドリンクや経口補水液にこだわる必要はなく，内容よりもとにかくたくさん水分をとらせることを心がけます。味噌汁，コンソメスープ，りんごジュースなども適しています。症状が落ち着いた後も，食事や水分が足りないと再発することがあるので，1日程度は十分な水分と塩分とミネラルが補給できる食事を意識します。

3．乳幼児の口内炎

幼児期にかかることが多いウイルス性の感染症のなかでも，手足口病，ヘルパンギーナなどの感染症は口のなかに潰瘍（かいよう）をつくります。これらの口内炎は痛みを伴うため，多くの幼児で食欲が減退します。これらの口内炎があるときは，酸味のあるもの（かんきつ類やトマトなど），固形物で乾いているもの（パンなど），熱いものを食べると痛みが増します。痛みがひどいと，食事だけではなく水分の摂取も嫌がるようになり，二次的に脱水になることも多いので注意が必要です。尿量が減る，ぐったりするなど脱水兆候が見られた場合は，早急に病院を受診する必要があります。ヘルパンギーナは約2～4日間，手足口病は約4～5日間，口内炎により食事がとりにくい状態が続きます。ヘルパンギーナでは高熱も伴いやすいです。発熱に伴う食事は，まずは好きなものや食べやすいものとし，冷たいものや水分の多いもの，口触りや喉越しのよいものを選びます。とろみがあると食べやすいようです。

4．乳幼児の嘔吐

A　乳幼児の嘔吐の特徴

乳幼児は食道の長さが短く，胃の容量が小さいため，飲みすぎ食べすぎや腹部を強く押されることで嘔吐する場合が少なくありません。このような場合は，嘔吐をくり返さないことや子どもの機嫌がいたってよいこと，腹痛や下痢などを伴わないことが特徴です。ただ，本人の機嫌がよくとも，生後数か月の時点で何日にもわたりくり返し嘔吐して体重が増えない場合は，幽門狭窄症や食物アレルギーなど治療を必要とする病気の場合があり，注意が必要です。

B　嘔吐のときの食事

嘔吐の原因が感染症である場合は，嘔吐とともに腹痛や下痢が発症することも少なくありません。感染性の胃腸炎が疑われる場合は，嘔吐の回数が数回程度で，吐いた後も元気で機嫌がよければ，こまめに水分と塩分の補給で様子をみることが可能です。胃腸炎の場合，嘔吐はおおむね約半日～1日，長くとも2日程度で改善します。嘔吐が落ち着いたら，脱水により二次的に症状が悪化するのを予防するために，30分から1時間後に大さじ1杯程度の少量の水分を与え，嘔吐がなければ量を増やしていきます。離乳が進んでいる場合は糖分と塩分を含んだ水分（イオン水，薄い味噌汁やコンソメスープなど）をいろいろとるようにします。離乳があまり進んでいない場合は，母乳・ミルクを与えても問題ありません。ミルクを薄めると塩分が足りなくなる場合があるため，推奨されません。水分を与えても嘔吐しなくなったことを確認したのちに，果汁，粥（かゆ）やうどん，果物や豆腐など，消化しやすく，脂肪分が少ない食事を開始します。特に，りんごなどの生果物は食材のなかに酵素が含まれているため，消化にかかる時間が短く，胃に負担がかかりにくいといわれています。幼児期では，胃腸炎の後，一時的に乳糖を分解する消化酵素が減り，乳製品を摂取すると下痢する二次性乳糖不耐症を発症することがあります。そのような症状がみられた場合は，1週間程度乳製品を控えましょう。通常の食事がとれるようになるまで，長い場合は1～2週間程度かかることがあります。

C　受診が必要な場合

数日経っても嘔吐や食欲不振が続き，自分で飲んだり食べたりできない場合は，脱水を起こす可能性が高まるため，病院を受診する必要があります。特に，嘔吐症状が強く，重篤な経過をとる場合のあるノロウイルス，腎臓の病気などを併発しやすい腸管出血性大腸菌，乳白色の下痢が長引きやすいロタウイルスなどは，病院を受診して一時的に点滴治療を必要とする場合が多くなります。これら以外でもすべての胃腸炎の原因菌は周囲への感染力が強いため，子どもの嘔吐物や排泄物がついたものは**次亜塩素酸液で消毒**し，ほかの子どもや大人に感染が広がらないようにする感染予防対策が重要です。

消毒の方法は2.3.4項B（p.59）を参照。

嘔吐とともに腹痛がある場合は，感染症以外にも虫垂炎や腸重積あるいは食中毒などの病気が隠れていることがあり，これらの病気が疑われる場合は早急に病院を受診します。虫垂炎では徐々に痛みが増強し歩けないほど痛くなること，下痢を伴わないことが特徴です。腸重積では痛みが数十分から1時間程度の周期で強くなったり弱くなったりする，便にいちごゼリー様の粘液が付着することが特徴です。また，嘔吐をくり返す以外にもぐったりしている，顔色が悪いなど，いつもと様子が違う場合には，脱水，熱中症，周期性嘔吐（自家中毒）など重篤な疾患の場合もあるので，このような場合は早急に受診する必要があります。

嘔吐が続く子どものなかには，嘔吐の原因が消化器の問題ではない場合もあります。特に乳児では，鼻が詰まったり，喘息の発作を発症しているなどで呼吸がしづらい場合に，うまく哺乳できなかったり，空気を飲み込みやすく，嘔吐をくり返したりする場合があります。通常の半分ほどしか哺乳できない場合は病院を受診する必要があります。また，頭部打撲ののち脳震とうで嘔吐することがあります。複数回にわたって嘔吐し，嘔吐が止まらない場合は，脳になんらかの障害が生じている可能性があり，早急に病院を受診する必要があります。

5．乳幼児の下痢

便の回数は生後半年頃までは色は黄色から茶色あるいは緑（育児ミルクの使用量が多い場合にみられやすい）の水様から泥状の便が，通常1日6～12回出ます。離乳完了期には便の色は茶色であることが多く，半練り状やバナナ様，回数も1日1～3回と減ってきます。このため乳児期は，便が水様であっても，回数が多くても，正常である場合が多いので，通常と比べて回数が増えたのか，性状が違うのかで下痢かどうかを判断します。また，便は子どもの食べたものや体調により黄色，緑，茶色，こげ茶色などさまざまな色になることがあります。しかし，赤色や白色である場合は，病気である可能性があるため，病院を受診したほうがよいと考えられます。

乳幼児の下痢の原因はウイルス性の胃腸炎が大半です。また，胃腸炎が治った後に**二次的乳糖不耐症**で下痢が継続することも珍しくありません。嘔吐の場合と異なり，下痢の場合は脱水がなければ，何を食べても大丈夫だと考えられます。逆に，食べると下痢するからといって，食事量や回数を制限するのは推奨されません。むしろ，下痢で水分や塩分を失うので，十分な量の水分を摂取することが大切です。また，育児用ミルクを与える際に濃度を薄める必要はありません。

3.1.2 項Bの「4. 糖質」(p.69)を参照。

6．乳幼児の便秘

便が出る回数が週に2～3回より少ない，あるいは出す際に痛がる場合を便秘といいます。幼児期は便秘になりやすく，10人に1人が便秘だと考えられています。便秘は幼児が病院を受診する腹痛の原因の第1位です。便秘の予防や解消には，食物繊維を豊富に含んだバランスのよい食事（特に豆類，海藻類，野菜類，いも類，果実類）の摂取，十分な水分の摂取，一定のかさのある穀類，つまり適正量のごはんなど，そして十分に体を動かし，腸の蠕動をよくすることが重要だと考えられます。また，トイレトレーニング，保育所・幼稚園などへの通いはじめなどの環境の変化があったときにも便秘は起きやすいといわれます。そして，このような心理的要因がきっかけの一時的な便秘であっても，適切な治療を行わないと，腸に便が停留するのが普通となり，便が溜まっても便意が起こりにくくなり，慢性的な便秘につながりやすくなります。このため，便秘が疑われた場合は，病院に相談して治療を受けることが勧められます。治療は内服薬で行われることが多く，適切な治療を受けた子どもの多くは数か月で排便がきちんとできるようになりますが，薬を比較的長く飲む場合もあります。

7．子どもの事故：誤嚥と誤飲など

A　誤嚥：重症では窒息

異物（食べ物を含む）が誤って気道に入ってしまう状態を誤嚥（ごえん）といいます。何でも口に入れてしまう7～8か月から3～4歳までの乳児と小児に起こりやすい事故です。トイレットペーパーの芯を通過する約4cm以下のものは，誤嚥の原因となりうるので，手の届かない場所に置くなどの注意が必要です。食べ物のなかでも，お菓子（飴（あめ），グミ，ゼリー，お団子など），大きめの果物や野菜（いちご，ぶどう，ミニトマトなど），豆類（ピーナッツ，大豆など）は誤嚥の原因となることが多いです。唾液を吸水して膨張するもの，ゼリーのようにぴったり密着するものや丸い形状のものには特に注意が必要です。誤嚥が起きると，気道が塞がれ（窒息），呼吸ができなくなって意識がなくなり，数分のうちに死亡することもあるので，緊急の対応が必要です。なにより食事中は目を離さず，窒息の兆候を見逃さないことです。誤嚥や窒息が疑われるときは大きな声で助けを呼び，119番通報を依頼し，見つけた人はまず**異物除去**と**気道確保**を試みます。本人が苦しいながらも自力呼吸している場合はまずは励まします。しかし，突然顔色が悪くなる（チアノーゼ），声が出なくなる，息ができないなどの症状が現れた場合は，上気道（喉まで）が詰まっていて呼吸ができていないので，**図8.1**のような緊急処置を行います。乳児（1歳未満）では背部叩打法（はいぶこうだほう），これでダメな場合は胸部突き上げ法を行います。1歳以上の場合は背部叩打法を行い，5歳以上の場合は腹部突き上げ法を行います。意識がなくなった場合は心肺蘇生を行います。異物が見えた場合は指を口のなかに入れて異物をとり除きます。しかし見えない場合は，異物をさらに押し込む可能性があるため，やみくもに口のなかを探っ

窒息は数分間で死亡に至る場合もあるので，気道異物除去，救急蘇生法についてWebサイトでもよいので学習しておくとよいでしょう。

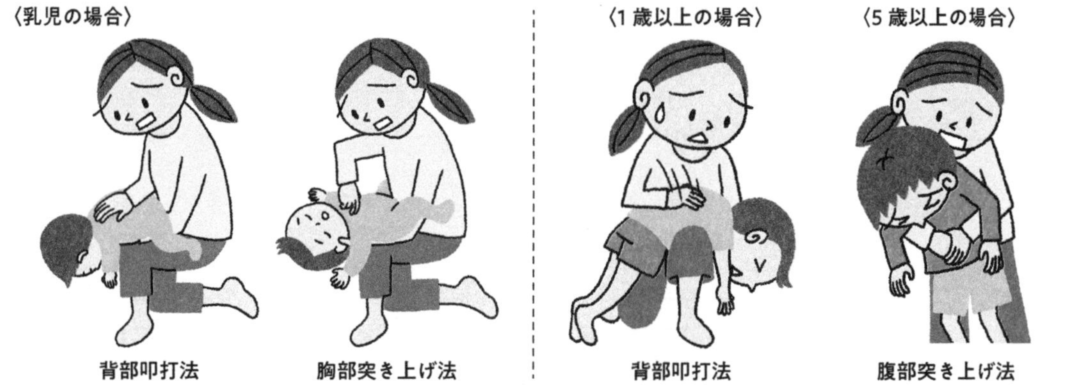

図8.1　異物を除去する方法

てはいけません。突然，咳やゼイゼイしだした，呼吸が苦しそうになってきたという場合は，気管や気管支など下部の空気の通り道（下気道）での誤嚥を疑います。

誤嚥は数分という短時間のうちに生死にかかわるので，子どもの様子は注意深く見ておかなければなりません。それでも，子どもはあっという間に何かを口のなかに入れてしまうことがあるので，いざというときはどう対処するか，イメージトレーニングをしておくことを勧めます。急に状態が悪くなる場合として，アナフィラキシーがあり，急速に悪化して死に至る場合もあるので，後述するアナフィラキシーの項（p.183 ～ 188）を参照してください。

B　誤飲

食べ物でないものを飲み込んでしまった場合を誤飲といいます。誤嚥と同様に何でも口に入れてしまう７～８か月から３～４歳までの乳児や小児に起こりやすい事故です。何かを飲み込んでしまったかもしれない場合は，すぐに病院を受診しましょう。

毒性のあるもの（タバコや医薬品など）を誤飲した場合は，飲んでから１時間以内で，まだ吸収されていない場合であれば胃洗浄も効果があります。上手に薬を飲み込めず食道に引っかかって，そこで溶け，食道を傷めることがあります。健康な胃は粘膜に覆われているので薬により潰瘍を起こすことは原則ありません。また，固形物である場合は，食道にひっかかってしまうと，石が入っているような痛み，胸の痛み，呼吸のしづらさなどが出現し，摘出する必要があります。とがっていないもの，長くないものは，食道より先まで通過した場合は，消化管を傷つけずに便といっしょに自然に体の外に出ることもありますが，いずれも病院で状態を把握して経過を見ていくことが必要です。

誤飲の原因としては，おもちゃの細かい部分や金属・プラスチック製品（31%），タバコ（20%），医薬品（14%），**ボタン電池**（6%），パック型液体洗剤（6%）などが報告されています（**表 8.1**）。子どもは，おいしくないから食べたり飲んだりはしないだろうということは決してありません。子どもは思いもよらないことをあっという間にしてしまいます。極めて毒性の高いものが家庭内に置いてあることは少ないと思いますが，誤飲した物質により，水などを飲ませて毒性を薄

ボタン電池は，子どもの誤飲を防ぐため開封しにくい包装になっている。

表 8.1　子どもの窒息や誤飲の原因物質

	０歳	１歳	２歳	３～５歳
１位	包み，袋	タバコ	薬剤など	おもちゃ類
２位	おもちゃ類	薬剤など	玩具など	あめ
３位	タバコ	おもちゃ類	魚の骨	ビー玉
４位	電池	電池	あめ	魚の骨
５位	洗剤類	野菜・果物	コイン	薬剤

〔東京消防庁調査 2014〕

めたほうがよい場合と，嘔吐によりかえって食道を傷める場合があるので，医師の指示を受け，飲んだものがわかる場合は容器などを持参します。

C 子どもの事故：台所などの水まわりやベランダなど

窒息，溺死（できし）や落下など，家庭は子どもにとって危険な場所や危険なことが意外にたくさんあります。神経質になりすぎることは決して子どもの成長には好ましくありませんが，子どもの成長を先回りして危険を認識する必要があります。昨日できなかったことが今日はできるというのが子どもの成長です。特に台所は魅力的なものでいっぱいです。手を伸ばして鍋の柄をつかみ，湯や油をひっくり返せば，大人なら足だけですが，子どもは頭からかぶり全身大やけどをしてしまいます。しかも皮膚は薄く，体が小さいので，体重のわりに体表面積が大きく，重症化しやすく，死の危険もあります。また，いざというときのために浴槽に水を溜めている家庭もあるかもしれませんが，水深が数 cm あり，時間が数分あれば，幼い子どもは溺死します。2人の子どもを入浴させ，先に一人の体を拭いている間にもう一人が浴槽に落ち，死にかけた例もあります。このほか，踏み台になるものがあると，覗き込めば頭の重い幼児は落下の危険があります。1～4歳の子どもの死因の約15%は不慮の事故で，その約60%は窒息，溺水，転落です。子どもの探求心を損なわないことを大事にしながら，大きな事故を起こさずに子どもを成長させたいものです。

2 アレルギーの子どもの食と栄養

「食物を避ける」ことから，「食べて治そう」に劇的な転換

1. アレルギー治療の劇的な転換

食物アレルギーとその治療の考え方は劇的に変わりました。アトピー性皮膚炎の患者が急激に増えた時代と並走するかのように，子どもの食物アレルギー患者が増えてきました。そして現在では，治療の考え方と実践では，「食物を避ける」ことから「食べて治そう」に劇的な転換点を迎えつつあります。

かつては，妊娠中や授乳中の母親，そして赤ちゃんに対してはアレルギー食品を食べるのを避ける，すなわち，アレルギーの原因（アレルゲン）が胎盤や母乳を介して子どもの体内に入り込むのを避けることがいちばん大事とされてきました。アレルギーについてはたくさんの研究があり，2010年に厚生労働省の研究によりアトピー性皮膚炎に関しては，既存のアトピー性皮膚炎に対する治療として，ミルクアレルギーにおけるミルク除去および代替ミルクの有効性が示されました。また，アレルギー疾患発症ハイリスク児におけるミルク，鶏卵などの除去はアトピー性皮膚炎発症を予防することができると示されていました。

2. 食物アレルギー二重抗原暴露仮説

食物アレルギーについてブレークスルー（革新的な）となる説が発表されたのが2008年です。従来，食物アレルギーの発症は食物の経口摂取による腸管での感作（きっかけ）が重要であると考えられていました。しかしG. Lack（ロンドン大学）は疫学的研究から，食物アレルギーの発症には皮膚から侵入するアレルゲンが重要であるという二重抗原暴露仮説（経皮的感作と経消化管感作の２つが関与）を提唱したのです。言い換えると，口から摂取した食物抗原に対しては免疫寛容（反応が起こらないか抑えられている状態）が誘導されるが，**皮膚から侵入した食物抗原に対しては感作が誘導**されるという説です。

アレルギーを起こすもととなる物質（アレルゲン）が体内に入り，体が排除しようとして免疫反応が起こり，IgE抗体がつくられた状態。

https://www.ncchd.go.jp/press/2016/egg.html

図8.2は，同じ食物のアレルゲンであっても，健康な舌下や腸管などの組織から侵入すると耐性を誘導し（アレルギーが起こりにくくなる），アトピー性皮膚炎など傷ついた皮膚組織から侵入すると炎症を促進する（アレルギーが起こる）ことを示しています。皮膚組織には，**スキンバリア**という保護システムがあるのですが，アトピー性皮膚炎や乾燥肌の子どものスキンバリアは完璧ではなく，容易にアレルゲンが入ってきます。乳児が這い這いしているときにバリアが完全ではないと，ピーナッツや卵などの成分（アレルゲン）が皮膚を通して体内に入ってきます。それが食物アレルギーのきっかけになるのです。

赤ちゃんの皮膚は薄いといわれるが，そのとおり薄いので，口のまわりなどを拭くときにも濡らしたガーゼなどで優しくぬぐう。大人でも手を酷使する人ではバリア機能が低下するので，必要以上に石鹸をつけてゴシゴシ洗わないほうがよい。

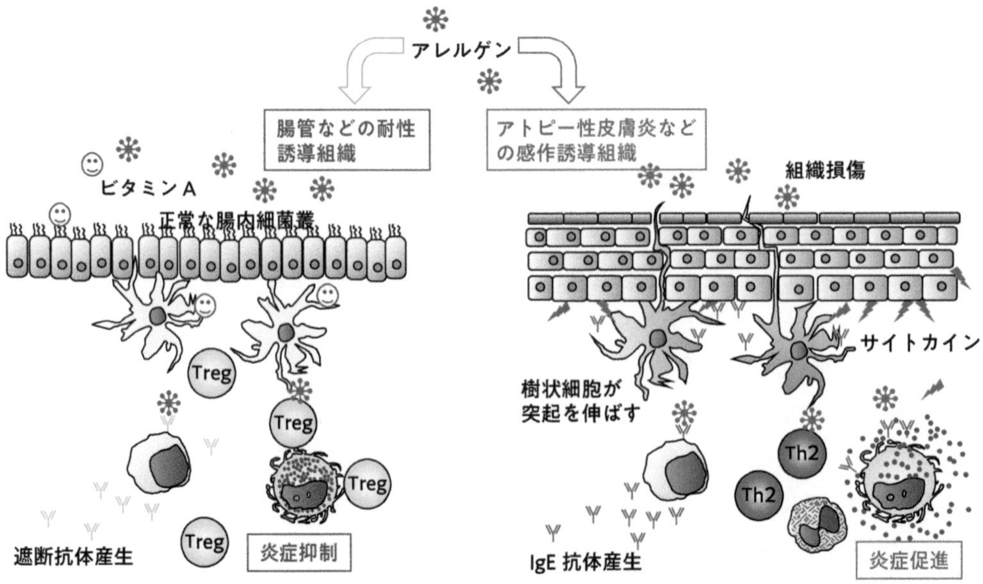

図8.2　二重抗原暴露仮説
〔国立成育医療研究センター〕

つまり，免疫とひと口にいっても，場所つまり臓器によってその反応はずいぶん異なるのです。健康な腸管ではアレルギー反応を抑制する制御性 T（**Treg**）細胞などの細胞が増殖しやすいのに対し，アトピー性皮膚炎の患部組織では，アレルゲンをとり込み，その情報を伝達する細胞が活発に働き，アレルギー反応を増強するヘルパー T 細胞（Th2 細胞）などの細胞が増加しやすいのです。つまり，制御性 T（Treg あるいは TREG）細胞は食物アレルギーの考え方，診療が変わったことのポイントとなる細胞になります。

Treg の reg は regulatory の略。

その後，いくつかの疫学研究のみならず，実験的なデータが発表されるにつれて，皮膚からの食物抗原（アレルゲン）の侵入が，食物アレルギーではとても重要であることがわかってきました。そこで，本項では近年変わりつつある小児の食物アレルギーについて，その考え方，対応の仕方を『食物アレルギーの診療の手引き 2017』に準じてまとめていきます。

3．そもそも食物アレルギーとは何か

A アレルギーとは

アレルギーとは，過剰な免疫反応のことです。私たちの身体には自分自身を守るさまざまなシステムがあり，それらのうち，病原体（細菌，ウイルス，寄生虫，真菌など）などの異物が侵入してきたときにそれらから守ってくれるのが免疫機能です。その司令塔としての役割を果たしているのがヘルパー T 細胞（**CD4** 陽性 T 細胞）です。ヘルパー T 細胞は**胸腺**で生まれ，胸腺の外（末梢）に出て身体を循環し，身体に侵入した病原体の種類に応じて Th1, Th2, Th17 というエフェクター T 細胞に分化し，それぞれの病原体の排除に最適な免疫反応を誘導します（**図 8.3**）。一方，免疫反応が進みすぎたときにブレーキをかける T 細胞が制御性 T（Treg）細胞です。この細胞の発見により，経験的に知られていた事象あるいは**衛生仮説**といった低いアレルギー発症率のしくみがかなり理解できるようになりました。つまり，制御性 T 細胞の減少や機能低下があるとエフェクター T 細胞が過剰に活性化して，過剰反応であるアレルギー性疾患を引き起こすのです。

CD4：Cluster of differentiation 4
抗体を介さずウイルスなどに感染した細胞を直接攻撃する「細胞性免疫」の中心。たとえば，これが損なわれる HIV 感染症（エイズ）では弱毒の侵入でも致命的になる。

胸骨の裏，心臓の前上方にあるリンパ系器官のひとつ。思春期に 30 ～ 40 g と最大になる。T 細胞が分化・成熟するところ。

アレルギー疾患は数十年で急激に増加している。ヒトの遺伝子がほんの数十年で大きく変化するとは考えられず，ほかの要因として，環境が清潔になりすぎた，低年齢で感染症に罹らなくなったなどが考えられるとする説。花粉症（枯草熱）の増加について Strachan は，アレルギー疾患はあまり衛生的ではない乳幼児期初期の同胞（兄姉）の接触や妊娠期間中に母体から得るものにより防ぎうると言及した。*Hay fever, hygiene, and household size,Br.Med. J.*,299:1259-1260 (1989).

B 食物アレルギーとは

食物アレルギーとは「食物によって引き起こされる抗原特異的な免疫学的機序を介して生体にとって不利益な症状が惹起される現象」をいいます。非免疫学的機序による食物不耐症（代謝性疾患，薬理学的な反応，毒性食物による反応など）は含みません。

免疫学的な反応には 4 つのタイプがあります（**図 8.4**）。そのなかで，I 型（即時型またはアナフィラキシー型）ではアレルゲンの刺激で IgE（抗体タンパク質の一種）が粘膜のマスト細胞を刺激してヒスタミンを遊離することが原因になり

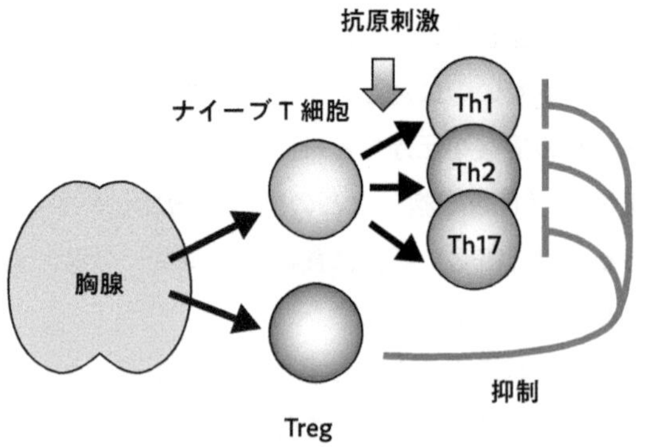

図 8.3　ヘルパーT細胞（CD4陽性T細胞）の分化とTregによるエフェクターT細胞の抑制

〔科学技術振興機構（JST）：http://www.jst.go.jp/crest/immunesystem/result/04.html（閲覧日 2020年2月12日）〕

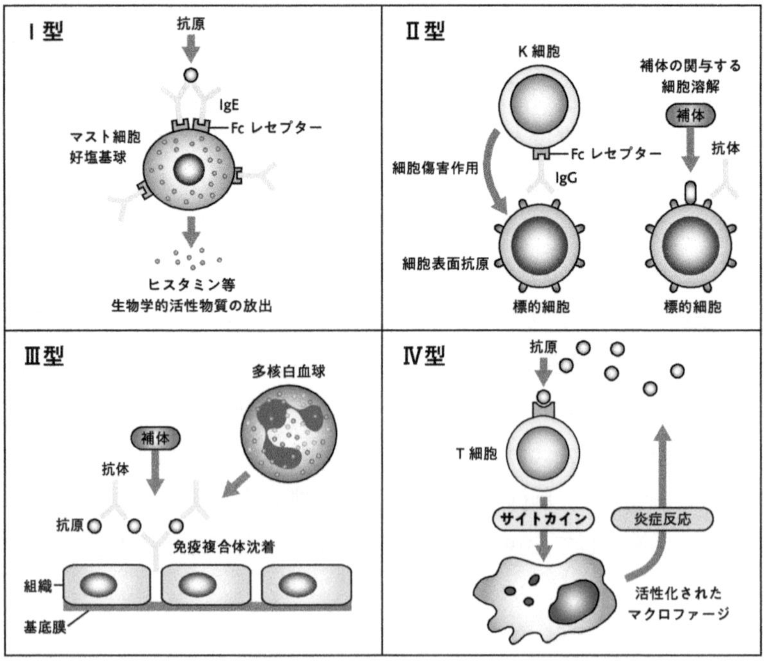

図 8.4　免疫アレルギー反応のタイプI～IV型

> サイトカイン：細胞から分泌されるタンパク質。免疫，生体防御などさまざまな生理活性をもつ。本来なら自分を守るものであるが，若い人などでは過剰に反応して死に至らしめることがある。

ます。ヒスタミンが受容体に結合すると蕁麻疹（じんましん）や呼吸困難症状などのアレルギー反応が現れるのです。食物アレルギーの最も典型的なタイプで，原因食物摂取後，通常2時間以内にアレルギー反応による症状を示すことが多いです。

Treg細胞はアレルギー反応を抑制します。Treg細胞の減少や機能低下があると，均衡を保っていたエフェクターＴ細胞（免疫反応を誘導する）が相対的に過剰に活性化される，つまりアレルギー性疾患が起きるのです。食物アレルギーに関連したIgEも過剰に産生されてしまうのです。実際に，食物アレルギーの発症の少ない集団では，血液中の制御性Ｔ（Treg）細胞が多いことが発見されています。そうなると，Tregを含めた免疫システムを制御してTreg細胞を人為的に増強できればアレルギー疾患の治療に結びつくと考えられます。食物アレルギーを進めるのが皮膚で，抑える役割を担うのが消化管です。ですから，まさに消化管による「食べて治そう」が現実になるのです。

4．アレルギーの実態

A　食物アレルギーの臨床型と頻度の高い食べ物

臨床型と原因食物などは**表8.2**のとおりです。なかでもアナフィラキシーは短時間で命にかかわるので，十分理解しておくことが必要です。即時型食物アレルギーについて全年齢における原因物質を見ると，鶏卵，牛乳，小麦，ピーナッツ，果物がベスト５で，それぞれ39.0%，21.8%，11.7%，5.1%，4.0%の順です。

B　年齢別有症率と原因食物

日本における食物アレルギー有症率は，乳児が約10%，３歳児が約5%，保育所児が5.1%，学童以降が1.3～4.5%とされています。全年齢を通して，日本では推定１～2%程度の有症率です。年齢別に見ると，**表8.3**のような変化があります。鶏卵は，０～１歳児で６割から４割を占めていますが，年齢とともに牛乳，小麦が減少し，学童期では果物が原因食物であることが多いようです。

表8.2　食物アレルギーの臨床型

臨床型		発症年齢	頻度の高い食物	耐性獲得（寛解）	アナフィラキシーショックの可能性	食物アレルギーの機序
新生児・乳児消化管アレルギー		新生児期 乳児期	牛乳（乳児用調製粉乳）	多くは寛解	（±）	主に 非IgE依存性
食物アレルギーの関与する乳児アトピー性皮膚炎		乳児期	鶏卵，牛乳，小麦，大豆など	多くは寛解	（+）	主に IgE依存性
即時型症状 （蕁麻疹，アナフィラキシーなど）		乳児期～ 成人期	乳児～幼児： 鶏卵，牛乳，小麦，そば，魚類，ピーナッツなど 学童～成人： 甲殻類，魚類，小麦，果物類，そば，ピーナッツなど	鶏卵，牛乳，小麦，大豆などは寛解しやすい その他は寛解しにくい	（++）	IgE依存性
特殊型	食物依存性運動誘発アナフィラキシー（FDEIA）	学童期～ 成人期	小麦，エビ，果物など	寛解しにくい	（+++）	IgE依存性
特殊型	口腔アレルギー症候群（OAS）	幼児期～ 成人期	果物・野菜など	寛解しにくい	（±）	IgE依存性

〔食物アレルギーの診療の手引き2017〕

表 8.3　新規発症の年齢と原因食物（n = 1,706）

	0 歳 (884)	1 歳 (317)	2，3 歳 (173)	4 ~ 6 歳 (109)	7 ~ 19 歳 (123)	≧ 20 歳 (100)
1	鶏卵 57.6%	鶏卵 39.1%	魚卵 20.2%	果物 16.5%	甲殻類 17.1%	小麦 38.0%
2	牛乳 24.3%	魚卵 12.9%	鶏卵 13.9%	鶏卵 15.6%	果物 13.0%	魚類 13.0%
3	小麦 12.7%	牛乳 10.1%	ピーナッツ 11.6%	ピーナッツ 11.0%	鶏卵 小麦 9.8%	甲殻類 10.0%
4		ピーナッツ 7.9%	ナッツ類 11.0%	そば 魚卵 9.2%		果物 7.0%
5		果物 6.0%	果物 8.7%		そば 8.9%	

各年齢群に 5％以上占めるものを上位 5 位表記。

〔今井孝成ほか，アレルギー，表 1，65（7）：944（2016）〕

C　アレルギー症状

現れる症状は，皮膚（92.0％），呼吸器（33.6％），粘膜（28.0％），消化器（18.6％），ショック（10.4％）の順で，具体的な症状は**表 8.4** のとおりです。

表 8.4　食物アレルギーの症状

皮膚	紅斑，蕁麻疹，血管性浮腫，**掻痒**，灼熱感，湿疹	
粘膜	眼症状	結膜充血・浮腫，瘙痒，流涙，眼瞼浮腫
	鼻症状	鼻汁，鼻閉，くしゃみ
	口腔咽頭症状	口腔・咽頭・口唇・舌の違和感・腫脹
呼吸器	喉頭違和感・瘙痒感・**絞扼感**，嗄声，嚥下困難，**咳嗽**，喘鳴，**陥没呼吸**，胸部圧迫感，呼吸困難，チアノーゼ	
消化器	悪心，嘔吐，腹痛，下痢，血便	
神経	頭痛，活気の低下，**不穏**，意識障害，失禁	
循環器	血圧低下，頻脈，**徐脈**，不整脈，四肢冷感，蒼白（末梢循環不全）	

〔食物アレルギーの診療の手引き 2017〕

かゆみ

締めつけられるような感じ。

（胸の奥のほうからの）咳。

呼吸が苦しくて力を入れるため，肋骨の間などが陥没すること。

警戒心等で興奮している状態。

脈がゆっくりになること，心拍（脈拍）数が少なくなること。反対は頻脈。

5．乳幼児期発症食物アレルギー

A　リスク因子

食物アレルギーの発症リスク因子として，家族歴，遺伝的素因，皮膚バリア機能，出生季節などが報告されています。なかでも乳児期にアトピー性皮膚炎がある児は健常児と比較して食物に感作されやすい傾向があります。

B　アトピー性皮膚炎

国立成育医療研究センターの診断基準で UKWP（英 working party）のものを用いている。（公社）日本皮膚科学会なども基準を策定している。

アトピー性皮膚炎は，かゆみのある湿疹を慢性的にくり返すものです。皮膚をかゆがっている（かいたりこすったりしている）ことと，次の 5 項目のうち 3 つ以上があると**アトピー性皮膚炎**と診断します。

- 肘内側，膝裏，足首前，首のまわり，頬のどこかがかゆかったことがある。

- 喘息や花粉症にかかったことがある，または一親等以内にアレルギー疾患にかかった人がいる。
- 過去 12 か月以内に全身の皮膚乾燥になったことがある。
- 関節の内側に湿疹がある。
- 1 歳以下で発症している。

皮膚のバリア機能が低下しており，症状悪化にはダニ，カビ，汗，ペット，ストレス，黄色ブドウ球菌などがあるとされています。治療はスキンケア，薬物，悪化させないことへの対策が基本です。

C 発症予防

発症予防は，一次予防として感作を予防すること，二次予防として感作された場合は食物アレルギーの発症を予防することに分けて考えることが大切です。先の図 8.2，図 8.4 を見ながら，食物ガイドライン 2016 を参考に，Q & A 形式で理解を整理しましょう。「推奨される」あるいは「されない」という文言が出てきますが，これはガイドラインの定型的な表現です。

1 食べるものについて

母親の食事： 妊娠中や授乳中の母親の食物除去については，「食物アレルギーの発症予防のために妊娠中と授乳中の母親の食物除去を行うことを推奨しない」「食物除去は母体と児に対して有害な栄養障害を来す恐れがある」としています。推奨しないというのは，やめたほうがよい，あるいはやめるべきだということです。

子の食事： (完全) 母乳栄養の場合，母乳には多くの有益性があるものの，アレルギー疾患予防という点では完全母乳栄養が優れているという十分なエビデンス（レベルの高い研究で多くの科学者が認めている証拠）はありません。人工栄養の場合，加水分解乳による食物アレルギーの発症予防には十分なエビデンスはありません。

離乳食： 離乳食の開始時期については，生後 5 ～ 6 か月頃が適当（日本の『授乳・離乳の支援ガイドライン 2007』に準拠）であり，食物アレルギーの発症を心配して離乳食の開始を遅らせることは推奨されません。つまり，遅らせないほうがよいということです。

2 スキンバリアについて

乳児期早期からの保湿スキンケアについては，生後早期から保湿剤によるスキンケアを行い，アトピー性皮膚炎を 30 ～ 50％程度予防できる可能性が示唆されましたが，食物アレルギーの発症予防効果についてのエビデンスはありません。

3 その他の有益な習慣

プロバイオティクス／プレバイオティクスについては，妊娠中や授乳中のプロバイオティクスの使用が児の湿疹を減ずるとする報告はあるものの，食物アレル

> プロバイオティクス：人の健康増進に有用な細菌。代表例は乳酸菌など。
> プレバイオティクス：上部消化管で代謝されずに大腸に届き，有用な腸内細菌叢を増やす物質。代表例はオリゴ糖や食物繊維など。

ギーの発症を予防するという十分なエビデンスはありません。和歌山県の日高地区での介入試験では皮膚炎は減少しました。しかし，食物アレルギーの発症までの長期観察はできませんでした。このように，「十分なエビデンスはない」という表現の背景には，まったく効果がなかったという場合と残念ながら研究期間内には出なかったという場合があります。

6．原因食物の確定と除去

A　必要最小限の原因食物の除去

正しい診断に基づいた必要最小限の原因食物の除去が原則で，食物アレルギーの診療の手引き（2017）では以下のように示しています。

(1) 食べると症状が誘発される食べ物だけを除去する。「念のため」「心配だから」といって，必要以上に除去する食べ物を増やさない。必要に応じて食物経口負荷試験を実施し，診断を確定する。

(2) 原因食物でも，症状が誘発されない「食べられる範囲」までは食べることができる。「食べられる範囲」の量を除去する必要はなく，むしろ食べられる範囲までは積極的に食べるように指示することが望ましい。

B　食物経口負荷試験

1 陽性：症状が出た場合

陽性に出たからといって，全面禁止ではありません。食物経口負荷試験を実施する前の食生活を継続しましょう。ただし，食物経口負荷試験で出現した症状の重症度と症状を誘発した摂取量を加味して，“食べられる範囲”で部分的な除去解除を指導されることもあります。または，6か月～1年程度あけて，再度同じ量の食物経口負荷試験が行われることもあります。試験結果に変化があるかもしれないからです。一方，少量の食物経口負荷試験で症状が出た場合には，たとえ出現症状が軽症であっても，食べてよいかどうかは慎重に判断されなければなりません。

2 陰性：症状が出なかった場合

総負荷量を超えない範囲内で，自宅でくり返し摂取し，症状が誘発されないことを確認します。少量や中等量の食物経口負荷試験が陰性の場合，自宅で症状が誘発されないことを確認した後，それより多い摂取量の食物経口負荷試験（少量なら中等量，中等量なら日常摂取量）を行います。しかし，自宅などで総負荷量を超えて少しずつ摂取量を増やすことは危険です。基本的に，食べたことがない量の摂取は，医療機関で食物経口負荷試験を実施して確認してからにします。

C　除去解除の指示

定期的に食物経口負荷試験を実施することで，段階的に食べられる範囲が広がります。最終的に日常摂取量を食べられることが確認できれば除去解除となります。はじめは自宅のみで除去解除ですが，体調不良や食後の運動，入浴などで症状が誘発されないことを確認できれば自宅以外でも除去解除となります。

小児期の耐性獲得をめざすための食物アレルギーの診断・管理のフローチャートを**図 8.5** に示します。

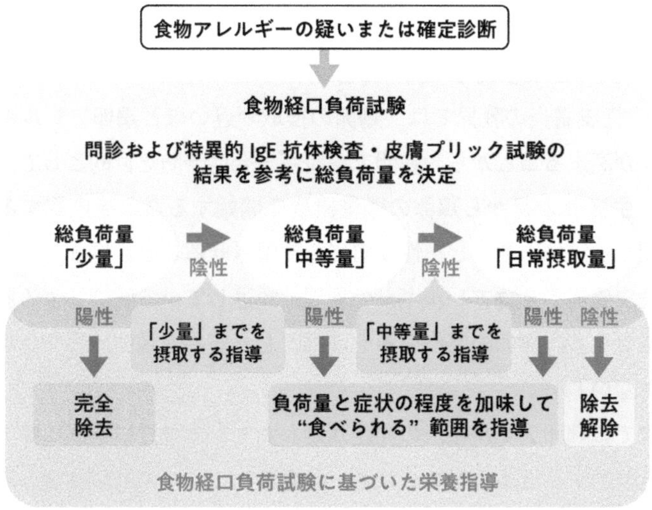

図 8.5　食物アレルギーの診断・管理のフローチャート

〔食物アレルギーの栄養食事指導の手引き 2017〕

D　重篤な症状を誘発しやすい要因

代表的なものは，以下のようなものです。

- アナフィラキシー，アナフィラキシーショック，呼吸器症状など重篤な症状が出たことがある。
- 重篤な誘発症状を経験してからの期間が短い。
- 微量での誘発症状が出たことがある。
- 牛乳，小麦，ピーナッツ，ソバなどは重篤な症状を来しやすい。
- 特異的 IgE 抗体価が高い。
- 好塩基球ヒスタミン遊離試験で遊離率が高い。
- 基礎疾患・合併症に喘息（ぜんそく）がある。
- 喘息，アレルギー性鼻炎，アトピー性皮膚炎の症状の増悪時。
- 心疾患，呼吸器疾患，精神疾患などの基礎疾患がある。

E　試験の実施と結果判定

耐性獲得の判断のための負荷試験は，できるだけ低年齢から施行し，食べられる食品を増やし，早期に除去解除ができるように計画することが大事です。また，陽性の判断・判定保留の判断・陰性の判断などは関連したガイドラインに準拠します。

7．食物アレルギー診断：鶏卵アレルギーの場合

A　鶏卵アレルギー発症予防に関する提言

鶏卵は日常的に多く用いられ，栄養価も高いものの，アレルギー発症率も高く，影響が大きいため，日本小児アレルギー学会は，以下のような「鶏卵アレルギー発症予防に関する提言」を示しています。

「アトピー性皮膚炎の乳児では，鶏卵の摂取が遅いほど鶏卵アレルギーを発症するリスクが高まることから，鶏卵アレルギー発症予防を目的として，医師の管理のもと，生後6か月から鶏卵の微量摂取を開始することを推奨する。鶏卵の摂取を開始する前に，アトピー性皮膚炎を**寛解**（かんかい）させることが望ましい。乳児期のアトピー性皮膚炎や食物アレルギーの管理に精通している医師による診療を受けることを推奨する。鶏卵の感作のみを理由とした安易な鶏卵除去を指導することは推奨されない」

症状が落ち着きよくなっている状態。このまま完治する場合もあれば，再発する場合もある。

ただ，すでに鶏卵アレルギーの発症が疑われている乳児に安易に鶏卵摂取を促すことは危険です。日本小児アレルギー学会食物アレルギー委員会「**鶏卵アレルギー発症予防に関する提言**」では，正しい診断のために，(1)問診，(2)抗原特異的 IgE 抗体検査，(3)皮膚テスト，(4)食物除去試験，(5)食物経口負荷試験を実施するにあたり，次のように示しています。

小児アレルギー学会食物アレルギー委員会：http://www.jspaci.jp/modules/membership/index.php?page=article&storyid=205

B　正しい診断のための手順（図 8.6）

(1)問診上のポイント：疑われる原因食物，摂取時の症状と時間経過，発症年齢，乳児期の栄養方法，食習慣，環境因子，**既往歴**，アレルギー性疾患の**家族歴**，服薬状況（成人における β 遮断薬，非ステロイド性抗炎症薬），運動との関連などを医師が質問します。これが診断の第一歩です。

これまでに本人が罹（かか）った病気。

家族（生物学的につながっている人）が罹った病気。特に若くして発症するものには遺伝的な要因が大きい。ただし，発症には生活習慣，環境など影響するものは多い。乳がん・卵巣がんに罹りやすい遺伝性乳がん・卵巣がん症候群（HBOC）はアメリカの俳優 Angelina Jolie（アンジェリーナ ジョリー）さんの予防的切除で知られるようになった。特定の病気に罹りやすい民族もある。病気ではないが，酒の強さや耳垢の乾・湿も遺伝で決まる。

(2)抗原特異的 IgE 抗体検査：食物アレルギーが関与する乳児アトピー性皮膚炎の経過中や除去食物の多い患者に，末梢血好酸球数の増加，鉄欠乏性貧血，肝機能障害，低たんぱく血症，電解質異常がみられることがあるので，必要に応じて一般検査を行います。RAST という抗原特異的 IgE 抗体検査では，陽性（＝感作されていることを示す）ということと食物アレルギー症状が出現することとは必ずしも一致しないことを念頭に置いておかなければなりません。

また，たとえば，花粉症のアレルゲンと食物のアレルゲンはよく似ていること

があり，これを交差抗原といいます。検査の結果と臨床症状が合わないことはしばしばあるので，食物－食物，食物－環境抗原の組み合わせのなかでの交差抗原性の理解も必要になります。**カバノキ科**花粉症患者によくみられる口腔アレルギー症候群がそれで，リンゴやモモなどバラ科の果物を食べるとかゆみやしびれなどを感じます。本当の原因探しが必要となってきます。

シラカンバなど。東日本以北に多い。

(3)皮膚テスト：①皮膚プリックテストは，抗原特異的 IgE 抗体検査で検出できない乳児食物アレルギーの原因抗原の早期診断において特に有用です。②口腔アレルギー症候群においては，prick-to-prick test（原因食物そのものを用いて皮膚プリックテストを行うこと。たとえば果物をプリック針で刺してから皮膚に適用する）の有用性が高いです。③皮内テストはショックの危険性や偽陽性率が高く，通常行いません。

(4)食物除去試験（以下，食物アレルギーの診療の手引き 2017 から抜粋）

ステップ1：乳児アトピー性皮膚炎で適切な治療を行っているにもかかわらず湿疹が改善しない，もしくは対症療法を中止すると再燃する場合には，食物アレルギーの関与を疑い，食物除去試験を行います。疑わしい原因食物を1週間程度完全除去します。

ステップ2：次に，食物除去試験により湿疹が改善された場合，診断を確定するために食物経口負荷試験を行い，皮疹が悪化するとか新たに現れたりすると，陽性と判断します。

母乳栄養や混合栄養の場合，一部の症例では母親の食事内容が症状に関連していることもあります。このような場合，母親の食事内容からの原因食物の除去が必要となる場合があります。母親が原因食物を摂取した後の授乳により児に重篤な症状になることは少なく，母親は加工品程度の摂取はできることが多いようです。母親の食物除去は必要最小限で短期間とすべきです。

(5)食物経口負荷試験（oral food challenge：OFC）：アレルギーが疑われる食品を1回または複数回に分けて摂取させて症状の有無を確認する検査です。「食物アレルギーの確定診断（原因アレルゲンの同定）」のため，あるいは「安全摂

表 8.5　食物経口負荷試験（オープン法）の総負荷量の例

摂取量	鶏卵	牛乳	小麦
少量 (low dose)	加熱卵黄1個 加熱全卵 1/32 個相当	3mL 相当	ゆでうどん 2 ～ 3g
中等量 (medium dose)	加熱全卵 1/8 ～ 1/2 個相当	15 ～ 50mL 相当	ゆでうどん 15 ～ 50g
日常摂取量 (full dose)	加熱全卵 50g（1個）	200mL	ゆでうどん 200g 6枚切り食パン1枚

日常摂取量（full dose）の総負荷量は小学生の1回の食事量を想定し，耐性獲得を確認する量を想定している。
乳幼児等では必要に応じて総負荷量を減量することを考慮する。
少量（low dose）の総負荷量は誤食などで混入する可能性がある量に設定し，ハイリスク例の初回の負荷試験を想定している。

〔食物アレルギー診療ガイドライン 2016〕

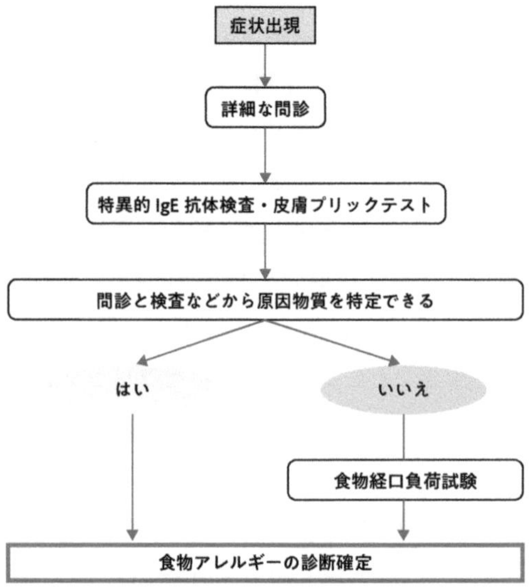

即時型食物アレルギーの専門医紹介のタイミング
1) 原因物質の診断が難しい場合や原因不明のアナフィラキシーを繰り返す場合
2) 遷延する乳幼児期発症の食物アレルギーに対する診断の見直しや栄養指導が必要な場合
3) 耐性獲得の確認・リスクアセスメントのための食物経口負荷試験が必要な場合（学童期以降発症の即時型症例は一般的に耐性を獲得する頻度は低い）

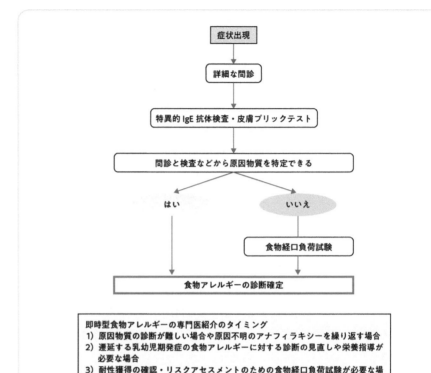

図 8.6　食物アレルギー（即時型症状）診断のフローチャート
〔食物アレルギーの診療の手引き 2017〕

取可能量の決定および**耐性獲得**の診断」のために行われます。鶏卵の場合を**表 8.5**に示します。

成長に伴い，消化管機能と免疫学的機能が成熟し食物アレルギー症状が出なくなること。寛解ともいう。

8．治療・管理：症状の改善に向けて

A　栄養食事指導

食品について正しい情報を得ましょう。

(1) 除去すべき食品，食べられる食品など食物アレルギーに関する正しい情報を得るようにしましょう。

(2) 除去食物に関して摂取可能な範囲とそれに応じた食べられる食品は何かを知りましょう。

表 8.6　特定原材料 表示・表示義務および表示推奨

特定原材料　7 品目（表示義務）	卵，乳，小麦，えび，かに，そば，落花生
特定原材料に準ずるもの 21 品目（表示推奨）	アーモンド，あわび，いか，いくら，オレンジ，カシューナッツ，キウイフルーツ，牛肉，くるみ，ごま，さけ，さば，大豆，鶏肉，バナナ，豚肉，まつたけ，もも，やまいも，りんご，ゼラチン

(3)過剰な除去に陥らないように，食物アレルギーに関する悩みを相談しましょう。

容器包装された加工食品および添加物が表示の対象となる特定原材料等（**表8.6**）についても十分な知識をもち，注意を払うことが必要です。外食や弁当，総菜などの対面販売では表示義務はなく，仮にあっても法令に則っているわけではありません。また，原材料として使用していなくても同一ライン同一工場で他の食品を製造する場合，微量が混入することもあり，注意喚起表示されます。

B　新しい治療法：経口免疫療法

最近，注目されている治療方法ですが，まだまだ研究途上の部分もあるので，主治医に相談してください。経口免疫療法（Oral Immunotherapy：OIT）というのはややかたい表現ですが，「自然経過では早期に耐性獲得が期待できない症例に対して，事前の食物経口負荷試験で症状誘発**閾値**（いきち）を確認した後に原因食物を医師の指導のもとで経口摂取させ，閾値上昇または**脱感作**状態としたうえで，究極的には耐性獲得をめざす治療法」をいうことになります。一部の症例には治療効果はあるものの，エビデンスレベルは低く，経過中の症状誘発は必発です。また，経口免疫療法を終了した後に，治療対象の食物の摂取により症状が誘発される場合があります。さまざまな理由から一般診療としては推奨されていないのが現状です。

ぎりぎりの値。この場合，症状を誘発させるぎりぎりの少ない量。

アレルゲンに過敏に反応してアレルギーが起こっていたが，あまり過敏に反応しなくなる（アレルギー反応が起こらなくなる）こと。

C　不要な食事制限が成長を妨げることのないように

食物アレルギー，その治療の考え方は劇的に変化しました。「食物を避ける」ことから，極端にいうと「食べて治そう」に劇的な転換点を迎えつつあります。しかし，食物アレルギーの原因を探ることが最も重要であることは今も昔も変わりません。精度の高い検査法やその理解が進んでいることは疑うべくもありません。それらを組み合わせて，食物アレルギーの診断が科学的に正確になされなければなりません。しかし，外来診療で感じるのは，患者さんとそのご家族の話のなかで，間違った自己診断や思い込みが多いことです。正しい診断をして初めて次の一手，そして最終的な「食べて治そう」に結びつくのです。また，実際に食物アレルギーの症状が出た場合の対応方法も知っておくべき大切なことです。そして，過剰とも思える制限食を受けて，子どもの成長が不十分になったり，家族がノイローゼのようになる場合もあります。そのような不幸な子どもたちが減り，力強く成長する子どもが増えることを願っています。

D　症状出現時の対応

1 アレルギー症状と緊急性

アレルギー症状には，緊急度のそれほど高くないものから，数十分で死に至る緊急性の高いものまであります。図 8.4 の I 型のうち「アレルゲンの侵入により，皮膚，呼吸器，消化器など複数の臓器に全身性にアレルギー反応が惹起され，生命に危機を与えうる過敏反応」をアナフィラキシーといいます。それに血圧低下や意識障害を伴う場合をアナフィラキシーショックといいます。

2 治療が必要な場合

アナフィラキシーは症状によりグレードに分類されており，グレード 2（中等症）以上の症状には原則として治療が開始されます。命にかかわることがあるので，早めに医療施設を受診することが大切です。小学生が学校給食でアナフィラキシーにより死亡した事件を受けて，アレルギー疾患対策基本法（2014）が制定されました。

3 アドレナリン自己注射薬

副腎髄質ホルモン，正式名称はアドレナリン。複数の製薬会社から商品が出ている。「エピペン」は米国と日本薬局方でアドレナリンをエピネフリンというためで，一般向け商品の名称。® は登録商標のマーク。

アドレナリン自己注射薬（商品名エピペン®）（**図 8.7**）はアナフィラキシーの補助治療を目的にした自己注射薬で，個々人に処方されており，その場でできる救急処置です。保育所や学校などではアナフィラキシー発症時のための危機管理マニュアルを整備し，注射針の出ない練習用の注射器で全員が使用できるよう練習しておく必要があります。アドレナリン自己注射薬（エピペン）は**表 8.7** の

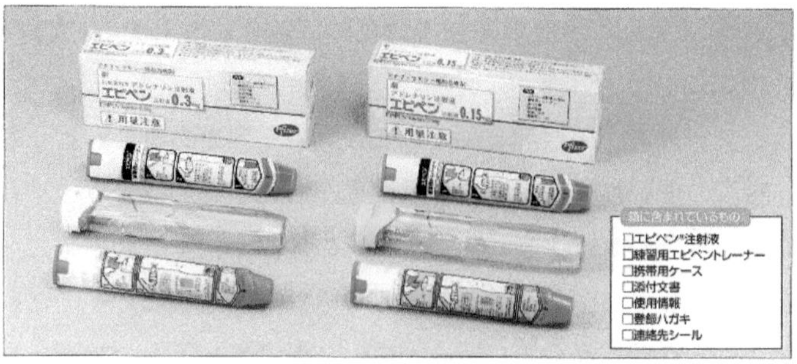

図 8.7　アドレナリン自己注射薬（一般向け）

商品名：エピペン 0.3 mg（左），0.15 mg（右）

表 8.7　アドレナリン自己注射薬を使用すべき症状

消化器の症状	繰り返し吐き続ける，持続する強い（がまんできない）おなかの痛み
呼吸器の症状	のどや胸が締め付けられる，声がかすれる，犬が吠えるような咳 持続する強い咳込み，ゼーゼーする呼吸，息がしにくい
全身の症状	唇や爪が青白い，脈を触れにくい・不規則 意識がもうろうとしている，ぐったりしている，尿や便を漏らす

〔日本小児アレルギー学会〕

症状がひとつでもあれば使用します。幼児や意識が朦朧(もうろう)としている場合は自分で注射できないので，まわりの人が注射することが必要です。エピペン使用後はただちに病院を受診します。もしアナフィラキシーでなかったらどうしようと心配になるかもしれませんが，注射液であるアドレナリンは体内で分泌されるホルモンなので，少しドキドキするだけで重篤な副作用はありません。むしろ重症の場合 20 ～ 30 分で死亡する場合もあるのでためらわないことが肝要です。注射の遅れは死につながることがあります。

9．アナフィラキシーの実際

A　食物アレルギーからアナフィラキシーへ

アナフィラキシーは前述のように，急性で重度の即時型アレルギー（図 8.4）で，典型的なものとしてスズメバチ刺傷や薬品アレルギーなどがあります。主な症状は「蕁麻疹(じんましん)」「呼吸困難」「腹痛」「嘔吐」「下痢」および「血圧低下」を伴うショック状態があります。ここでは，昨今増加傾向にある小児期の食物アレルギーに伴うアナフィラキシーについて述べます。アナフィラキシーでは，その予防や発症時の迅速な対応が生命予後（生きるかどうか）を改善するうえで重要です。今回紹介する小児の食物アレルギーからアナフィラキシーになった症例を通して，食物アレルギー患者のアナフィラキシーの予防と治療について考えていきます。

B　アナフィラキシーの救急搬送例

1 症例

診断名：食物アレルギー，アナフィラキシーショック

患者：2 歳女児

現病歴：20XX 年 1 月のある日の朝に 38℃の発熱と鼻汁があった。翌日の午前 7 時 45 分に，うどんに続いて少量のプリンを食べはじめて 5 分後から，呼吸苦，喘鳴，顔面腫脹が出現した。母親は，気管支喘息で処方されていたホクナリンテープを貼付し，オノンを患者に内服させた。その後，意識朦朧状態となり，すぐに母親が救急車を要請した。救急隊が現場到着したとき，意識レベルは **JCS** で II-10 であった。患者が救急外来到着時は意識改善あり。JCS で I-0 であった。しかし，**収縮期血圧**が 72 mmHg であったので，食物アレルギーによるアナフィラキシーショックと診断し，アドレナリン筋注したところ，症状は速やかに改善した。その後，経過観察目的で入院となった。

JCS：Japan Coma Scale
意識障害患者の意識レベルを評価する指標のひとつ。

心臓が収縮して血液を送り出したときの血圧で，2 つの血圧値のうち高いほう。

既往歴：気管支喘息があり，加療中であった。

アレルギー歴：卵（加熱卵は摂取可能），乳製品（つなぎは可能）。生後 1 ～ 2 か月頃にミルクで皮疹を認めたのみで，これまで強い症状なし。生後 6 か月時に検査で鶏卵アレルギーを指摘され，摂取を制限していたが，徐々に解除している。

これまで，プリン，うどんの摂取は複数回あり，問題はなかった。

入院時現症： バイタルサインは血圧 96/54 mmHg，脈拍 126/ 分，呼吸数 28/ 分，体温 37.0℃，酸素飽和度 98％（室内気）。顔面にやや発赤腫脹あるも，そのほか身体所見上特に異常なし。救急外来検査では，インフルエンザ迅速抗体検査陰性，白血球数正常で，**CRP** は 4.83 mg/L と上昇していた。そのほかの検査では，代謝性アシドーシスを認めたが，そのほか末梢血算数，血清生化学検査での異常は認められなかった。

炎症反応を表す数値。

2 入院後経過

救急外来でアナフィラキシーショックと診断しアドレナリン筋注を行った。その後は徐々に症状改善した。経過からすると，食物によるアナフィラキシーショックと考えられた。入院後はバイタルサインの確認を行いながら経過観察したが，同様の症状は出現することなく経過した。その後の経過は良好で，翌日に退院となった。

考察： 今回のアナフィラキシーショックの原因食品はプリンと考えられるが，過去に摂取歴が複数回あり，原因食材は特定できなかった。退院後は，外来で母親にアレルギー指導を行った。また，エピペン（0.15 mg）を処方した。その後，乳製品で減感作療法を行う予定とした。

3 エピペン®

上記の症例では，アナフィラキシーの治療に救急外来でアドレナリンが速やかに使用され，症状が改善しています。アナフィラキシーの初期治療にはアドレナリンが使用されます。アナフィラキシーの症状が現れたら，その症状が悪化する前に速やかにアドレナリンを投与することが重要です。そのために，最近ではアナフィラキシー症状の発現が疑われた時点で速やかに患者自身あるいは患者の家族や保育所・学校等の職員が患者に代わってアドレナリンを投与することができるようになりました。その製剤がエピペンです。

次にアナフィラキシーが疑われた場合のエピペン使用について説明します。

エピペンの成分はアドレナリンで，0.15 mg 製剤と 0.3 mg 製剤が流通しています。アドレナリンには気管支を広げる作用や心臓の機能を増強して血圧を上昇させてショック症状を改善する作用があり，アナフィラキシーに対して有効です。

そこでエピペンは，ハチ刺傷，食物アレルギーなどによるアナフィラキシーに対する緊急補助治療として使用されます。アナフィラキシーを起こす可能性の高い患者が常備することで，発症の際に医療機関へ搬送されるまでの症状悪化防止に役立ちます。エピペンは商品名で，その薬効分類名は「アナフィラキシー補助治療剤」，製剤名は「アドレナリン注射液自己注射キット製剤」です。

2003 年に厚生労働省から承認され，販売が開始されました。承認時の適応は「ハチ毒に起因するアナフィラキシー反応に対する補助治療（アナフィラキシーの既往のある人またはアナフィラキシーを発現する危険性の高い人に限る)」で，該当者は処方を受けて所持・使用することができました。2005年に食物や薬物等によるアナフィラキシー反応および小児への適応（使用することができる）が広げられました。2009年，救急救命士が傷病者に代わってエピペンを一定の条件下で投与できるようになりました。すなわち，アナフィラキシーで生命が危険な状態にある傷病者が，あらかじめエピペンを処方されている場合には，救命救急士がエピペンを業務として使用することが可能となったのです。2011年保険適用となり，登録医によって処方が可能で，処方医に対する講習の実施と，未使用製剤の回収が承認条件となっています。使用は，アナフィラキシーの既往のある人または発現する危険性の高い人に限るとされていますが，ハチ毒，食物および薬物等に起因するアナフィラキシー反応に対する補助治療として適応があります。

エピペンは患者やその家族が迅速に使えるようにということで発売された緊急注射用のキットです。太ももの前外側へ筋肉注射し，緊急時は衣服の上からでも用いることができます。また1本のエピペンは1回分のみで，内部に残った注射液は以後使えません。使用量は体重1kg当たり0.01mgです。緊急用であるため，エピペン投与後は迅速な救急搬送と医療介入が必要です。使用者は患者本人（未成年の場合は説明済みの保護者）ですが，必要に応じてエピペン使用法の指導を受けている救急救命士，保育士，教職員も使用可能です。食物アレルギーによるアナフィラキシーが発生した場合の対応は『食物アレルギーの診療のガイドライン2017』によれば，症状を総合的に判断して臨床的重症度グレード3（咽頭喉頭の絞扼(こうやく)感），グレード4（呼吸困難，チアノーゼ）以上の症状があった場合は，エピペンを投与するタイミングであるとされています。

4 過去の事故例

2012年の調布市の小学校での事故を受け，2013年に日本小児アレルギー学会は，エピペンを処方されている小児患者について，アナフィラキシーの疑いがある場合,「繰り返し吐き続ける」「のどや胸が締め付けられる」などの13の症状のうちひとつでもあれば使用すべきであると提言しています。

日本学校保健会は『学校保健第13回「学校での食物アレルギー・アナフィラキシー対応」』で,「できるだけ早期に，呼吸器症状出現時には投与するようにしてください。注射後，10～15分で症状に改善がみられないときは追加投与が可能です。再三になりますが，ここで大事なのは「迷ったら打つ（投与する)」ようにしてください」と推奨しています。

アドレナリンは緊張したときに分泌されるホルモンなので，もしアナフィラキシーでなかった場合もドキドキしたりするだけで重篤な副作用が出ることはありません。むしろ「注射の遅れは死につながる場合がある」ことを肝に銘じておくことが必要です。また，デモンストレーション用の針の出ないものがあるので，関係者（本人，家族，学校の職員など）全員が練習しておくことが必要です。

以上のように，最近では食物アレルギーのある小児でアナフィラキシーの既往がある場合には，再発予防にエピペンが処方され，それを常時身近に所持している可能性が高いです。保育所や学校の職員は児童の健康状態を把握する際に，食物アレルギーの有無，アナフィラキシーの既往を確認し，さらにエピペンを所持している場合には，その使用法に熟知しておくことが必要です。そして，小児のアナフィラキシー発現時には，エピペンによる適切な対応で小児を救っていただけることを期待します。

C　その他のアナフィラキシーの例

アナフィラキシーは発症後短時間で症状が重篤化します。食物でのアナフィラキシー以外で遭遇する可能性が高いのはハチ刺傷によるアナフィラキシーショックです。厚生労働省人口動態統計によれば，ハチ刺傷による年間死亡者数は近年20人程度です。過去には，1984年に73人，1994年に44人もの死亡者が出たこともあり，毒ヘビ咬傷による死亡数よりも多いです。ハチによる死亡はハチ毒そのものよりアナフィラキシーによるものがほとんどで，10分から数時間で死亡に至る場合が多いです。

アウトドア活動や運転中に車に入ってきたハチに刺されたというような場合での発症もあります。7～9月頃ハチの活動が活発になる時期，特に秋は好季節で児童は野外に出ることが多いので，より注意が必要です。ハチに刺された場合，よほど多くのハチに刺されなければ1回目はハチ毒で痛みなどがあるものの軽症ですむことが多いです。しかし，このとき，体内には抗体ができるため，2回目に刺されたときは激しい抗原抗体反応が起こり，アナフィラキシーを発症するのです。

03　障害のある子どもの食と栄養：身体障害，知的障害，発達障害

1．障害のある子ども

障害の発見と診断は早くなり，専門の通所施設である児童発達支援センターや児童発達支援事業所を経て，保育所や幼稚園に入園し，地域の子どもたちといっしょに保育や幼児教育を受け，ともに育つことが当たり前のよき時代となりました。また，保育所や幼稚園には診断はされていないけれど，障害があるのではと心配になる子どもはたくさんいることでしょう。

障害のある子どもたちが健やかに育つには，子どもの障害や特性（得意・不得意）の理解を踏まえた支援や配慮が必要であり，それがあれば，障害のある子どもたちも，ない子どもと同様に，健やかに育ちゆくことができます。

乳幼児期から学童期に認められる障害にはさまざまな種類がありますが，大きくは身体障害，知的障害，発達障害の３つのグループに分けられます。障害のある子への支援の原則，保育や療育の対象になるそれぞれのグループに属する障害と特徴，食に関する支援と配慮について紹介していきます。

2. 身体障害と支援・配慮

A　身体障害の種類

保育の対象となる身体障害には，肢体不自由，視覚障害（視力の障害，視野の障害），聴覚障害（聴力の障害），内部障害（心臓，腎臓，直腸・膀胱などの機能障害）があります。

保育所などで支援することが多く，食の面での支援が特に必要な身体障害は，肢体不自由のある子どもです。肢体不自由は，上肢，下肢，体幹の運動機能に制限がある状態で，その原因となる病気には脳性まひ，筋ジストロフィー，**二分脊椎**，先天性四肢欠損などがありますが，ここでは，代表的な脳性まひと筋ジストロフィーについて述べます。

2章，3章の葉酸（p.32, 103）を参照。

B　脳性まひ

脳性まひは，受精から生後４週までの脳の損傷によって引き起こされた運動機能の障害で，基本的に病状は進行しないのが特徴です。乳児期から幼児期の初めに診断がなされます。筋肉が突っ張る（痙直型），筋肉が硬くなり，動きがゆっくり（固縮型），体が勝手に動く（アテトーゼ型），バランスがとれずフラフラする（失調型）などの型に分かれますが，２つのタイプが重なった状態（混合型）もあります。他の障害を合併していることも多く，知的障害，てんかんの合併はよく認められます。なお，脳性まひなどによる重度の肢体不自由と重度の知的障害を合併した状態を重症心身障害と呼んでいます。

脳性まひでは，口に入ってきたものを強く吸うこと（吸啜），かみ砕きすりつぶすこと（咀嚼），飲み込むこと（嚥下）がとても苦手です。特に，顔や首の筋肉の緊張が高い，筋肉の動きを自分で調節することが難しい場合には，水分や食べ物の摂取が困難になります。食べ物の入ったスプーンを口に近づけても，口を開けられない，口に食べ物を入れても舌で押し出してしまう，飲み込むときにむせてしまうなどがよく認められる問題です。やっと食べてくれたとホッとしていたら，食べたものを吐いてしまうこともあります。スプーンでうまく食べ物がすくえない，手の筋肉が緊張して肘が曲がらず，スプーンを口に運べないこともしばしばです。一方で，食事をするときの座る姿勢，抱き方，食べ物を口に入れるタイミング，食べ物の硬さや大きさを変えるなどによって，スムーズに食べられるようになることもよくあります。たとえば，筋肉が突っ張るタイプの子どもは，座らせるとそっくり返りがちで，そうなると口は大きく開きます。食べ物を与えると一気に喉に入り，むせて吐き出すことになります。姿勢が安定するいすに座り，**少し前かがみの姿勢**を保ってあげると，突っ張りが軽減し，楽に口の開け閉めができ，咀嚼に必要な舌，唇（くちびる），顎（あご）の動きもなめらかになります。

高齢者の誤嚥防止にも有効な姿勢。

脳性まひのある子どもは，必ずどこかで理学療法士（姿勢や歩行の発達を促すリハビリテーション専門職）や作業療法士（食事動作，遊び，道具の使い方などのリハビリテーション専門職）による訓練を受けています。また，最近では障害のある子どもを専門とする管理栄養士もいます。これらの専門家と連携し，姿勢，食事の介助法，食べ物の形態，食具などについて相談するとよいでしょう。また，保護者の方たちは，悪戦苦闘しながら毎日食事の介助をしていますので，その苦労からいろいろな知恵をたくさん身につけています。謙虚に教えを乞うのもよき連携となることでしょう。保護者の方たちにとっても，我が子が園で楽しく食事ができることにつながりますので，喜んで協力することと思います。

C　筋ジストロフィー

筋ジストロフィーは，主として自分の意思で動かすことができる体の筋肉（骨格筋）の細胞が壊れ，その結果として運動機能が低下していく病気で，さまざまな遺伝子が通常と異なることによって起こることが明らかになっています。いろいろなタイプがありますが，保育所などで出会う代表的な筋ジストロフィーには，福山型先天性筋ジストロフィー，筋強直性ジストロフィー，デュシェンヌ型筋ジストロフィーがあります。最初の２つのタイプはほとんどが知的障害を合併し，後者は自閉スペクトラム症（以前は自閉症，アスペルガー症候群，その他の広汎性発達障害などと呼称）を合併することもあります。その場合には，２つの障害を理解し，支援をすることが必要となります。

筋ジストロフィーはいずれのタイプであっても，筋力の低下により運動機能も少しずつ低下していきます。進行速度はタイプなどによって異なります。進行していくと，階段の昇り降りが難しくなるなど，園での活動面での問題とそれに合わせた配慮が必要になります。また，食べ物が噛みにくくなる，飲み込みにくくなるなど，食事摂取をするうえでの問題と配慮も必要になっていきます。毎年，食事の形態や栄養，エネルギー摂取などを見直し，機能に合わせた微調整を，保護者，主治医，作業療法士，管理栄養士，調理員と連携しながら行うと，健康で元気に園生活を楽しむことができることでしょう。

3. 知的障害と支援・配慮

A 知的障害とは

知的障害は，知的発達が標準発達と比べて遅れている状態をいいます。具体的には，心理職などの専門家によって個別に実施された知能検査（幼児では発達検査で代用することもある）で，知能指数がおおよそ70以下である状態をいいます。障害は，程度により軽度（70 ～ 51），中等度（50 ～ 36），重度（35以下）の3段階に分けています。幼児期に実施される知能検査では，知能指数は，主として 精神年齢÷生活年齢×100の式で算出します。たとえば，5歳0か月の子どもで，精神年齢が2歳6か月であれば，その子の知能指数は50ということになります。知能指数は知能の発達速度を表しているともいえ，知能指数50の子どもは，標準発達の子どもの1/2の速度で発達しているということであり，2倍の時間をかけるとおおよそ同年齢の子どもと同じことができるようになると考えるとわかりやすいでしょう。

発達の評価は，幼児期には主に発達検査（新版K式発達検査や遠城寺式乳幼児分析的発達検査など），田中ビネー知能検査で評価をし，小学校に入学後は田中ビネー知能に加えて児童向けウェクスラー式知能検査（WISC）などで評価を行います。

知的障害が起こる原因は，遺伝子や染色体が通常と異なっている，妊娠中や出生後の脳炎などさまざまです。ダウン症候群，ウィリアムズ症候群，プラダー・ウィリー症候群など診断名に○○症候群と名前がついていることもよくあります。ここでは，代表的なダウン症候群について述べます。

B ダウン症候群

知的障害のうち最も発生頻度が高く代表的なものにダウン症候群があります。ダウン症候群という名称は，1866年にこの子どもたちについて初めて報告したイギリスの医師John Langdon Down（ジョン ラングドン ダウン）に敬意を表し名付けられました。原因は21番目の染色体が一般の人より1本多く，3本あること（21トリソミー）によります。そのため，特徴的な顔つきやさまざまな合併症が生じます。知的障害以外の代表的な合併症としては，運動発達の遅れ，先天性心疾患，難聴，滲出性中耳炎，白内障，甲状腺機能低下症，点頭てんかんなどがあります。自閉スペクトラム症の合併もしばしばあり，また意外と知られていませんが，注意欠如・多動症もときどき合併します。診断は生まれて間もなくなされるのが普通です。

1 性格と発達

性格は，一般に人懐っこく，おっとりしていて，臆病で依存的です。しかしながら，おっとりしている割にプライドが高く，叱られたり貶（けな）されたりすると，断固として相手を拒否し，かかわる大人が頭を抱えることもしばしばです。したがって，ダウン症のある子の支援では，ほめることが重要で，叱ってうまくいくことはありません。

ダウン症候群に伴う知的障害は軽度から中等度程度が多く，したがって，おおよそ通常の２倍の時間をかけて着実に発達していきます。２歳前後で歩きはじめ，物の名前が理解できるようになります。しかしながら，言葉を話しはじめるのは早くて２歳６か月頃からと，言葉を理解する力の発達より少しゆっくりです。また，話すようになっても発音（構音）が聞きとりやすくなるのは小学校入学前後です。

発達で特徴的なことのひとつは，食事，排泄，衣服の着脱の自立が，社会性や言葉の発達と比較するとさらにゆっくりであることです。これには，筋肉がとてもやわらかく不器用であること，性格が依存的な場合が多いことが関係しているようです。いずれにしても，ダウン症候群のある子どもはこのような調子で着実に育っていきます。何事も子どものペースに合わせて育ちを支えたいものです。

2 食に関する課題

食に関係した問題のひとつに咀嚼（そしゃく）があります。筋肉がやわらかく，筋力も弱いため，噛む力も弱いようです。それに加えて，下顎（したあご）が小さく，口のなかの容積が小さい割に舌が少し大きい傾向があるために，舌を前後に動かすことできても左右に動かすことが難しいため，舌にのせた食べ物を移動させ，奥歯の上に置くことがうまくできません。これらの問題のため，咀嚼することが難しく，噛まないで丸呑（まるの）みをしてしまいます。食事をするときに，人差し指で口のなかの食べ物を奥歯にのせようとしている行動があれば，舌で食べ物を奥歯に運べていないと考えて間違いありません。１回量を少なめにする，小さく刻みやわらかくする，とろみをつけるなど，ちょっとした工夫をするだけで食べやすくなります。

ダウン症候群の子どもでは偏食もしばしば認められますが，偏食は硬いもの，噛みにくいものなど，噛み切りにくさと関係していることが多いようです。もうひとつの問題は肥満です。肥満はなによりも予防が大切です。かかりつけ医や保護者の方と協力して予防に努めましょう。

4．発達障害と支援・配慮

A　発達障害とは

発達障害という言葉はいろいろな意味で使われていますが，ここでは「発達障害者支援法」（2004 年成立）という法律の定義に従って用いることにします。発達障害に属するよく知られている障害としては自閉スペクトラム症，限局性学習症（以前は学習障害），注意欠如・多動症があります。しかしながら，これら以外にも多くの障害が含まれます。チック症，分離不安障害，選択性緘黙（かんもく），吃音（きつおん）

症などです。ここでは，代表的な自閉スペクトラム症について述べます。

B　自閉スペクトラム症

自閉スペクトラム症は幼児期の主たる支援対象であり，食に関する支援上の問題も多い発達障害のひとつです。自閉スペクトラム症は，コミュニケーションの難しさ（名前を呼んでもふり返らない，耳は聞こえているのに言葉の理解が遅れる，オウム返し，視線が合いにくいなど），人とのかかわりの難しさ（マイペース，かかわりが一方的，分離不安を示さない，子どもに関心がないなど），さまざまなこだわり行動・感覚の異常（強い偏食，感覚過敏，場所が変わると食べない，興味が偏る，首を傾げて横目をする，行動パターンを変えるとパニックになるなど）などを特徴とする代表的な発達障害です。男子が女子より 2，3 倍多いことはよく知られています。原因は育て方など養育環境によるものではありません。大多数は生れる前の脳の障害によると考えられていますが，その生物学的な原因はいまだによくわかっていません。

自閉スペクトラム症の多くは知的発達に遅れはなく，このような子どもたちを以前はアスペルガー症候群または高機能自閉症と呼んでいました。しかしながら，20 ～ 30％の子どもは知的障害を合併しています。また，自閉スペクトラム症は知的障害以外のさまざまな障害と合併することも多く，脳性まひ，聴覚障害，てんかんなどでもしばしば認められます。担当している障害のある子どもに自閉的な特徴がないか，よく観察してみてください。

1 幼児期の特徴

先に紹介したようなユニークな行動は 1 歳前後から気づかれるようになり，2，3 歳になると，誰が見ても通常の子どもと異なっていることがわかるようになります。日本ではこの時期に行われる 2 つの健診（1 歳 6 か月児健診，3 歳児健診）で自閉スペクトラム症の子どもの多くが発見され，支援がスタートしています。

自閉スペクトラム症のある子どもは，機械的な記憶は比較的よいのですが，何かにつけて意味を理解することが難しく，的確に気持ちを表現することが困難という特徴があります。私たちは，言葉，文字，表情，視線，ジェスチャー，態度などさまざまな方法でコミュニケーション（気持ちのやりとり）を行っていますが，それがとても難しいようです。日本で暮らしはじめたものの，日本語や日本の習慣もよくわからず，戸惑っている外国人の子どものような感じです。そうなると，人の言っていることや行っていることが理解できず，相手に合わせて行動することがとても困難で，不安になったりイライラしたりすることになります。当然，たくさんの人が動き回っている集団生活はいっそうわかりにくく，苦労することになります。しかしながら，機械的な記憶，ことに視覚的な記憶は比較的得意なこともあり，集団生活をくり返すなかで，少しずつ生活の流れがわかり，行動パターンを学習し，みんなと同じように行動できるようになっていきます。

2 食に関する問題

自閉スペクトラム症のある子の幼児期から学童期にかけて，家族や支援者が悩むことのひとつに食に関する問題があります。食具の使い方，偏食，場面が変わると食事を食べない（場面不食），食事のマナー・姿勢などです。

食具の使用については，自閉スペクトラム症のある子では，スプーンで食事が食べられるようになるのは，知的障害がなければ2，3歳までに，軽度から中等度の知的障害があれば4，5歳までに，重度の知的障害があれば就学前から就学後が一般的なようです。子どものペースに合わせて支援を進めましょう。

偏食は日常的に食卓に上がる食べ物を食べないことをいいます。自閉スペクトラム症のある幼児の7，8割に偏食が認められます。そのうちの1割は極端な偏食で，好きな数種類の食べ物以外はまったく食べません。赤ん坊の頃から認められることもありますが，多くは2歳頃から目立つようになります。しかし学童中期頃までにはいろいろ食べられるようになることが多いようです。ただ，なかには続く人もいます。これまでに，偏食のために貧血になったり，ビタミンB_1が不足し，ウェルニッケ脳症を起こしたりした例もありました。

自閉スペクトラム症のある子の偏食の経過で特徴的なことのひとつに，好物を急に食べなくなるということがあります。食べ飽きる感じです。まわりの大人は戸惑いますが，しばらくするとまた少しずつ食べるようになります。

好きな食べ物は，炭水化物（ごはん，麺類，パン），苦手なものの代表は野菜（特に葉菜類）と果物です。しかし，不思議なことに野菜や果物のジュースは飲める子が多いようです。肉，魚，卵，牛乳などへの嗜好はさまざまです。初めての食べ物を嫌がること（食わず嫌い）もよくあり，その折には，合わせて食べ物のにおいをかぐ行動もしばしば認められます。

極端な偏食の理由は感覚の過敏性（味，におい，温度，食感），盛りつけ，器，色彩などさまざまです。極端な例ですが，特定の工場で生産されたインスタントラーメンしか食べない子もいました。

このような子どもたちでも，さまざまな工夫（調理法，食感，形態，ごく少量ずつ混ぜるなど）をしていくと，次第にいろいろなものを食べられるようになっていきます。保育所などに入所した当初は，お茶しか飲めなかった子が，園生活に慣れていくにしたがい，少しずつ食べられるようになっていくという経過をたどります。いろいろ試してみてください。

5．多文化共生社会のなかで

日本の国際化に伴い，保育所や学校などで外国にルーツをもつ子どもたちが増えてきました。障害のある子どもも結構見かけるようになりました。外国にルーツをもつ障害のある子どもの場合には，障害，発達，性格への理解と支援・配慮に加えて，親の出身国の食をはじめとする文化・生活習慣への理解と対応が必要になります。4，5歳になっても哺乳瓶でミルクを飲ませる，スプーンで親が食べさせる，1日2食だけしか食べない，手で食べる（手が食具），生活信条や宗教上の理由で特定の食物を避ける（ベジタリアン，イスラム教徒の豚肉），食事マナーを気にしない，偏食に寛容であるなど，日本とは異なった文化はたくさんあります。人間の価値観や生活の在りようはさまざまです。どれもそれなりに形成されてきた歴史があり，愛着や誇りもあると思うのです。それぞれの多様性を認め合い，多文化が上手に共生できる社会（多文化共生社会）の形成をめざしたいものです。

食にかかわる習慣と文化は児童期を通じて最も重要な習得課題のひとつです。外国にルーツをもつ障害のある子どもの支援については，親から出身国の食や子育ての文化について情報を得て，それを活かして支援を進めるとよいでしょう。

6．終わりに：支援の原則

終わりに，障害のある子の育ちの支援に必要な基本原則についてまとめておきます。原則は3つです。支援をはじめるときや支援に迷ったときなどに役立てるとよいでしょう。

A　発達を理解して，合わせる

1つ目は，発達の評価と発達段階に合わせた支援です。まず，知能，運動，基本的生活習慣，対人関係，言葉の理解と表現（表出）など発達の各領域について，一人一人の子どもの発達評価をします。ことに発達年齢が大切です。おおよその発達年齢がわかれば，何歳程度のことができているかがわかりますし，子どもが背伸びをしなくても習得できる次の支援課題は何か，見当をつけられるでしょう。子どもの発達段階に合わせた無理のない支援ができることになります。

B　性格を理解して，合わせる

2つ目は，性格の理解と性格に合わせた支援です。障害がある子もない子と同様に，幼い頃から一人一人性格が異なります。活発な子，行動がゆっくりな子，人懐っこい子，引っ込み思案な子，大胆な子，臆病な子，のんびりした子，神経質な子，おおざっぱな子，完璧主義の子などです。性格をよく理解し，性格に合わせて支援を行うことも大切です。

C　基礎疾患を理解して，合わせる

3つ目は，障害の原因となっている病気（基礎疾患）について基本的な理解を

しておくことです。その原因，合併症，知的障害やまひの程度，行動特徴，発達経過などです。合併障害として，目や耳の病気とともに自閉スペクトラム症や注意欠如・多動症（以前は注意欠陥・多動性障害）など発達障害もよく認められます。知的障害と自閉スペクトラム症，２つの障害が合併していれば，両方の特徴を踏まえて支援をすることが必要になります。いずれにしても，これら障害について基本的なことがわかれば，子どもの障害というユニークな特性に合わせて支援を進めることができます。

4 ユニバーサルデザインとノーマライゼーション
すべての生きる－食と栄養－を支える理念

1. ユニバーサルデザイン
～「自分で食べる」を支援する発想とデザイン～

デザインには，より美しくなどさまざまな目的がありますが，ユニバーサルデザインはすべての人が気持ちよく楽に使えるようになることをめざします。単に物だけではなく，社会全体のあり方やシステムなども，なるべく多くの人がわかりやすく気持ちよく使えることをめざすのです。これは，多様な出自をもつ人たちの国，アメリカで Ronald Mace（ロナルド メイス）（ノースカロライナ州立大学）が提唱し，７つの原則（**表 8.8**）を示しました。同じ頃，「障害をもつアメリカ人法」が成立し，障害のある人が利用しにくいことを解消する社会にすることが掲げられました。

表 8.8　メイスによるユニバーサルデザインの７原則

1. 公平性の原則	Equitable Use	誰もが公平に使える
2. 柔軟性の原則	Flexibility in Use	さまざまな使い方ができる
3. 単純性と直感性の原則	Simple and Intuitive Use	使い方が簡単で，明解に理解できる
4. 認知性の原則	Perceptible Information	複数の感覚器官を通して情報が理解できる
5. 安全性の原則	Tolerance for Error	誤った使い方をしても事故を起こさず，現状復帰でき，安全である
6. 効率性の原則	Low Physical Effort	なるべく少ない身体的負担で使用できる
7. 快適性の原則	Size and Space for Approach and Use	使いやすい大きさや広さが確保されている

〔訳：中川　聰〕

A　食におけるユニバーサルデザイン

1 お食い初め

日本などの東アジアには「お食い初め」という食べはじめを祝う行事があり，時期はさまざまです。日本では「百日祝い」ともいい，赤ちゃんが生まれて 100 日ほど経った頃祝います（図 6.1 左（p.139）参照）。出産も赤ちゃんが育つのも楽なことではなかった時代に，まわりの人たちが喜びをわかち合い，赤ちゃんが元気に育ち，生涯食べるものに困らぬようにと願ったものです。生後３か月程度ですから，赤ちゃんは何も食べることはできず，形式的に箸（はし）を口元に当てます。

その後，6か月頃からさまざまな食べ物を与えられはじめ，はじめは食べさせてもらいますが，そのうち手づかみで食べ，それからスプーンが使えるようになります。

2 デザインが生み出す力

こうした乳幼児期の発達段階における食事の経験や習慣はやがては個人の健康な心身の発育にとって重要な基礎となっていくので，すべての人にとって重要な体験的学習であるといえます。食事をめぐる教育やそのための快適な環境づくりには，デザインが生み出す「食事すること」への魅力形成や優れた機能性を感じさせるイメージ創出が重要な役割を果たすことができます。初めて離乳食を食べさせてもらうスプーンがどのようなデザインなのか，口触り，温度，異味の有無などが食べることの世界の印象を左右することがあるかもしれないのは想像に難くありません。

3 食をめぐる環境やデザインの7つのテーマ

そうした食事をめぐる環境やデザインを7つのテーマに整理し，多様な食環境にいる子どもたちに，より適切なデザインや技術を選択し，食事体験への導入ができるように考えてみます。

(1)個々の身体性への理解：私たちは自らが選択したのではなくても，いろいろな身体の差異を有しています。口腔の形状，飲み込むことの上手下手，噛み合わせなど，個人差や年齢，健康状態などで「できる」「できない」ということがあり，理解と洞察が必要です。

(2)個々の感覚差への理解：同じものを食べてもおいしいと感じる子どももいれば，そうではないと感じる子どももいます。嗜好をどうとらえるか，このときに保護者や保育者には子どもの感覚差をきちんと理解・把握しようとすることが大切です。

(3) 食事環境への配慮：子どもによっては感覚が鋭敏で，特定の食べ物が食べにくいことがあります。味だけではなく，触感，色，形などを検討することで抵抗が小さくなる場合があります。食事をとる空間や環境にまで考えをめぐらせて，より心地よく食に臨ませることが大切です。心地よい食事には，たとえば，食卓のある場所の温度，照度，静けさ，テーブルクロスの色調，戸外か室内かなど，多く

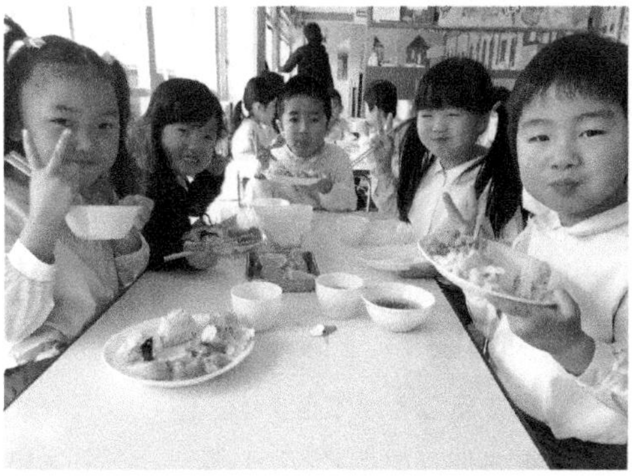

図 8.8　食事環境

明るい日差しのなかで，みんなで給食，おいしいな。
〔写真提供：清心保育園〕

のファクターが関与します（**図 8.8**）。食欲がなくても，戸外でのピクニックでのおむすびなら食べられるというようなこともあります。

(4) 食事の道具のデザイン：食事の道具を扱う手指などが不自由な子どもたちにとって，食事に使う道具のデザインは重要です。道具を選択したり，個々にカスタマイズしたりすることで，気持ちよく自分で食べることができるようになる場合があります。このとき，デザインに要求されることは，道具が必要以上に使い手の不自由さを強調せず，障害の有無にかかわらず使用できるデザインで，しかも美しいことです。たとえば，手指の筋力が弱い場合は軽いことや握りやすいことが有効ですし（**図 8.9**），震えがある場合には先端技術で揺れを制御するようなものが開発されています。麻痺がある場合は，すべりにくい皿やお盆，片手でも楽に救えるような形状の皿などが有用です（**図 8.10**）。

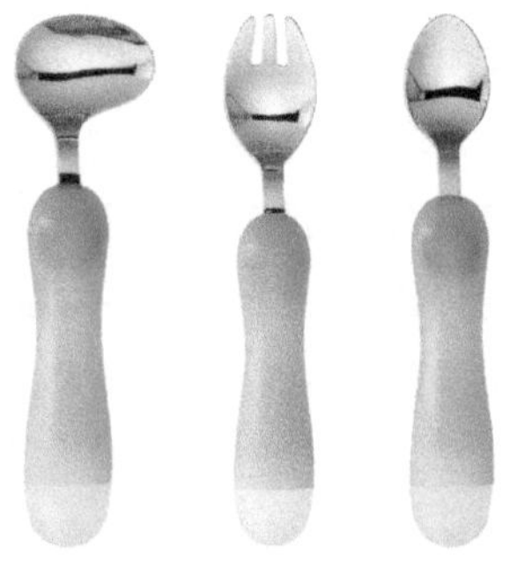

図 8.9　ユニバーサルデザインのカトラリー

軽くて水にも浮くカトラリー（Saks UD チタンカトラリー），食材により先端のデザインが異なる。
〔写真提供：株式会社サクライ〕

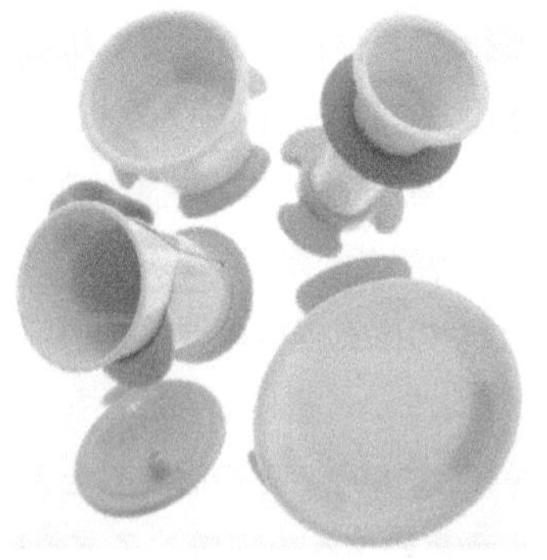

図 8.10　楽しさを感じさせると同時に機能的な食器デザイン

「クーゾ」シリーズ（tripod design）

(5) 食事と心：食べること自体に苦労する子どもたちのためには，どうすれば食事をストレスが少なく楽しいことにすることができるでしょうか。食べやすさや嗜好ばかりを優先すると，栄養不足や身体機能などの発達に支障が出ることも考えられます。子どもたちの食事を大きな枠組みのなかでとらえて，食をめぐるさまざまな個人的な課題を周辺の条件や環境で何とか補っていくことを考えていきたいものです。

(6) 調理法の工夫：嚥下障害や咀嚼困難には，食材を上手に調理することでいくらかは対応することができます。隠し包丁や飲み込みやすい形状や大きさ，硬さ，とろみなどを個々の子どもの特性に合わせる調理法を用います。1回の食事のなかの副菜での味や色の変化でも子どもにとっては食べられるかどうかに影響することがあります。毎日のことだけに，食品工業においても開発・支援が求められるところです。また，少し変えるだけで，家族が同じ食材でつくった料理を食べられる場合もあります。ただ，嚥下障害やアレルギーなどでは生死にかかわることもあるので，専門知識が必要です。また，障害のない人には有効な健康的な食事，たとえばよく噛んで食べるために固めに調理する，ということはすべての人に対応するわけではないことにも注意が必要です。

(7)食と社会的公平さ：多くの人にとって，食事は日常的な生活の一環として一般化した習慣やルールのような枠組みでとらえられることがあります。しかし，心身にさまざまな障害や課題をもつ子どもたちにとっては，そうした社会的適応も時には大きな精神的負担になっているかもしれません。一人一人の生活や心身の特性を尊重する対応こそが求められるべきです。

ここでは食事のあり方，特に食の管理，指導や教育にかかわるであろう保護者や保育者に向けてユニバーサルな視点で考えてきました。私たちは実に個性的でさまざまな存在として社会のなかで生活し生きています。生きることの基盤となる食事は，そのなかでも重要な生活上の活動です。一人一人の子どもの暮らしを洞察し，心と体のあり方を想像し，理解しながら日々の食べることが楽しくなるデザインやテクノロジーを見出していきたいと考えます。

2. ノーマライゼーション
～誰もが普通の生活を～

A　Bank-Mikkelsen の理念

ノーマライゼーションとは誰もがみんな普通で当たり前の生活ができるような社会でなければならないという理念で，豊かな人間性（humanization）と同等性(equalization)が基本概念です。提唱者の N. E . Bank-Mikkelsen（ニルス エリク バンク ミケルセン）(1919~1990年)はデンマークの人で，第二次世界大戦でナチスへのレジスタンス運動をして強制収容所に入れられました。そのときの非人間的な体験から，大規模施設にあたかも隔離収容するかのような障害者の生活に心を痛め，知的障害の子どもの親の会と協働して世界で初めて「ノーマライゼーション」という言葉を用いて，その理念を知的障害者福祉法としました。それまでは，劣っているのだから処遇が不十分でも仕方ない，それどころか働く人より下であるべきだという劣等処遇原則が当然とされていた世界では画期的なことでした。このことにより，Bank-Mikkelsen はノーマライゼーションの父と呼ばれています。

さらに共鳴者のスウェーデン人 Bengt Nirje（ベンクト ニィリエ）によって８つの原理が整理されました。それは「1日のノーマルなリズム」「1週間のノーマルなリズム」「1年間のノーマルなリズム」「ライフサイクルでのノーマルな経験」「ノーマルな要求の尊重」「異性との生活」「ノーマルな生活水準」「ノーマルな環境水準」で，これらを実現することを求めています。ここでいう「ノーマル」は「アブノーマル」と対をなす正常・異常という意味ではなく，「人並みの，普通の」という意味です。

その後，それは1971年，国連総会で採択された「知的障害者の権利宣言」の「できるだけ通常の生活に近い環境」という文言に結実し，1975年，国連「障害者権利宣言」では，世界中の障害者にいかなる例外もなく，さまざまな事柄について同等であるように細やかに定めています。ここでは，障害者は，まずはその家族または里親とともに生活することとし，施設で暮らさざるをえない場合は家や同年齢の人の通常の生活に限りなく近づけるとしています。今でこそ，体に障害があっても外出する人は多いですが，以前は街で車いすを見かけることさえまれでした。障害があることを家族さえが隠そうとした時代は長く続きました。日本国憲法にも第11条ですべての国民の「基本的人権」は謳(うた)われ，第25条でもすべての国民に「健康で文化的な最低限度の生活」が権利として保障されています。さまざまな社会のバリアフリーも進められてはいます。しかし，これからの地球環境は厳しさを増し，水や食料の不足，社会の経済状況が厳しく，強い者が自分ファーストをためらわないなかで，与えるものではなく人として当然のことだとする私たちの心のなかのノーマライゼーションは確固たるものになっているでしょうか。

B　一人一人がそれぞれの人生を歩んでいる

『サウンド・オブ・ミュージック』という実話に基づいた映画があります。時代は深刻ですが，アルプスの高原で歌うドレミの歌などで多くの人に親しまれています。舞台のトラップ家は，妻を亡くしたトラップ大佐が，我が子を軍隊のように厳しくしつけています。子どもたちは全員同じ制服を着て，まるで少年兵のように，父親の号令や笛で行動しています。そこに家庭教師としてやってきたのが，修道院では優等生ではなく，むしろ「問題児」だったマリアです。子どもたちの顔に笑顔はなく，ピリピリと（トラップ大佐にはキビキビと）行動し，食事はそそくさと食べ終えます。こんなのおかしいと思ったマリアは，子どもたちの心をほぐしていき，最後には家にいるときも「お父さん」ではなく「大佐」であったトラップさんの心をも動かしていくのです。多くの子どもがいる施設では容易ではありませんが，家庭は一人一人を大切にしなければなりません。

ある病院の例では，夕食にサンドイッチが出たことがあります。入院患者さんたちにはすこぶる不評でした。朝食として出されていたのならば，「今日は朝からごちそうだ」と思うでしょう。しかし，日本人は夕食を最も大事にし，時間もかけて家族と話しながら食べることで一日の疲れを癒(いや)してきました。ですから，サンドイッチでは，栄養基準は満たしても食事による寛(くつろ)ぎを提供することはできなかったのです。まして，患者さんは一人で食べます。家庭以上に配慮された食事でなければ心身を満たすことはできないのです。

それでは，人間らしい暮らしとはどのような暮らしでしょうか。少なくとも，その人らしいペースとやり方で，その人の価値観を大切に安心して過ごすことといえます。時にはちょっぴり駄々をこねる，熱があって食欲がないときはその子にだけ特別なごはんをつくる，「だっこ」といえば抱っこする，重くてもおんぶしてごはんをつくるなど，家庭では当たり前にしていることです。障害があるので，朝になったからといってカーテンを開けなくてもわからないだろう，ではなく，仮にわからなくても開ける，ことも身近なノーマライゼーションです。しかし，残念ながら，動けない，自分で希望をいう（advocacy）ことが難しい人たちが寝かされているという実態があります。障害の有無にかかわらず，朝は朝らしく，夜は夜らしく寛いで，四季の変化など自然の恵みを感じながら，脅かされず生活できる社会であることは，近代社会が到達した理念です。

5 特徴ある生活のスタイルで暮らす人たち

1. さまざまなかたちの生活の規律：食べ物の禁忌（タブー）

現代の日本では，食べたい物を食べたいときに食べたいだけ食べる，ということはまるで個人の権利であるかのように考えている人が多いのではないでしょうか。生活習慣病があり，食事制限をしなければ病状が重くなるような状態でも，個人の不摂生が問われることはありません。逆に個人の努力が評価されることも少ないです（一部に健康報奨インセンティブなどはある）。

しかし，世界にはさまざまな禁忌を守って生活している人たちがいます。多くは宗教的な動物食の禁忌です。一見禁忌は人々の生活を制限する不自由なもののように思われますが，その成立には，当時の人々の生活を守るための知恵を基盤にしている場合が多いようです。基本は農耕などに役立つ動物は食べない，人間の食べ物を食べる動物は競合するから飼わない・飼わないから食べない，何か食中毒になる危険があるものは食べない，ということが多いようです。

近年欧米では，動物の殺生を嫌だと考える人たちに菜食が広がっています。国際ベジタリアン連合は 1908 年に設立されました。動物由来のものは皮革製品もダメという厳しいヴィーガンから，乳製品や卵は許容する「ラクト - オボ ベジタリアン」などさまざまな水準があります。その他の国でも古代には菜食主義は多く，インドは数千年来殺生を禁じ，今も菜食主義者が多い国です。日本も奈良から江戸時代までは殺生を禁じ，魚は食べてもよいが肉は禁じられていました。

2. 動物食を避ける人々：ベジタリアン

ベジタリアンには，健康上の目的という人もいますが，むしろ動物を殺すことに心を痛めている場合が多いように思われます。ヨーロッパやアメリカの大学の学生食堂には必ずベジタリアン用の料理が用意されており，一定の存在感があります。

地球上の人口は急増していて，2050 ～ 2055 年頃には 100 億人に達すると予測されています。そのとき問題になるのは食料と真水の不足です。水は生存に欠かせないだけではなく，生活の衛生，食料増産にも欠かすことができません。食料のなかで特に心配になるのは良質のたんぱく質の確保です。私たちは自分の体内で合成できないアミノ酸（必須アミノ酸）は食べ物から摂取しなければ健康に生きていくことはできません。確かに肉は良質のたんぱく質，つまり必須アミノ酸を多く含んでいますが，植物由来の食べ物とうまく組み合わせることによって多くの肉を食べなくても体内のアミノ酸の利用を良好に保つことはできます。肉の生産は環境への負荷が大きく，単位面積当たりのたんぱく質収量もエネルギー収量も一次作物と比べると格段に少ないのです。特に牛は成長に時間がかかり，産む仔牛の数も少なく，単位重量当たりの肉にするために必要な飼料の量も多いのです。欧米では畜産品を食べる量はアジア人より多いです。それは高温多雨のアジアと異なり，ヨーロッパ中部以北は農業に適さない土地が多く，そのような草地では農業はできなくても放牧・牧畜はできるため，畜産品が食料に占める割合が穀類に対して大きくなったからなのです。牛などの反芻（はんすう）動物は人間の代謝することのできない草を食べて乳や肉にしてくれる動物ですが，日本では穀類からつくられる配合飼料を多く用います。そうした食料生産の効率の問題と，動物の生きる権利についての葛藤の結果として，動物由来の食べ物をなるべく食べないという考え方ができてきたように思います。利用することが前提である牛やヒツジなどの哺乳類である家畜（役畜）も，世話をしているとペットやコンパニオンアニマルと同じように人と心を通わすことができます。鳥類，魚類などの多くの動物も人と心を通わせることができ，考えや心や感情ももつことが研究によって明らかにされてきています。生きるために食べるのは逃れられないこととしても，丁寧に粗末にせずに食べることは必要です。また，屠（と）殺の方法についても，なるべく苦痛のないものにしようとするのは当然のことで，動物福祉（アニマルウェルフェア）という考えが広まっています。

国際獣疫事務局からの勧告として，農林水産省は，家畜には「飢え，渇きと栄養不良」「恐怖，苦悩」「物理的及び熱の不快さ」「苦痛，傷害，疾病」を与えず「正常な行動様式が発現できる」ようにするという 5 つの原則を示しています。日本はこの分野は残念ながら遅れています。

日本は仏 OIE の略称を用いている。英略称は IEO（International Epizootic Office）。

3. 土とともに生き，つくったものを食べる
～アーミッシュの人たちの生活～

ここで，物質的に非常に豊かになった現代ではなく，近代の初め頃の生活スタ

イルを頑なに守っている人たちのことを見てみましょう。アーミッシュといわれる人たちはアメリカ・インディアナ州，オハイオ州，ペンシルベニア州，カナダなどで独特の生活を送っています（**図 8.11**）。もともとはドイツなどから信仰の自由を求めて 280 年前にアメリカに移住してきたプロテスタントの一宗派の人たちです。今でも移住時のままの生活スタイルを守り，近代的な文明機器は使用しません。自動車は使わず，家には馬車があり，電気も使用せず，もちろんスマホも使いません。農業・牧畜には馬を使い，農薬や化学肥料は用いず，自給自足の生活を送っています。快楽をよしとせず，生活の規律や心がけは厳しく，家族を大切にします。服装は非常に質素で，子ども以外は明るい色の服は着ず，デザインもシンプルです。そして厳しい規律があり，アーミッシュとして生きるかどうかを大人になるときに自分の意志で決めます。つまり，子どもは 16 ～ 18 歳まではアーミッシュのコミュニティを出て自由に暮らし，自分の考えでアーミッシュに戻るかどうかを決めるのです。

単に風変わりで頑固と思われることもあるアーミッシュの人たちが注目されたのには，アレルギー発症率がとても小さいという研究が出るようになったことがあります。世界的に先進地域のアレルギー発症率は増加傾向にあります。日本でも乳幼児のアレルギー有症率は 5 ～ 10%とされ，増加傾向です。アメリカでもこの数十年に喘息（ぜんそく）とアレルギーは 2 ～ 3 倍になっており，喘息の有病率は 8%強で，アレルギー全体ではもっと多くなり，第 3 回アメリカ健康栄養調査ではアメリカ人の 54.3%にアレルギー傾向があることがわかりました。

1990 年代にスイスの小規模農場（居住空間と農牧地が近い）の子どもたちのアレルギー発症率は，近郊の農場のない家庭の子どもたちの 1/2 ～ 1/3 ということが注目されていました。しかし，アーミッシュの子どもたちの発症率はそれよりもっと少なかったのです。そして，同じ先祖をもち，同じような宗派に属し，似たような生活スタイルだけれども耕作機械など近代的な暮らしをとり入れているドイツ系移民フッター派の人たちのアレルギー発症率は多くのアメリカ人と同様でした。そのようなことから，アレルギーの発症は遺伝的な要因ではないということがわかります。

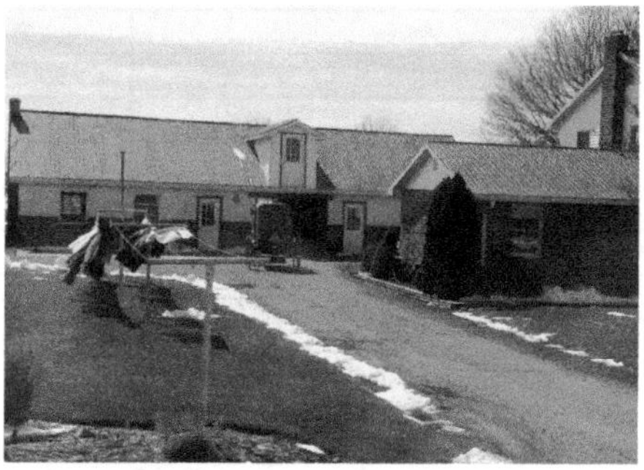

図 8.11　アメリカ・アーミッシュの人の家
電線の引き込み線がなく，道を上がった突きあたりに馬車（バギー）がある。左の洗濯物は地味な色合いである。

それでは，環境要因の何が

効を奏しているのでしょうか。フッター派の人たちの牧場は家から何マイルも離れていますが，アーミッシュの人たちの牛厩舎は家に隣接しており，子どもも妊婦もそこで過ごします。調べてみると，アーミッシュの家のハウスダスト中の細菌由来の毒性物質エンドトキシンはフッター派の 6.8 倍もありました。しかし，マウスを用いて実験すると，アーミッシュのハウスダストのエンドトキシンは免疫活性を賦活することがわかったのです。

また，**スイスとの比較研究**では，次のような結果が得られました。

M. Holbreich らの *J. Allergy Clinical Immunology* の論文から結果を引用。
Amish children living in northern Indiana have a very low prevalence of allergic sensitization.

表 8.9 を見ると，アーミッシュの喘息有症者は 0 人なのに，フッターでは 6 人，アレルギー傾向を示す指標をみると，アーミッシュは 5，2，21 に対し，フッターでは 9，9，64 と有意に多いです。さらに**表 8.10** では，アーミッシュ，スイス農家，スイス非農家を医師の確定診断で比べています。子ども数はアーミッシュ 5.9 人，スイス農家 3.3 人，スイス非農家 2.4 人です。年齢には差はありません。対象者数が異なるので，アレルギー発症の実数ではなく比率で見てみると，喘息は 5.2%，6.8%，11.2%，アトピー性皮膚炎が 1.3%，7.6%，12.1% と非農家で多い傾向にあります。

アーミッシュとスイス農家の子どもたちは，土や家畜と触れ合う時間が長いことと，**生の牛乳**を飲むのが特徴です。さらに，アーミッシュでは馬が多く，自給自足で，大家族という特徴もあります。一方，現代の日本では，砂場の砂も殺菌されたものがネット販売されています。ふかふかしてミミズが棲んでいるような黒い土に触れる機会は都会の子どもたちに少なくなり，昨今のタワーマンションにおいては外に出る機会も少なくなりがちともいわれています。生物として「土（つち）」から離れた生活について考えてみることが必要かもしれません。

市販の牛乳は，高温殺菌（120℃，2 秒）され，ホモゲナイズされているものがほとんどである。

2012 年の調査をもとにした論文：M. M. Stein, *et al.*, *Innate Immunity and Asthma Risk in Amish and Hutterite Farm Children*, *N.Engl. J.Med* (2016).

表 8.9　アーミッシュとフッター派の子どものアレルギー発症状況

		アーミッシュ	フッター派の人
対象者数		30（男 20，女 10）	30（男 20，女 10）
年齢		11 歳（8 ~ 14 歳）	12 歳（7 ~ 14 歳）
喘息有症者		0	6
特異的 IgE	＋（> 0.7kUA/l）	5	9
（アレルギー傾向）	＋＋（> 3.5kUA/l）	2	9
血清 IgE（数値が大きいほどアレルギー大）		21（10 ~ 57）	64（15 ~ 288）

表 8.10　子どもに対する農場の暴露の影響とアレルギー疾患（医師確定診断数）

	アーミッシュ	スイス農家	スイス非農家
対象者数	157	3,006	10,912
1 家庭の子ども数	5.9 人 ± 2.25	3.3 人 ± 1.27	2.4 人 ± 0.94
年齢（歳）	10.1 歳 ± 1.70	9.9 歳 ± 1.89	9.9 歳 ± 1.88
喘息発症数	8（5.2%）	202（6.8%）	1,218（11.2%）
アトピー性湿疹	2（1.3%）	226（7.6%）	1,310（12.1%）

コラム

心身を育て豊かにするもの
−ある小さなお弁当の話−

「食べ物とは？」と問われれば，「人の身体の成長と健康維持に必須のもの」と誰もが答えるでしょう。しかし，それだけではなく，食べ物をとるという営みは「心を育て豊かにする」という大きな働きをしているのです。

「拒食症」[1)] は，半世紀ほど前の日本ではまれで，治療法などの研究もまだ黎明期でした。当時，最高裁家庭裁判所調査官研修所の研究員で留学から帰国したての筆者（以下，私）は，心の病をもち，かつ非行を犯した未成年者の面接法の研究で，ある児童精神科に通うことになりました。

児童精神科病棟では，入院して間もない 17 歳の拒食症少女 A の面接を任されました。A さんは，身長 165 cm，体重 30 kg 弱，皮膚は乾ききり，食べ吐きで歯は酸化して欠けていました。だぶだぶの丸首シャツと半ズボンを着ていて，一見，不機嫌なやせた男の子に見えました。睨(にら)むように眼差しをキッと向け，とめどなく母親への怒り，世の中への不満，自分はいかに不幸であるかを話し続けました。私の話しかけは無視して一方的に怒りをぶつけ続けたのです。この先どうしたらよいか途方に暮れました。見舞いに訪れる母親は娘を名前ではなく，「この餓鬼(がき)」と呼び，「どうせ，いっぱい食べるんだから」とビニール袋いっぱいのコッペパンをベッド脇のテーブルにドンと置くのです。「こんな味もそっけもないものを山のようにもってくるなんて！」と A さんは怒りをぶちまけました。しかし，次回病院へ行ってみると事態はもっと大変なことになっていました。A さんはこっそり小児病棟へ行き，食事制限のある子どもの患者に安くパンを売る，高齢者病棟へ行き，見舞客もなく寂しい思いをしている高齢の患者にパンを渡し，肩もみなどをしてお金をもらっていたのです。病院中が大騒ぎでした。主治医と私は他病棟の主治医や看護スタッフからやんわりと「場合によったら転院を…」と苦言を呈されました。私は文字どおり身の置き場もありませんでした。A さんは反省どころか，幸福な人間は少々の不都合に文句をいうなと息巻く始末。私は自分の非力を痛感しました。原因はさまざまで，誰かのせいなどということは妥当ではない。しかし，母親からあのようにあしらわれ，回復の見通しもたたない。みんなから疎まれて孤独，将来への目途も立たず，生きている喜びどころか瞬時たりとも安心することはない，強そうな態度をとっているが本当は孤独で辛いのだろう。それは言葉にできない苦しみ，悲しみだ…。通り一片の正しい忠告めいた言葉など何の役にも立たないだろう。今，私にできることはあるのだろうかと悩みました。そして，今は一瞬でもホッとするときをもってもらうようにすることだと考えました。そこで私は，彩り，味付け，見て美しいことに配慮したお弁当をつくったのです。お弁当箱も包む布も明るいかわいい柄を選びました。

「手作りしたの…，食べてみて」とそっと A さんに差し出しました。A さんはお弁当箱のふ

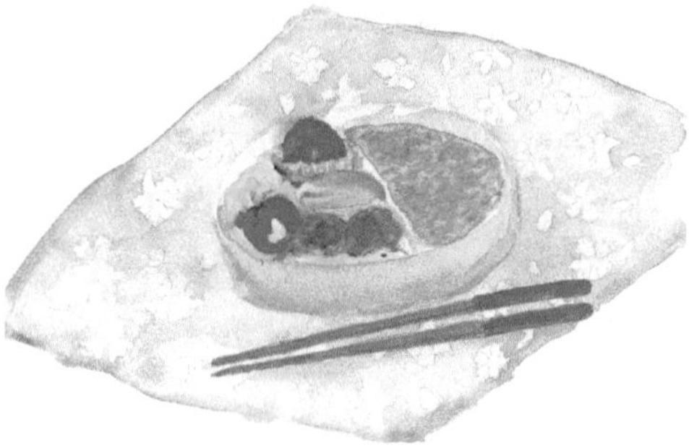

たを開け，しばらく驚いた顔でまじまじと私を見つめました。そして「量が足らない。でもこのお弁当には心がこもっている…」とそっとお弁当箱に頬を寄せて，あっという間に食べ終えたのです。それ以後，食材と盛りつけを変えて，同じような小さなお弁当を面接時に持っていくことを 3 回続けました（この試みについては主治医と病棟看護スタッフの了承済）。そうこうしているうちに，他罰一辺倒であった A さんは少しずつ自分について考えるようになり，「自分は変わりたい…」と言葉にし，何からどう着手していくかについて私と話し合うようになりました。この間，食べ吐きはずいぶん軽くなり，その後，退院した A さんは，やがて文部省施行の大学受験資格試験に合格したのです。

それから十数年が経ったあるお正月に，どのようにして私の住所を知ったのかわかりませんが，A さんから年賀状が届きました。「大学卒業後，学習塾を経営しています。私がたどったような辛い子ども時代を子どもたちが経験しないように，勉強に本当のおもしろさを感じてほしい，そのためには塾が楽しい場であるように，子どもたちが素直で健康であるように，そして自信をもって生きていけるようにと願って頑張っています」と添え書きされていました。

1）拒食症：摂食障害のひとつ。神経性やせ症などと呼ばれる。重い合併症を起こすことがあり，予後は必ずしもよくない。

9章 世界の子どもたちは今

1 途上地域における子ども

1. 子どもの育ちの公平性

A　世界の人口と成長

2,000 年前には 2.5 億人程度であったとされる世界人口は，食料の不十分さや環境衛生の問題，ペストなどの疫病などによりなかなか増加せず，2 倍の 5 億人になるのに 1,600 年かかりました。しかし，18 世紀にはじまった産業革命，化石燃料の利用で急速に増加をはじめ，その 2 倍の 10 億人（19 世紀前半）になるには 200 年しかかかりませんでした。50 億人に達したとされる 1987 年 7 月 11 日は世界人口デーとされました。現在は 77 億人で，2050 年には 97 億人，2100 年には 109 億を超える予測です。

世界は確実に豊かになっている面はありますが，人々の暮らしには貧富の差が大きくなりつつあります。これまで先進国とされてきた地域は少子高齢化で，人口は減少傾向にあるものの，今後も生活はおおむね安定しています。一方，アジアやアフリカでは，現在の高い出生率は落ち着くものの，平均寿命の延伸で，今後の数十年も引き続き人口拡大していきます。人々の生活状況は，これまでの先進地域と開発途上地域という二分したとらえ方は通用せず，後発地域では子どもの低栄養や死亡率の高さと同時に，生活習慣病が懸案事項になっています。

2050 年頃には世界人口の 80%あまりがアジア（43%）とアフリカ（40%）の人々になります（**図 9.1**）。地球の時間距離はずいぶん小さくなり，人や物の交流が増えてさまざまな影響を与え合っています。まさに子どもたちの時代はアジア・アフリカの人たちと生きていく時代なのです。

B　子どもの貧困

世界では途上国の子どもたちは 20%近くが極度の貧困状態にあるとされています。そうしたなか，豊かな国の子どもの**貧困**が問題視されてきています。日本の子どもの貧困率は，2012 年 16.3%，2015 年 13.9%と，主要国 31 か国中高いほうから 10 位です（ユニセフ）。「持続可能な開発のための 2030 アジェンダ」では SDGs（エスディージーズ）として 17 の分野（**図 9.2**）で目標を定めました。スローガンとし

> 貧困はその国の生活水準により判定されるので，先進国と途上国の生活レベルは異なる。

> SDGs：持続可能な開発目標。Sustainable Development Goals
> 2015 年 9 月，国連サミットで採択された国際社会の共通目標。

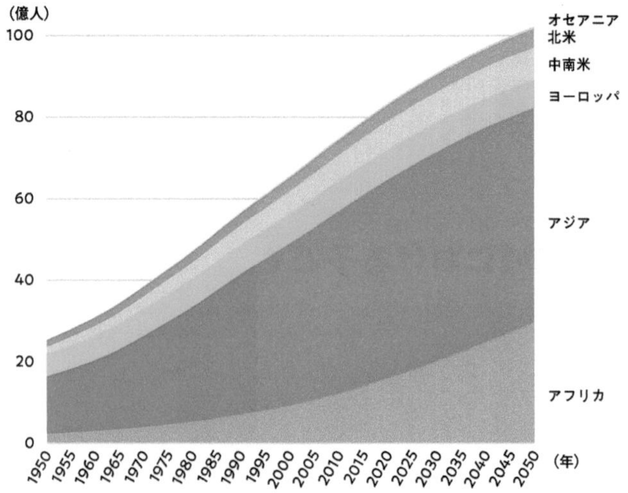

図 9.1　地域別世界人口推計（1950 ～ 2050 年）〔総務省より〕

資料：United Nations, *World Population Prospects* 2017 年版から作成

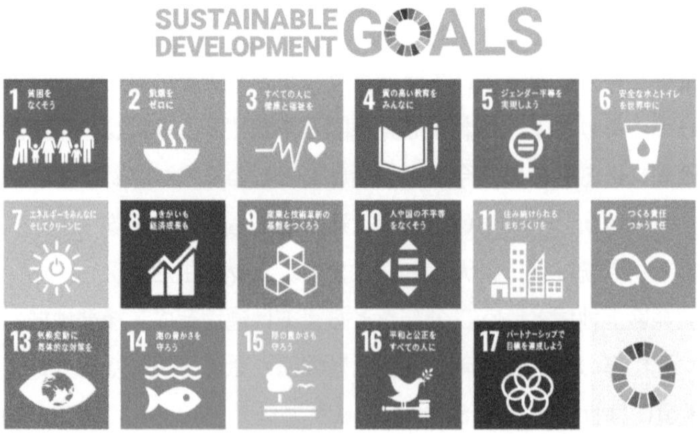

図 9.2　SDGs（持続可能な開発目標）

て「誰一人とり残さない：No one will be left behind」と高い目標を掲げています。子どもがどこに生まれたかということで，その子どもなりの健やかな育ちが得られない世界であってはなりません。

C　生死を分けるもの

人が育つこと，人を育てることは，突き詰めればヒトとは何なのか，命とは何なのか，生きるとは，死とは，生死を分けるものは，といったさまざまな疑問に向き合う作業です。人道的見地や倫理観からだけではなく，現実に同じ地球上にいる人たちと共生していく方法を探らなければ，次世代の人たちの安定した生活は望めないでしょう。水を含む食料の安定は，特に子どもの健康を大きく左右します。そもそも人が住んでいたところは，最低限水があって，暮らしていくだけの食料は生産できていた土地なのです。換金作物などの産業構造の歪(ゆが)みが人々の暮らしを苦しめるのです。子どもの多産多死の負のスパイラルが起きているところでは大人を含めた人々の心身の健康は損なわれます。

生活に資するものの最低限の公正な配分，**Johan Galtung**(ヨハン ガルトゥング)のいうところの貧困，抑圧，差別などの構造的な暴力のない社会にならなければ人々の平和な生活はありえません。その基本は衛生的な環境で必要な食料を得て，子どもは教育を受け成長できるということです。気候変動の影響を多く受けている地域の不利益にも目を向けなければなりません。WHO も**ランセット**も温暖化は健康リスクととらえています。この章では人間のことについてその公平性を検証していきますが，動物の種としての過剰な繁栄が他の種を絶滅に追い込んでいることも知っておかなければなりません。そして，生活の不便な地に赴き理念に突き動かされるように動いている人も紹介します。学生のみなさんに今できることは少なくても，世界を知り・理解・共感することだけでも大きな力になります。

ノルウェーの平和学の父。単に紛争がないだけではなく，貧困，抑圧，差別などの構造的暴力がないことが真の平和だという積極的平和という考えを提唱し，オスロ国際平和研究所創設などさまざまな平和に関する活動を行っている。自身も良心的兵役拒否を行い，投獄などを経験している。

The Lancet：世界で最も伝統があり，評価されている医学雑誌。

2. アジアの子ども：ミャンマー

厳しい状況で懸命に命を救う活動と，医療だけではなくインフルエンザ治療薬の原料となる植物の栽培を指導し，地元に現金収入の道をひらく活動などもしている医師の報告です。厳しさは天災ではなく人為的にもたらされた状況です。ミャンマーは本来多くの仏教遺跡のある穏やかな国です。

アジアの「食」「平和」と「子ども」

私は緊急人道援助を専門とする医師として，世界各地で人々のさまざまな「食」を見，自分も「食」してきました。アジアは広く，地続きなので，さまざまな食物が往来し，ヒトの口に入ります。そうした食物が往来するための保存方法や，各地で食される際の調理法は，実に多様で豊かです。

ミャンマーでの少数民族紛争のなか，食料の流通がない自給自足の村に移動診療に出掛け，貴重な換金食料・財産でもある「ブタ」「ヤギ」「鶏」をつぶしたごちそうをいただきます。またときには罠(わな)にかかった野生の「イノシシ」や「シカ」，巨大なパチンコで狩猟した「サル」を食します。酸味を使って長持ちさせる，油に浸して細菌の繁殖を防ぐ，塩や種々のスパイスを利用した調理法など，地域・民族によって異なりますが，ついさっきまで生きていた動物を絞める・屠(ほふ)る・さばいて食します。季節がよければ，森には天然のバナナやマンゴー，大きなザボンがそこらじゅうになっていて，採ることができます。「食」は豊富です。ただ，地雷や対人の罠であるブービートラップがあちこちにあり，相手側の部隊といつ遭遇するかわからないゲリラ戦の真っ只中にあります。つぶした家畜・食事代として私がお金を渡そうとしてもお金は使えないので，「その代わりにまた必ず診療にきてくれ」と村長さんはお金を返してきます。子どもたちは食する私を不思議そうに見つめています。

第二次イラク戦争，北部クルド地方の熱傷病院。石油が採掘される地域で，火による事故が多いところです。爆発時の炎や熱風，高温の煙による火傷(やけど)が老若男女を問わず致命傷となり，自動車の自爆テロは日常となってしまっています。親や親族に認められない恋に落ち，石油をかぶり自殺をはかる未成年の少女もいます。患者は後を絶ちません。呼吸器も透析器もなく，熱傷集中治療としては絶望的な状況のなかで，そこに残った生命力を限りなく引き出すために「食」を見直します。失われた皮膚から流れ出るたんぱく質をとり戻し，なくなった食欲を刺激するために，どうにか入手した鶏卵で病院の給食係とともにカスタードプリンをつくります。火傷の痛み止めとして麻薬の過剰投与でしばらくおなかが動かなくなっていた少年は，この気泡だらけで決してなめらかとはいえない甘いプリンを久しぶりに口に入れます。ムスリムは甘いものが大好きなので笑みを浮かべますが，覇気がありません。

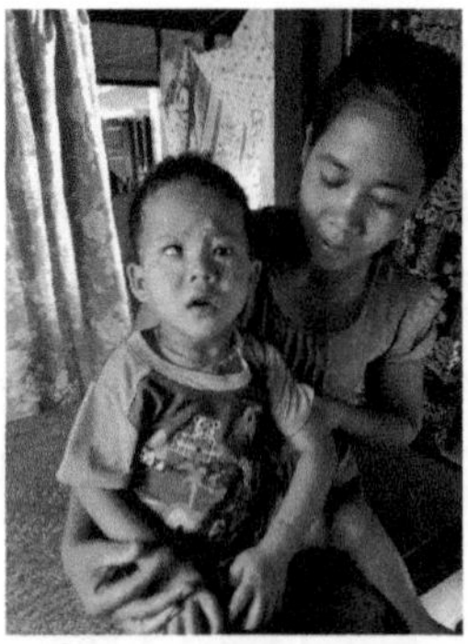

図 9.3　生活苦から堕胎しようとして失敗し，障害をもって生まれた子ども

戦闘行為はなくなったものの，多くの帰還難民や武器を置いたゲリラ兵が戻るミャンマー山間部。新たな，元気で，健康な命を育むべく妊娠する女性。しかし，貧困のためにこれ以上は産めず，しっかり育てることができないので堕胎を決心し，伝統的産婆から「毒」を処方してもらいます。毒を一気に飲み干すことができず，少しずつ食事に混ぜて摂取した結果，堕ろすこともできず，子どもは障害をもって生まれてきました（**図 9.3**）。

「食」「平和」と「子ども」。人の未来・将来を育むものとしてともに大切にしていきたいと考えています。

3．アフリカ：ルワンダの将来－就学前の子どもたちの食と栄養

A　ルワンダってどんな国？

ルワンダは，アフリカ大陸中東部に位置する人口 1,200 万人あまりの小さな内陸の国です。今，ICT（情報通信技術）立国として「アフリカの奇跡」と呼ば

れています。この国は1994年4月にツチ族虐殺という惨事がありましたが，その後，とても印象的ですばらしい発展をしています。今では世界経済フォーラム**ダボス会議の示す男女格差**の小ささ（ジェンダーギャップ）は世界4位という男女格差の小さい国で，男女ともが生き生きと暮らしています（日本の女性の地位は**121**位/153か国中（2019年），G7では最下位）。

経済，政治，教育，健康の4分野の総合点で分析。

政治分野では144位。

経済的には，国民1人当たり**GNI**世界191位（日本29位）と決して豊かではありませんが，成長目標を掲げて改革を進めている若い国です。

GNI：国民総所得。Gross National Income 経済指標としてよく用いられる。総計になると人口の多い国の数値が大きくなり，わかりにくくなる。

B　子どもたちの置かれている状況

ルワンダに限らず，低栄養は低所得国での子どもの疾病と死亡の主な原因です。5歳未満の子どもの死亡の約45%も低栄養に関連しています。しかし，これは低所得国だけではなく中所得国でも起こっています。しかしながら，それと同時に，これらの国々では子ども時代の過体重と肥満も増えつつあるのです。

ルワンダ政府は発展のための協働者とともに，草の根コミュニティを通じてルワンダの低栄養へのいくつかの新たな介入を戦略的に行いはじめています。たとえば，学校給食，貧しい家庭にはそれぞれ乳牛1頭，「Akarima k' igikoni」（**図9.4**）という家庭菜園での野菜や果物づくり，FARNというコミュニティごとに行う料理教室，なかでも「1人の子どもに1杯の牛乳」などの活動を行っています。それに加えて，いくつかの公衆衛生的介入を開始しています。たとえば，地域健康支援員（CHWs）による子ども期の成長モニタリングや幼児期発達センター（ECDs：Early Childhood Development Centre）による脆弱家庭の就学前の子どもの支援などです。ルワンダ厚生省によれば，5歳未満死亡率は1990年以降60%以上も低下しました。それだけではなく，ルワンダ政府はさまざまなかたちをとって現れる低栄養に対して粘り強く働きかけています。国を挙げての栄養政策，地域活動の組織化，マスメディアを通しての栄養教育などに投資しているのです。低栄養の削減は複合的な行動で可能になるとの理解で政策を進め，健康，教育，農業，市民活動分野，ICT分野など，部署を超えた支援を行っています。つまり，栄養・健康教育へのアクセスが早期発見・治療と同じように，皆に平等

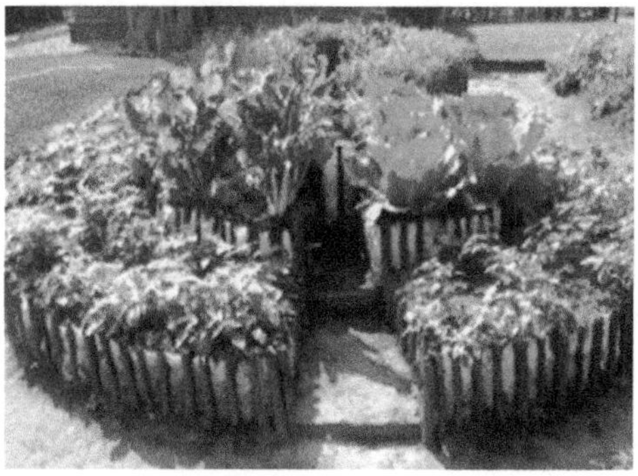
図9.4　家庭菜園（Akarima k'igikoni）

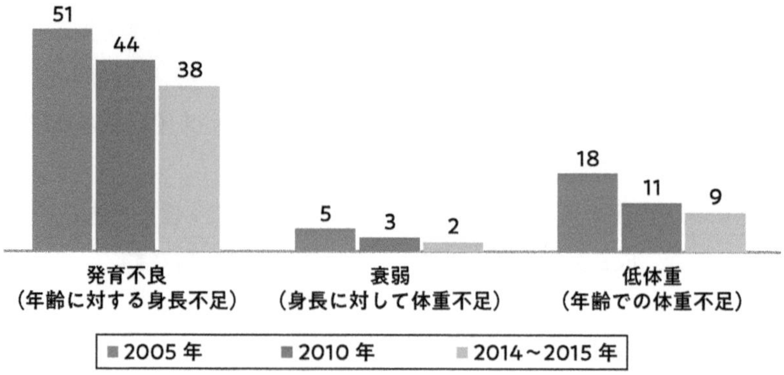

図 9.5　低栄養の年次変化（単位%）

に開かれていることを確実にすることは，全国的な飢餓軽減に極めて重要なのです。

C　低栄養の状況

それでは，なぜ低栄養（不適切な栄養）の高止まりが続くのか，まずは状況を見てみましょう。

生活状況世帯総合調査 EICV4（Integrated Household Living Conditions Survey 4－2013/2014）によれば，ルワンダの経済状況は過去 13 年にわたり継続的に向上してきています。GDP は 1 年当たりも 1 人当たりも平均して 8%の成長を遂げ，2001 年には 1 人当たり 211 米ドルでしたが，2014 年には 3 倍以上の 718 米ドルになっています。

低栄養の状況は，2014 ～ 2015 年の健康調査人口統計局（DHS）の**図 9.5** から改善傾向にあることがよくわかります。しかし，それでも経済的な進歩にもかかわらず 5 歳未満の発育不良が 38%あるということは，慢性的な低栄養，栄養的なバランスの過不足，食料供給の不確かさによるのです。

D　子どもの健康を守るために

政府は，食料供給は安定しているとしていますが，GDP 増加にもかかわらず低栄養は減っていません。これには，現行の政策の企画と実行が貧困の減少につながっていないのではないかという疑問があり，解明を進めています。ルワンダの不適切栄養について語るときには，栄養素の欠乏と過剰をみるだけではありません。特に都市部では肥満は無視できないレベルに広がっています。一方で，栄養不良もあり，これらについてはまだほとんど研究がされていません。

現行の栄養政策のモニタリングを強化することや実行状況の評価は，すべての介入が適切に効果を上げるかどうかの鍵となっています。それは，コミュニティの栄養知識の普及と連動してルワンダの低栄養の減少に貢献しています。加えて，介入は政府だけではなく，個人規模や NGO（非政府組織）も力を発揮します。食糧生産，栄養教育，妊婦と 5 歳未満の子どもたちへの栄養豊富な食べ物の供給の方法などについて，連携してとりくんでいこうとしています（**図 9.6**）。

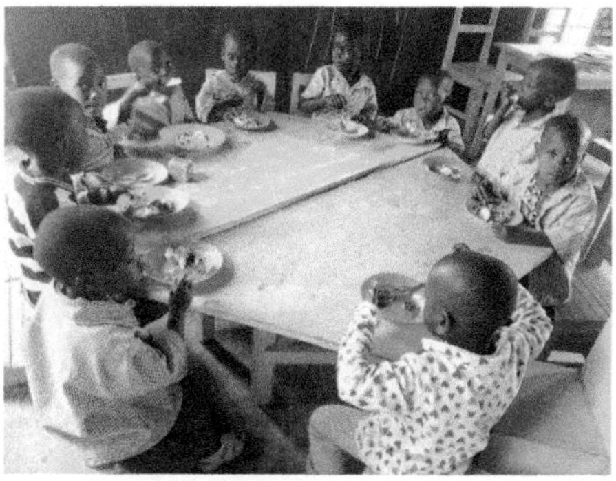

図 9.6　粥（かゆ）を食べる子どもたち
（ECD Miyove（Miyove は地名））

以上のようなことの例として，NPO による学校給食 “ルワンダの教育を考える” は，健康教育を推進している NGO でもあり，幼少期発達センターによる栄養支援でもあります。介入はよい結果をもたらしつつあり，他の多くの非政府関係者もさまざまな方法でこの活動に加わろうとしています。ユニセフの First 1,000 days 介入の重点対象 3 か国に，アフリカからはベナン（中西部），マダガスカルとともに選ばれ，成果を上げつつあります。

4. 南米パラグアイ：欧米化してきた子どもたち－食と生活環境

A　パラグアイはどんな国？

パラグアイは，ブラジル，アルゼンチン，ボリビアに囲まれた南米中部の内陸国です。日本と同じくらいの大きさ（1.1 倍）の国土で，人口は約 700 万人，20 世紀前半にはじまった日系移民は 1 万人くらいいます。国民の 95％は先住民とスペイン人の混血です。家族の日，**先生の日**（4 月 30 日）などがある，温かい国民性の国です。

ユネスコにおける世界教師デーは 10 月 5 日。

B　パラグアイの食べ物

主な食物は，トウモロコシ，タピオカ，それらの粉，小麦粉と肉でできた料理です。なんといっても，パーティーなどで欠かせないのがアサード（丸焼きなど炭焼きの大きな肉の塊），ゆでたタピオカ，ソパパラグアジャ（トウモロコシの粉，卵，ミルクとチーズのパイ）です（**図 9.7**，**図 9.8**）。

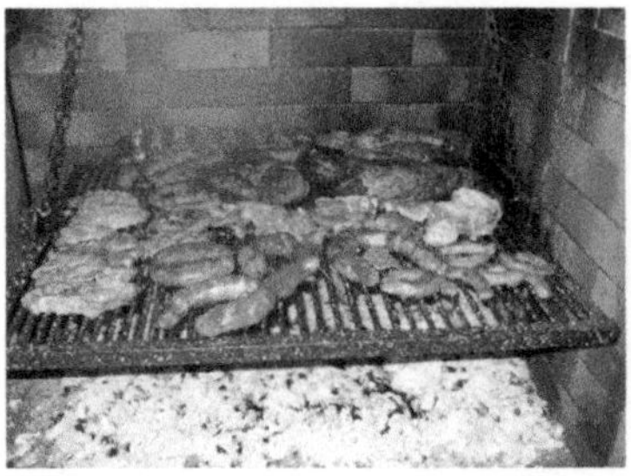

図 9.7　アサード

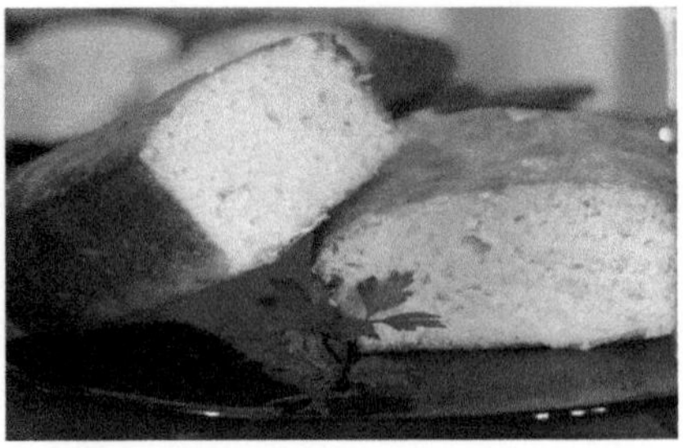

図 9.8　ソパパラグアジャ

C　子どもたちの生活

ここでは“ピラポ”という農業が盛んな日本移民の移住地の状況を紹介します。近年は農業も機械化して生活もだいぶ豊かになりました。子どもたちは車で移動することが当たり前になり，学校から帰宅すると，携帯やパソコン，ゲーム機で遊ぶのが日常となってきています。小さなよちよち歩きの子どもたちも，親がタブレットや携帯を与えさえすれば何時間でも静かにしていることができ，友達といてもみんなでゲームをして遊ぶようになってきています（**図 9.9**，**図 9.10**）。食生活も，スナック菓子やドリンクなどの加工品を好むようになり，好きな時間に食べたいものや飲みたいものを食べたり飲んだりするようになりました。もちろんそのおかげで，大人は時間に余裕ができ，家族みんなで外食する機会なども増えてきました。

第二次世界大戦後，日本からパラグアイへ移住してきた今のおじいちゃんおばあちゃんたちは，食べる物も少なく，原生林を畑にするために朝から晩まで一生懸命働いていました。日系人は教育を大切にしたので，その子どもたちである日

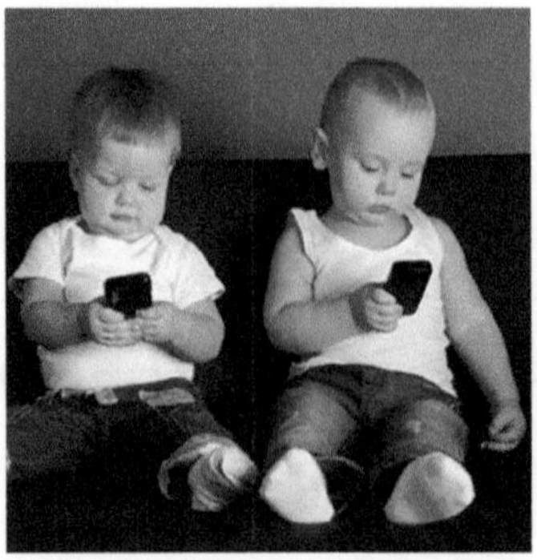

図 9.9　幼児期からスマホで遊ぶ

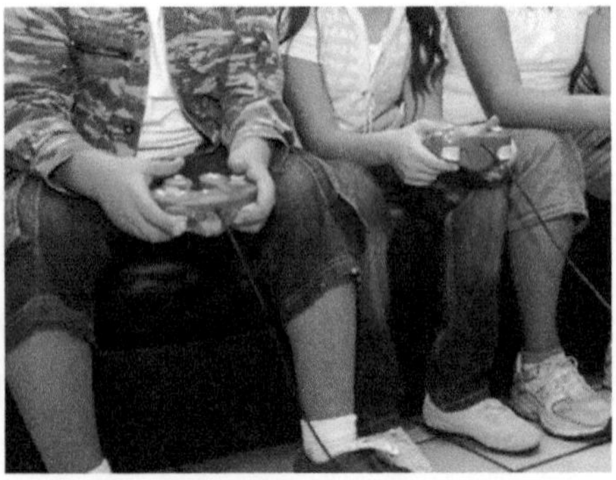

図 9.10　子どもたちはゲームに夢中

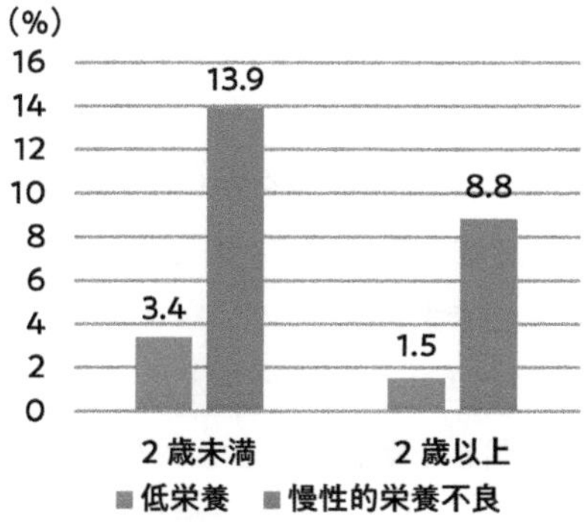

図 9.11　子どもの低栄養と慢性的栄養不良
〔ユニセフ 2014 より〕

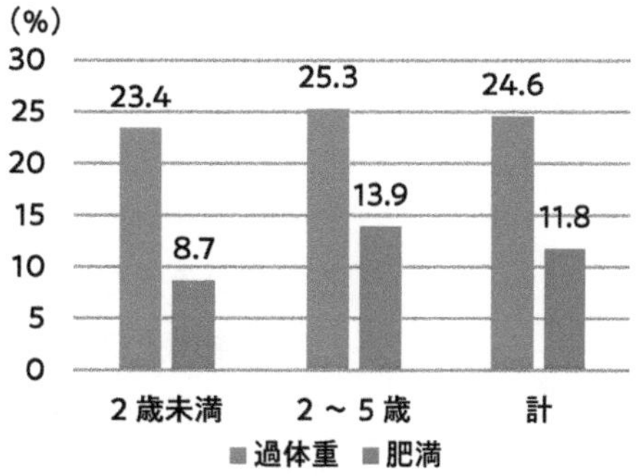

図 9.12　子どもの肥満傾向
〔ユニセフ 2014 より〕

系二世たちは学校へ通いました。そして帰ると，親の家事や畑仕事を手伝っていました。当時は車もなく，読む本や遊ぶおもちゃも少なく，子どもたちは木登りや土団子，家にあるあらゆるものをおもちゃにして遊んでいたそうです。もちろん電気もテレビもない時代だったので，子どもたちは日中外で遊ぶことが多く，夜は日が暮れるとともに寝て，朝早く起きました。食事も 1 日 3 食から 4 食で，ほとんど家で採れていた鶏の肉，卵，野菜，イモ，果物などだったそうです。

D　健康意識

パラグアイはもともとあまり野菜を食べないなど，健康意識は高くはありませんでした。世界でも子どもの低栄養（**図 9.11**，**図 9.12**）は深刻ですが，パラグアイでは国を挙げて 5 歳未満の子どもの低栄養にとりくみ，2016 年には慢性的栄養不良（stunting）は 5.6%，低栄養（wasting）は 1% と，2012 年（各 25%，8.9%）と比べると著明に改善しました。一方で過体重は 12.4%（2012 年 11.3%）です。出産可能年齢の女性の 22.8% は貧血，成人女性の 8.3% は糖尿病，23.4% は肥満です。男性は糖尿病 8%，肥満 17.1% で，日本などで肥満や糖尿病は女性より男性が多いのとは対照的です。また，低体重出生児も 8% 台です。前述のように，低栄養と摂取エネルギー過多が同時に存在しています。いずれも食生活にかかわるもので，健康意識の問題点を示しています。パラグアイは，今日では日系人の多いピラポ移住地も 3 ～ 4 世の時代になり，日本食よりも現地食を好むようになってきています。子どもの肥満の問題をきっかけに，全国民の健康改善に向けて学校や地域でさまざまなとりくみが行われはじめています。

JICA（ジャイカ）：独立行政法人 国際協力機構。Japan International Cooperation Agency

日本の5歳未満人口%は4.7%，598万人（2017年）

Gallup International's 41 Annual Global End of Year Survey の調査によると，幸せと感じている人の割合が世界一多かった。

5．南太平洋地域：フィジー－JICA での活動を通して

A　フィジー共和国の現状

フィジー共和国は，人口約 88.4 万人の 330 もの島々からなる南太平洋の国で，ほとんどがフィジー系とインド系の人です。農村部に行くと自給自足に近い生活をしている人もあり，国内格差が大きいです。

5 歳未満人口は約 9 万人で，総人口に占める割合は日本の 2 倍以上の 10.4％という子どもの多い国です。国民性は明るく**幸せ**と感じている人が多いという特徴があります。平均寿命は 70.27 歳です。近年，感染性疾患から非感染性疾患（NCD）への疾病構造転換が急速に進み，肥満や高血圧，糖尿病も増加しています。死亡原因の第 1 位は心血管疾患で，先進国の状況に近づきつつあります。低栄養と肥満の同時発生の状況も深刻です。貧困世帯では十分に食物を確保できない状況がある一方で，国全体をみると栄養過多によって起こる NCD が増加の一途をたどっています。

B　子どもたちへの生活習慣病予防活動

このような背景から，栄養改善計画実行サポートとして JICA ボランティアを要請されました。そこで，WHO の推奨値に準じて，地域住民への栄養・健康教育や国の栄養健康政策とコミュニティをつなぐための支援など生活習慣病予防対策にとりくみました（**図 9.13**）。

フィジーの食事は伝統的なフィジー料理とインド料理が多いです。伝統的なフィジー料理は，いも，魚，ココナッツミルクで味付けされたタロイモの葉などの現地の野菜を用います。いも類の炭水化物，魚のたんぱく質，野菜のビタミン類とバランスがとれています。インド料理は，小麦粉を湯で練ってつくるロティと複数のスパイスを混ぜてつくるカレー，ダール豆のスープなどです（**図 9.14**）。

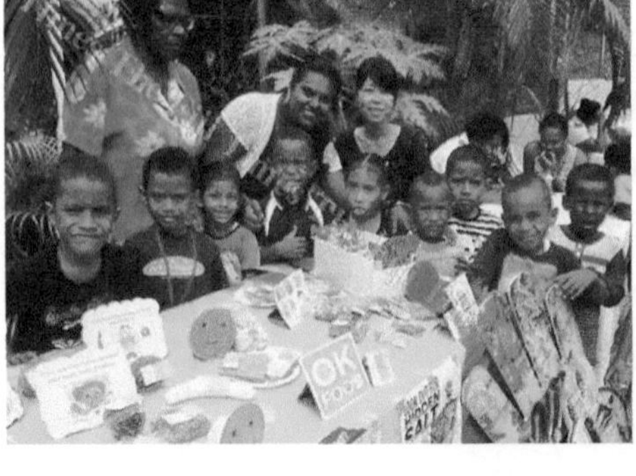

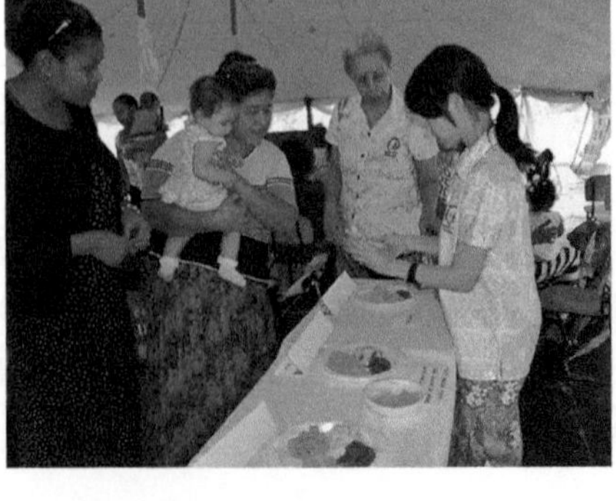

図 9.13　子どもたちや住民への栄養指導活動（JICA による）

国民の食塩摂取量は1日10.3gと過剰なので，WHOの食塩摂取目標1日当たり5gをめざし，減塩対策を進めています。スパイスや薬味を利用し減塩を呼びかけるポスター作成や保健医療省のWebサイトに健康的な料理を載せるなど具体的な啓蒙活動を行っています。残念ながら，温暖な気候で野菜や果物は新鮮で安価なのに，80％以上の人がWHO推奨量を摂取していません。**図9.15**は，食べ物を3群（体の調子をととのえる野菜・果物，エネルギー源，身体をつくるたんぱく源）に分ける栄養教育ポスターです。安価で手軽なインスタント麺，食パン，ツナ缶，スナック菓子などの摂取が増えていることと，家庭での食事，外食ともに食塩，油脂の使用が多いことなどが生活習慣病を招く原因となっています。

急速な生活習慣の変化で，子どもたちの将来の健康が危惧されています。健康づくりには子どものときからの良好な生活習慣が重要です。料理教室などでの大人への啓蒙と同時に子どもたちにも栄養教育を行いました。子どもたちには学んだことを家族に伝えてもらい，家族やコミュニティを巻き込んで，体と心の健康をつくっていくように活動しました（**図9.16**）。

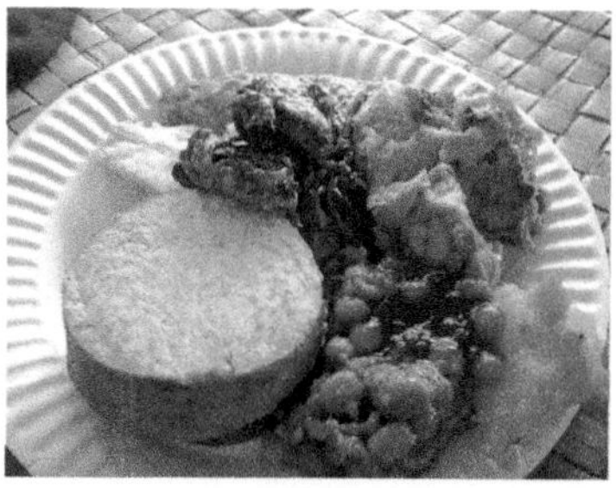

図9.14　フィジー料理

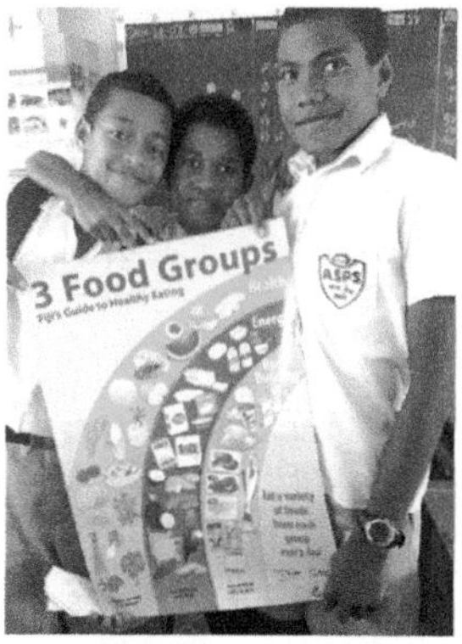

図9.15　栄養指導ポスター

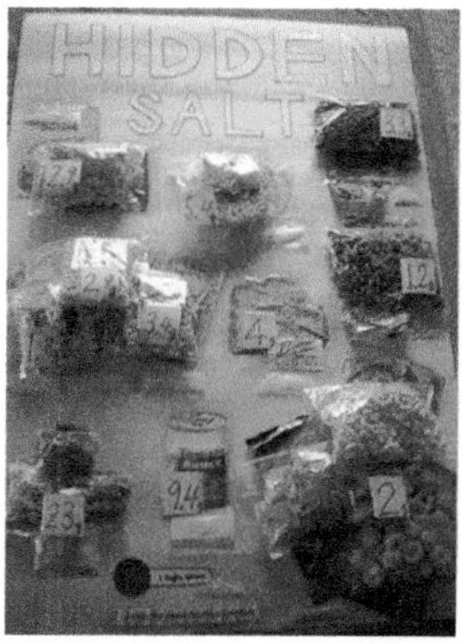

図9.16　減塩・見えない塩の啓蒙活動

6　アフリカ：ガーナ ―支援のあり方：母子を支える活動

A　ガーナ

ガーナ共和国は，アフリカ中西部の南が大西洋に面している国で1957年にイギリスから独立しました。日本の2/3ほどの国土に2,900万人が暮らしています。一次産業中心で，GNIは世界138位/182か国で，額は世界平均の1/3です。

B　乳幼児の成育支援

ガーナの貧困層は農村比率が高く，気候条件の厳しい北部に集中しており，豊かな南部・都市部との地域・就労・男女格差が問題となっています。また離乳期の栄養不足により，2歳の子どもの約3割が低身長となっています。その影響は一生にわたります。その後の生活での成長遅延のとり返しは難しく，本人と国の経済的な損失につながっています（**図9.17**）。

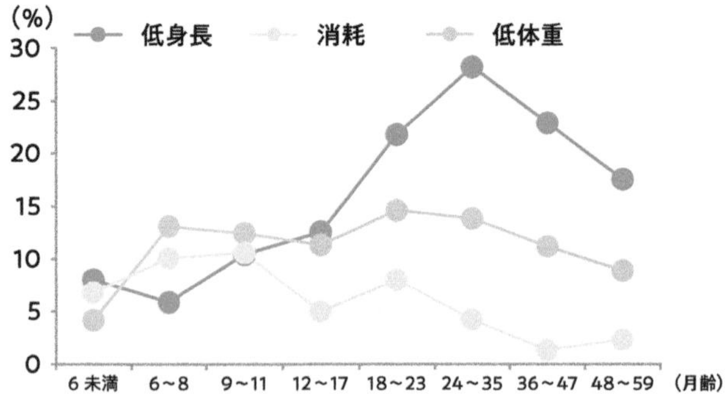

図 9.17　乳幼児の発育状況（乳児から 5 歳まで）
〔Ghana Demographic and Health Survey（DHS）2014 より〕

C　栄養補助食品の開発

WFP：World Food Programme
国連の人道支援機関では最大規模。国連唯一の食料支援機関。2015 年に国際社会が 17 の持続可能な開発目標を採択して以来，国連 WFP は「ゴール 2：飢餓をゼロに—飢餓を終わらせ，食糧安全保障を実現し，栄養状態を改善するとともに，持続可能な農業を促進する」を優先的な課題とする。

そのような状況で，2009 年から子どもの成長を支援するための**国連世界食糧計画（WFP）**がとり扱う栄養食品の開発をはじめました。現地では「ココ」というトウモロコシ粉でつくった粥（かゆ）を離乳食として用いていました。しかしトウモロコシ粉では炭水化物が多く，たんぱく質などは少なく，アミノ酸スコアも小さく，十分な成長を支えることができていませんでした。そこで，不足しているたんぱく質，アミノ酸，特に必須アミノ酸のリジンやビタミン，ミネラルなどの微量成分を「ココ」にプラスした食品を開発して，「ココプラス」（**図 9.18**）と命名しました。また，栄養の改善という社会課題の解決に向けて，ガーナ政府，大学，国連，国際 NGO，地元企業などと産官学民のパートナーシップを結び，それぞれの強みを活かした連携を行うことで成果を上げ，持続可能な活動のしくみの確立をめざしました。生産は地域の産業として行い，販売・普及も現地の方々

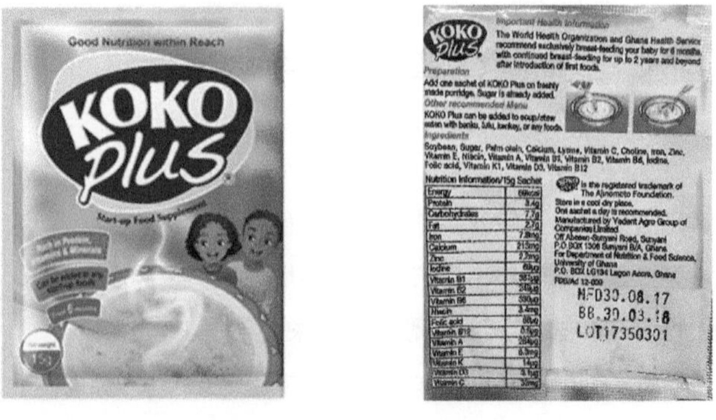

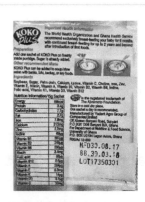

図 9.18　ココプラス（約 10 円 / 袋。15g。10.0cm × 7.5cm）

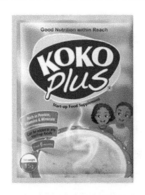

に担ってもらい，母親の社会活動と少ないながらも地域の人々の現金収入になるようにしました。公共性を得ていくために地元の企業と協働し，「ココプラス」は地元で入手可能な大豆などの原料を用いて地元の工場で生産しています。南部の小売店への販売・普及促進活動についても地元企業と連携し，農業の発展や雇用創出にも貢献しています。

D　子どもだけではなく母親（女性）の支援も

離乳期の栄養改善とともに母親の自立も支援することができました。

まず，母親に子どもの栄養状態と，その改善に必要な栄養に関する正しい知識をもってもらいます。ここで大変だったのは，自分たちの伝統的な離乳食に不足する栄養があることを納得してもらうことでした。次に「ココプラス」の購入・摂取という，子どもの健全な成長のための具体的な行動に誇りをもってとりくんでもらうようにしていきます。そのため，政府機関であるガーナヘルスサービス（GHS）と密接に連携し，母親が育児の際に最も信頼をよせる保健所などで，協働開発したポスターなどを用いて栄養教育，啓発活動を行っています（**図 9.19**）。

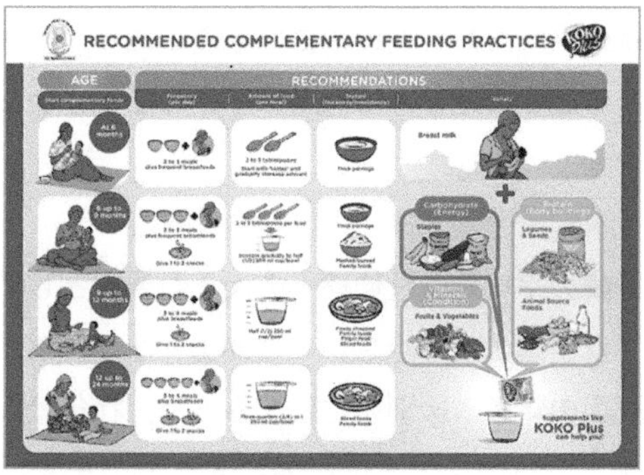

図 9.19　保健所の啓蒙ポスター

右下に KOKO Plus と記載されている。

また，途上国の特に農村部では流通システムが確立していないため，どのようにして製品を知ってもらい，届けるかが大きな課題です。そこでガーナ北部にある女性の自立支援のための国際 NGO の女性に普及・販売するしくみをつくってもらいました。子どもの健全な成長のためには毎日 1 袋を食べてもらうことが目標で，1 か月に約 20 万袋（2019 年度）が消費されています。2018 年 3 月には，国連世界食糧計画（WFP）がとり扱うことのできる栄養食品として認められました。

2 沖縄の健康長寿と 26 ショック

1. 沖縄が抱える健康の現状

A 26 ショック

調査は 5 年ごとに行われている。2000 年沖縄県が 26 位だった年の 1 位は長野県。漬物などで塩分摂取が多かったが,「食改さん」と呼ばれる食生活改善委員の長年のとりくみで平均寿命を延伸させた。

平均寿命は出生時平均余命。

厚生労働省発表の 2000 年度**都道府県別平均寿命**の結果に，沖縄をはじめ全国の栄養学関係者に衝撃が走りました。沖縄の 2000 年度の男性の**平均寿命**は,「健康長寿宣言」を出した前回 1995 年の 4 位から一挙に 26 位に転落したのです。さらに 2010 年には，男性は 30 位まで低下し，女性は 40 年以上保ってきた 1 位の座を 3 位に低下させ，2015 年は，男性は 36 位，女性は 7 位にまで低下しました。これにより, もはや長寿県とはいえなくなり, この出来事を沖縄では「26 ショック」「330 ショック」「736 ショック（図 9.21（p.224））」と呼んでいます。沖縄の平均寿命も世界的には上位にあり，寿命は延びてはいるものの，全国と比較するとその延び方は急激に小さくなっているのです。

B 沖縄の平均寿命の伸び率の停滞

沖縄の平均寿命延伸縮小の大きな要因として，脳血管疾患と心疾患の死亡率の低下が全国よりも小さいことがあります。2010 年「330 ショック」のときの主要死因の年齢階級別死亡率をみると，壮年世代の急性心筋梗塞，脳血管疾患，肝疾患，自殺は全国 5 位以内に入っています。年齢調整死亡率の推移をみると,多くの疾病で減少傾向にはありますが，肝疾患や自殺は変化がないか増加傾向にあり，特に近年，アルコール性肝疾患の死亡率は全国の 2 倍で推移しています。

C 高齢世代と若年世代

沖縄では世代間のギャップが大きいのも特徴です。高齢者世代（**図 9.20 右**）の死亡率は全国平均より低く，平均余命も全国的にも最上位ですが，戦後世代の若年世代（**図 9.20 左**）の死亡率は全国平均より高くなっています。

沖縄の平均寿命の伸びをみると，男女とも 1985 年頃から鈍化しはじめ，1995 年から 2000 年までの伸び率は男性で 0.42 歳（全国最下位), 女性で 0.93 歳（全国 46 位）となりました。図 9.20 でも示したように, 出生コホート別の分析では, 沖縄の明治生まれの全死亡率は全国平均よりも低く，戦後生まれは高くなっています。この結果，55 歳前後を境にして高齢者層と若年者層の全死亡率が逆転しているのです。

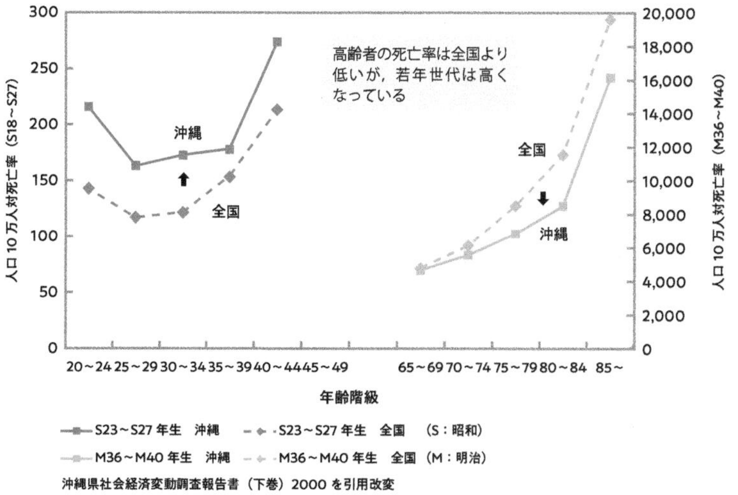

図 9.20　出生年別にみた沖縄と全国の年齢階級別死亡率の比較（男性 1973 ～ 1992 年）

D　戦後の沖縄の平均寿命の延伸とその後の停滞

米国統治期間（1945 ～ 1972 年）に，沖縄の社会は日本本土とは比較にならないくらい急激に変化しました。占領下で社会構造が激変しただけではなく社会経済も変化し，食環境も戦前世代と戦後世代で質的変化が大きかったことが観察されています。これらと関連して，平均余命の伸びの急激な変動も，戦前世代と戦後世代の生活環境の質的な差に起因している可能性があります。肥満，つまり体重の変動要因さえもマクロ的にみれば社会経済的要因が影響しています。

2．沖縄の健康状況の悪化の原因－食生活の変化

A　社会体制の 3 区分

沖縄の社会を政治，経済，生活環境から 3 つ（戦前，米国統治下，日本復帰後）に区分してみました。沖縄の社会は，戦前，敗戦による米国統治，その後，施政権の返還による祖国復帰と短期間のうちに大きく変貌しました。

戦前は，食生活はサツマイモ，野菜，少量の豚肉摂取などが特徴的な伝統的食生活で，中国や日本の影響も受けていました。疾病は感染症が主体でした。

米国統治下では，**米国民政府**による価格政策や経済政策により 1960 年頃から海外からの加工食品（たとえば肉加工食品）が大量に安価に輸入されました。

琉球列島米国民政府：United States Civil Administration of the Ryukyu Islands（USCAR）

日本復帰後は日本の食品が流通し，本土からの食材の流入による質と量の変化が起こり，全国との食材の差が小さくなってきました。特に若年者層の塩分摂取の増加が生じています。同時に脂質摂取の過剰があり，野菜摂取量も少なくなっ

てきています。

疾病構造については，戦前は感染症が主でした。戦後はマラリア対策などによる大幅な死亡率の減少など，集団を対象とした公衆衛生政策が平均寿命の延長に寄与しました。

B　主食の変化

沖縄の主食には大きな特徴があります。内地では戦前から主食はコメでしたが，沖縄では，第二次世界大戦を境に，主食は**甘藷**（かんしょ）（さつまいも）からコメに短期間で転換しました。

いも類は保存性では穀類より低いが，単位面積当たりのエネルギー産出量は多く，多くの人を養うことができる。また亜熱帯の沖縄では年中栽培できる。栄養的にもカリウムやビタミンCが多いなどの特徴がある。

甘藷は17世紀はじめ（1605年）に沖縄にもたらされたといわれ，台風にも強くやせた土地でも早く育ち，農作物として沖縄にはうってつけでした。戦前の沖縄は経済的に貧しく，サンゴ礁の島なので穀類の栽培に適さなかったためコメの生産量は少なく，一部の富裕層を除いた戦前世代の大半は甘藷を主食としていました。戦後になって沖縄の主食はコメになりましたが，コメの生産高と消費量は今でも全国で最も低い水準です。しかも，1960年前後に沖縄には大干ばつがあり，それに加えて米国民政府によるサトウキビへの作付転換政策があり，沖縄の水田は一挙に減少しました。

日本本土においても伝統食離れがみられますが，沖縄の伝統食離れは著しいものがあります。沖縄の伝統的食材のひとつである**昆布**（こんぶ）を例にとると，那覇市は1988年まで一世帯当たりの購入量は全国1位でしたが，2016年には全国11位に低下し，この30年間に購入量は約1/3に減少しました。

昆布は沖縄では採れないが消費量は多かった。しかも，内地ではだしをとるのに用いるだけで食べない場合が多いが，沖縄では煮物の具として食べることが多い。

C　肉・肉加工品

沖縄における肉類と肉類加工食品の輸入量の推移を見てみると1960年から急激に増大しました。

1950年から1998年の肉類加工食品の輸入量と沖縄における食肉生産量の1人当たりの合計量の年次推移は，脂質摂取量の年次推移とほぼ一致しています。肉類加工食品の急激な輸入量の増大は，米国による通貨政策の変更（**軍票B円**からドルへの変更）の時期と一致しており，社会経済政策の転換が脂質摂取量の増大に結びついた可能性があります。

第二次世界大戦後，戦争の甚大な破壊により通貨が機能していない時期があり，その後，アメリカ軍が発行する軍票B円が通貨とされた。その後1958年に通貨は米ドルとされた。

3．社会経済環境の健康への影響

沖縄では，戦後から一貫して，社会構造や社会経済状態の悪化が続いています。たとえば，1人当たりの県民所得は全国一低く，完全失業率は全国一高いのです。地域内の相対的経済格差を示す**ジニ係数**も全国で最も大きく（悪く）なっています（2009年 総務省）。子どもの貧困率は29.9%（2015年）と全国の2倍です。

所得分配について不平等さや格差を示す数値。

近年の断面的調査結果からみると，社会的貧困や格差，社会的不安定はストレスレベルを高めています。それが生活習慣に影響し，過剰な脂質摂取やアルコール消費を引き起こします。その結果，アルコール性の肝疾患死亡率や自殺率が全国より高くなり，循環器系疾患の死亡数も多くなったと考えられるのです。

4．栄養転換－沖縄の健康状況の変遷

A 「栄養転換」とは

「栄養転換」とは，時代の変遷とともに栄養摂取状況が社会経済的影響などにより量的・質的な転換を遂げることであり，栄養素の摂取水準が過渡期を経て安定状態に落ち着く現象のことです。

B 甘藷の多食

戦前は甘藷を主食にし，野菜の摂取が多い食生活でした。

C 脂質

1945 年からの米国統治下においては肉類加工品消費が急増し，脂質主体の栄養転換がはじまりました。

沖縄における脂質摂取について摂取エネルギー寄与率を食品別にみると，豚肉，肉類（豚肉）加工食品が上位にきます。栄養学的には脂質摂取が増加したことにより高脂血症と体重が増加し，今では壮年世代の肥満割合は男女とも全国 1 位です。

D 食塩

1972 年日本復帰後には，日本の高食塩文化の流入による食塩の過剰摂取という 2 番目の栄養転換が起こりました。

注目すべきは，沖縄県民の食嗜好が本土化してきたことです。欧米の食事と比較すると，日本食の大きな特徴として，醤油や味噌を多用する高塩分嗜好があります。かつて沖縄の食塩摂取量は，本土と比較して最も低い水準にありました。しかし今では，高齢者は低い水準を維持してはいるものの，若年者においては本土並みの水準になっています。また外食率をみても，沖縄の若年者は高齢者よりも高く，中食の利用者も増加しています。手作りよりも食塩を多用する傾向にある外食店の数（人口当たり）は復帰直後と比較して 10 倍近くに増えています。沖縄全体における食塩摂取環境は，悪化の傾向にあると考えられます。

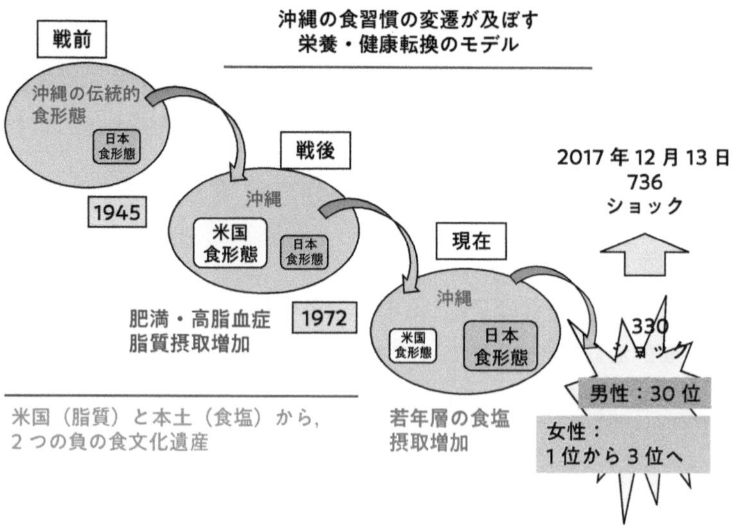

図 9.21　沖縄の社会経済的変化が及ぼす栄養・健康転換のモデル

〔Todoriki H., Health, Welness and Social Policy. Laurinkarl J., ed. Europälscher Hochschulverlag，2010，等々力，スライド引用改変〕

E　栄養転換の顕在化

沖縄の社会経済状態の変化に伴い，沖縄の食構造は大きく変化しました（**図 9.21**）。ただし，健康への影響が表面化するには時間がかかりました。つまり，脂質と食塩の栄養転換は，米国統治開始（1945 年）と日本復帰（1972 年）から，それぞれ約 15 ～ 20 年後にはじまっています。このことから，外部からの影響による食事パターンの形成は沖縄のような島嶼（しょ）地域においても約 15 年の経過が必要であることを示唆しています。この時間的遅延は，約一世代（20 歳に出産したとして）と考えられます。少なくとも，沖縄において観察された食事変遷の受容には，親と子どもの世代間隔程度の時間を要しました。現在はアメリカの食文化の長期的な影響が徐々に現れてきているといえます。

5．日本の将来を先どりした沖縄－脂質摂取の観点から

A　戦後の平均寿命の延伸と停滞

日本は戦後の復興を成し遂げ，平均寿命は一貫して伸び続けました。バブル経済崩壊後，収入格差の拡大，社会的結束の弱体化などが起こり，これと並行して食生活の欧米化に伴う心疾患と肥満の増加が進行しました。しかし，それらにもかかわらず，日本人の平均寿命は現在も持続的に世界トップに位置しています。その理由は，人々の健康意識，衛生的な環境，国民皆保険などさまざまなものがあると考えられます。しかし，そうしたなかで，かつて長寿地域でありながら陰

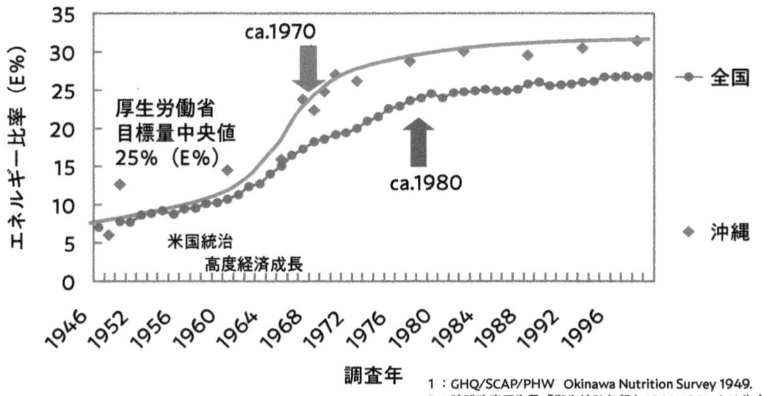

1：GHQ/SCAP/PHW　Okinawa Nutrition Survey 1949.
2：琉球政府厚生局「衛生統計年報」1960-1965 より作成
3：沖縄県住民栄養調査 1967-1970
4：沖縄県環境保健部「県民栄養の現状」1972-1993
5：沖縄県福祉保健部「県民健康・栄養の現状」1998

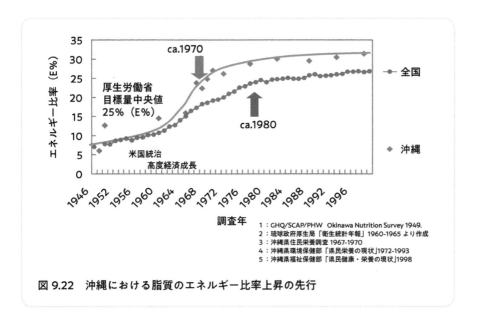

図 9.22　沖縄における脂質のエネルギー比率上昇の先行

りが見えはじめた現在の沖縄の状況は，将来の日本の姿を考えるうえで貴重な教訓になります。

B　脂質エネルギー比率の変化

沖縄県民の健康状況は，日本の将来を先どりしたかたちで進行しているといわれています。肥満率，循環器病および糖尿病有病率は日本でトップレベルとなり，県民の平均寿命の延びは最も低い水準となっています。

そうしたなかで特徴的なことは，脂質のエネルギー比率の増大です。脂質摂取は一般に所得水準の向上とともに増加するといわれ，韓国，中国なども増加傾向にあります。**図 9.22** に示すように沖縄の脂質の栄養転換をエネルギー比率（摂取エネルギーに対する脂質エネルギーの比率）でみると，1960 年から 1970 年の 10 年の間に 25%を超え，全国よりも 10 年以上も早く栄養転換を迎えました。しかも現在は 30%を超えて，欧米諸国並の水準になっています。

C　脂質摂取過多，その他の疾病への影響

脂質摂取過多は，青壮年層の肝疾患，脳出血，虚血性心疾患，糖尿病による死亡率の上昇などの健康へのさまざまなリスクをもたらしています。それだけではなく，青壮年層の自殺による死亡率も高くなっています。沖縄の平均寿命ランキングを短期間に下げた循環器系疾患，肝疾患，自殺には血中脂質などの食事・身体活動などの生活習慣因子，肥満，飲酒などの行動因子，心理社会的ストレス因子などがかかわっていると考えられます。

6.「チャンプルースタディ」とポピュレーションアプローチ

A 沖縄の健康状態の改善の鍵

沖縄の食事・栄養と健康状況の悪化を改善する鍵はないでしょうか。その鍵となるのは，県民全体の生活習慣病の**一次予防**のための戦略の策定と，予防に向けた行動変容の実現です。その実現のためには，集団全体の**ポピュレーションアプローチ**（集団への働きかけにより健康改善を行う方法）のとりくみが有効です。欧米ではすでに食事パターンへの介入によるポピュレーションアプローチが有効である証拠が蓄積されてきています。たとえば，日本においても食事・栄養のポピュレーションアプローチとして，高塩分摂取の食習慣を背景にした減塩のためのとりくみが行われています。

一次予防とは，疾病の発症を防ぐために啓蒙活動や広報などを通して疾病の予防を行うこと。二次予防は住民健診・早期発見・治療，三次予防はリハビリテーションが相当する。

ポピュレーションアプローチとは，健常人を主体としたヒト集団に対して，疾病予防を目的として，集団全体の健康指標や生体指標の改善を行う健康戦略のことである。たとえば，ある大規模集団へ食塩が高血圧発症のリスクであることを広報活動することで，集団全体の血圧を平均値にさせることなどが挙げられる。これに対してハイリスクアプローチがある。ハイリスクアプローチは，ハイリスク集団を対象として，スクリーニングなどにより疾病診断された集団に対して治療を行う検診などがその一例である。

どの食品から食塩を多く摂取しているかというと，欧米では食品工業が製造した加工食品からが多いのに対し，日本では，卓上調味料や調理において使用される調味料が多いという特徴があります。つまり，家庭における食習慣の影響が大きいのです。減塩には，社会全体の食塩の使用量を法律などで減らす政策的アプローチがありますが，上記のような背景から，日本ではこれと並行して家庭，個人に対する減塩に向けた働きかけが特に重要です。

B チャンプルースタディ

沖縄の高齢者の過去の食事調査による内容を分析すると，野菜の量が多く，塩分の少ないことがわかっています。沖縄の長寿性には現在の高齢者が大きく貢献しており，高齢者の食べていた食事の内容を若い世代に食べてもらえるように改良し，血圧や体重などの減少効果が得られれば，沖縄の健康水準の改善に役立つと考えられます。このような考えをもとに，ニガウリ（ゴーヤー），島ニンジン，しま菜などの沖縄野菜をふんだんに使用した沖縄伝統食の食事パターンによる介入研究を試みており，この一連の研究を「チャンプルースタディ」と呼んでいます。

チャンプルースタディの目的は，単一の食品や栄養素のみの摂取に注目するのではありません。沖縄産野菜と伝統的食事パターンを組み合わせて，若年者層にも受け入れやすいレシピを提案し，食べてもらいます。そして，そのことで血圧や体重などの健康指標が改善されることを明らかにすることにあります。さらに，チャンプルースタディは，沖縄野菜を主体とした伝統的食事パターンによる食事摂取による効果のみならず，野菜中心の食事をとるということでさまざまな健康意識を向上させて行動変容につなげ，その結果としての高血圧予防も目的にしています。野菜中心の食事は，結果的にカリウムや抗酸化栄養素の摂取量を増加させることに加え，エネルギー摂取の低減と，低脂質の食習慣に変容させます。沖縄伝統食は，鰹節（かつおぶし）などの‘だし’も多用することで塩分の摂取減少に誘導することからも高血圧予防にとって効果的な食事パターンを有しています。

C　チャンプルースタディの成果

チャンプルースタディの結果では，対象者の大半が**高血圧**を有しない健常人ではあるものの，降圧剤を服用したわけではなく，食事のみの介入により収縮期血圧が3 ～ 5 mmHg の減少を示し，降圧しています。

介入試験当時の基準は拡張期140 mg。

ポピュレーションアプローチは，たとえば集団全体で約2 mmHg の降圧効果があっただけでも，日本における循環器疾患者全体の年間死亡者が約2万人以上減少（健康日本21報告書〔健康日本21企画検討会（2000)〕）すると推定されており，地域住民全体の効果としてみれば，食事による降圧の効果は非常に大きなものといえます。対象者が無意識のうちに行動変容を遂げてくれれば，チャンプルースタディのような食事パターンを小児期から組み込む方略もポピュレーションアプローチとして有効になるでしょう。また，減塩についていえば，薄味の食事に慣れる介入を小児から行うことにより味覚閾値を下げることで，無意識のうちに塩分の摂取量を減らす行動に誘導する方法が考えられます。

D　その後の沖縄

沖縄は2000年に平均寿命順位を大きく下げ，その後もさらに順位が下降しています。また現在の各年代の死亡率をみると，65歳未満はワースト，それぞれの年代もおおよそ全国45 ～ 46位/47都道府県です。

沖縄の健康と社会状況は厳しいものがありますが，合計特殊出生率は1.89と全国1位で，全国平均1.42，最低の東京都1.20を大きく上回っています。しかも出生数が死亡数を上回ったのは沖縄県だけでした。さまざまな問題を抱えながらも若い力が健康的な社会をつくっていくように，地域住民，地域企業，行政が健康づくりのために連携し，地域全体が健康に向けてとりくんでいるところです。

3　大人の健康から子どもの課題を考える

1. 日本人の摂取栄養と死因の変遷

A　日本人の平均寿命の延伸と食生活の変化

第二次世界大戦後から70年あまりで，日本人の健康は大きく変わりました。まず，男性の平均寿命が1947年に50歳を超えてからは，乳児死亡，結核，脳卒中の克服などで伸ばし，2018年には男81.25歳，女87.32歳になりました。この年に生まれた男児の1/4，女児の1/2は90歳まで生きると予測されています。また 2050 年には女性の平均寿命は 90 歳に到達するだろうとされています。

70 年間の食生活をみると，エネルギー摂取量に大きな変化はなく，むしろやや減少気味です。たんぱく質，特に動物性食品からのたんぱく質は 4 倍になりました。脂質も 4 倍に増加し，動物性食品からは 8 倍と急増しています。一方，炭水化物は減少を続け，65％まで減少してきています。食塩摂取量は少しずつ減少していますがまだまだ多く，WHO 推奨量 5 g の約 2 倍で，2017 年国民健康・栄養調査では 9.9 g（男性 10.8 g，女性 9.1 g）です。2007 年 11.1 g（男性 12.0 g，女性 10.3 g）から約 1 g 減少させるのに 10 年かかっています。

B　どのような病気で死んできたのか

日本人の死因も劇的に変わりました。第二次世界大戦直後は乳児死亡も多く，死因の 1 位は結核でした。抗生物質の発見・発明で，医療のしっかりしている先進地域では感染症は劇的に減少しました。2 位は脳血管疾患で，その多くは脳出血でしたが，現在の内訳は脳出血 20％，脳梗塞 75％で，死亡数も激減しました。

悪性新生物（がん）は長命化とともに増加し，1953 年に死因 2 位，1981 年から 1 位（2017 年には 37.3 万人（28％））で，2 位の心疾患（20.4 万人（15％））よりずいぶん多いです。現在 0 歳の子どもが生涯にがんを発症する確率予想は男女とも 62％と，1.6 人に 1 人はがんになる時代です。例外的な部位のがんを除けば，早期発見し，治療を受ければ治ることが期待できるのががんです。食生活に関連が大きいとされる大腸がん，乳がん（女性）が増加傾向にあります（**図 9.23**）。

がんが国民の最大の死因になっていることへの対策のために「がん対策基本法（2006 年）」がつくられ，多くの情報からよりよい医療をつくり出そうと「がん登録推進法（2013 年）」もつくられました。学術的な目的で医療機関にがん患者に関する情報の届け出が義務づけられ，患者の同意は不要で，2016 年から登録が開始されました。もちろん，個人情報は守られています。2 位の心疾患は，欧米型の食生活が影響していると考えられています。3 位は長い間，脳血管疾患（脳内出血や脳梗塞など）でしたが，血圧管理や栄養状態の改善，住環境の改善などにより激減しました。前述のように，長い間，死因の 1 位で，1960 年頃には男性で死亡率は 350 人 / 人口 10 万人当たりで，圧倒的に男性が多かったのです。しかし 1981 年に 2 位になり，現在では 3 ～ 5 位で，死因の 8.7％（11.2 万人）となり，男女差もなくなりました。ただ，血管系（循環器）として心疾患と脳血管疾患を合わせてみると，死因としてはまだまだ重要で，悪性新生物と同じくらいの死者数になります。高齢期の寝たきりの原因の 1 位でもあり，人生後半の QOL に大きな影響を及ぼしています。

高齢社会を反映して，近年は肺炎や老衰が死因の 3 ～ 4 位に浮上しています。

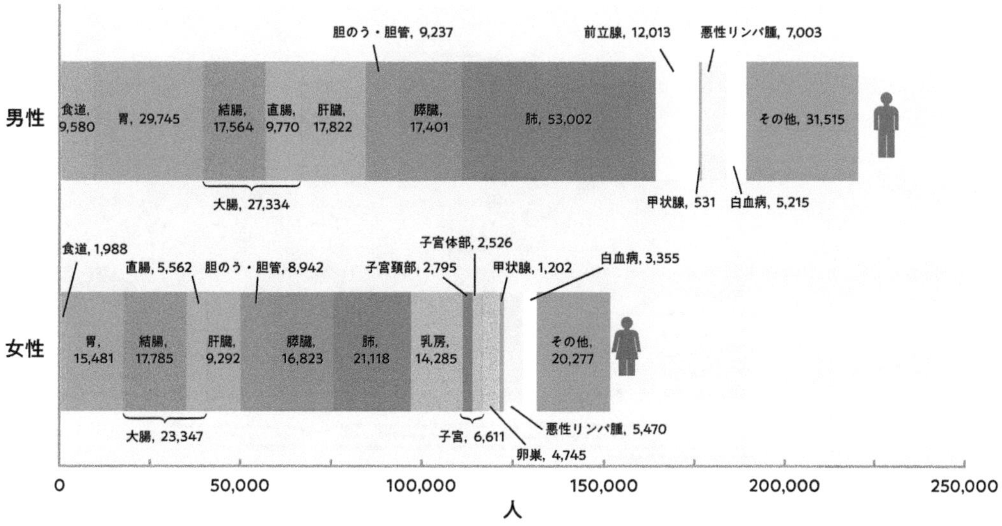

図 9.23　日本人の部位別がん死亡数（2017 年）

〔国立がん研究センターがん対策情報センター〕

C　百寿者からのメッセージ

年齢が 100 歳を超えている百寿者数は急速に増えてきています。適切な加療で元気に過ごすことができているものの，高血圧，骨折の既往は多いので，加齢とともに血圧管理，骨量には留意するのがよいと思われます。特徴的なのは，**糖尿病**が 6%と少ないことです。日本人全体で糖尿病は 12.1%（男性 16.3%，女性 9.3%），糖尿病予備軍は 12.1%（男性 12.2%，女性 12.1%）です。それと比べるとずいぶん少ないです。糖尿病にならないような生活習慣を保つことは長寿に重要といえそうです。糖尿病は代謝・血管・神経……と全身にかかわり，さまざまな病気の温床になり，進行すると重篤な合併症も出てきます。食生活と運動で予防が可能です。日本人（モンゴロイド）は欧米人に比べて，それほど肥満の程度が大きくなくても糖尿病発症のリスクが大きいことは肝に銘じておかなければなりません。

日本人の糖尿病人口（HbA1c 6.5% 以上）と予備軍（HbA1c 6.0% 以上 6.5% 未満）はいずれも 1,000 万人。
HbA1c（ヘモグロビン・エイ・ワンシー）：過去 1 ～ 2 か月間の血糖値平均。赤血球の寿命は 120 日。血液中の赤血球内のヘモグロビンは，血液中の糖（ブドウ糖）と結合して糖化ヘモグロビンになり一度結合すると外れることはない。全ヘモグロビンに対する糖化ヘモグロビンのパーセンテージ。血糖値が高いときはより結合しやすくなり，数値が大きくなる。
正常：5.6% 未満
要注意：5.6 ～ 5.9%
糖尿病が否定できない：6.0 ～ 6.4%
糖尿病：6.5% 以上

2．世界の課題

A　大人の死因

世界の平均寿命は 72.0 歳（2016 年）で，2000 年から 5.5 歳延びました。発展途上地域では，先進地域では起こらないような低栄養や下痢などの死因で多くの子どもたち（5 歳未満死亡 560 万人（2016 年））が死んでいます。ここでは現在の日本人が今後参考にしたい健康問題について考えます（**図 9.24**）。

欧米と日本ではどのような病気に罹（かか）りやすいかという疾病構造は異なります。

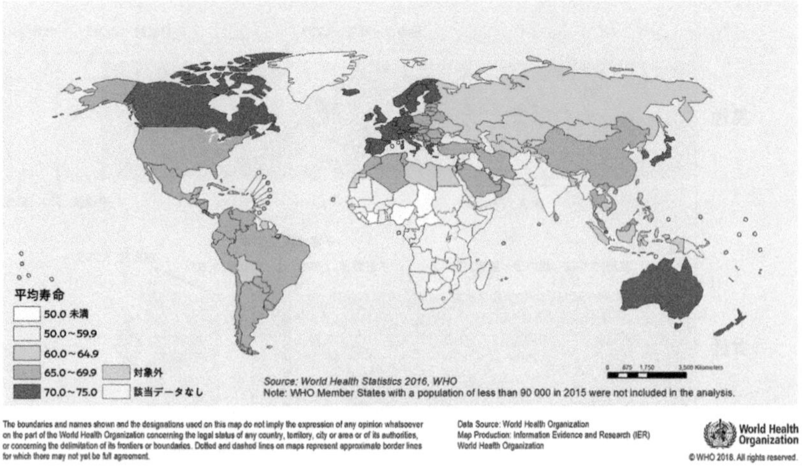

図 9.24　WHO による世界の平均寿命（男女計，2016 年）

大きな原因は食生活にあると考えられます。というのは，遺伝的には同じ日本人が外国に移民として暮らすと，罹る病気や死因は現地の人に似てくるのです。ハワイの日系人などで研究が進み，欧米では健康の脅威となっている心疾患が多くなったりします。以前は先進地域と開発途上地域では大きな貧富の差もあり，先進地域では生活習慣病，途上地域では感染症が多かったのですが，現在では途上地域や貧しい人たちに生活習慣病が増え，しかも低年齢化しています。

B　2 型糖尿病

2 型糖尿病の原因は主に生活習慣で一度発症すると完治はしません。生活習慣といっても社会環境も大きく影響します。以前は摂取エネルギーが多くないと発症しないので「ぜいたく病」といわれましたが，今では適正体重を保つのは自己管理ができるとして社会からも評価されます。WHO によれば，糖尿病患者は 1980 年 1 億 800 万人（4.7%）が 2019 年には 4 億 6,300 万人（**11 人に 1 人**）に激増し，2030 年には 5.78 億人，2045 年には 7 億人（**図 9.25**）と予測されており，中～低所得地域での増加（**図 9.26**）が顕著です。

20 ～ 79 歳の 9%，65 歳以上では 5 人に 1 人（20%）。

糖尿病は進行するまで自覚症状がなく放置されていることが多いです。糖代謝にかかわるということは全身の生命活動の基本なので，心臓，血管，眼（失明），腎臓（透析）神経（下肢切断）などに影響します。基礎疾患があると，ほかの病気のリスクも高くなります。しかし，患者の半数以上が診断を受けていないうえに，生活習慣改善や治療を行っておらず，多くの国で医療費の 10% を占めることが問題となっています。また，前段階である耐糖能異常（血糖値高め）の人も糖尿病患者と同じくらいおり，2019 年 3.74 億人，2030 年には 4.54 億人，

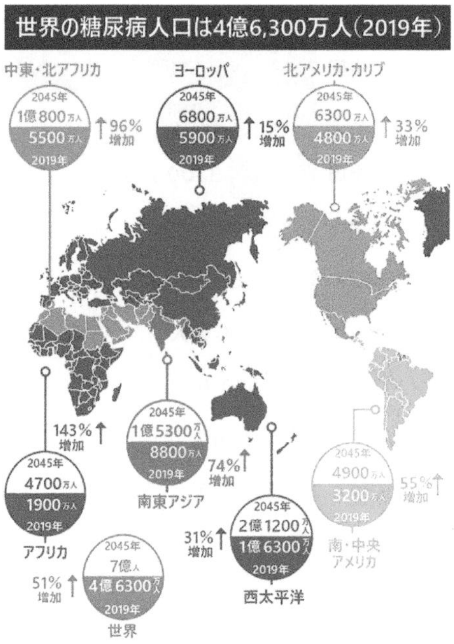

図 9.25　7 地域別糖尿病患者数（2019）と予測値（2045）

日本を含む西太平洋地域が最多で 35%。
〔IDF Diabetes Atlas, 9th Edition, 2019〕

国際糖尿病連合（IDF）では 11 月 14 日を世界糖尿病デーとし，シンボルカラーの青でライトアップなど全世界で啓蒙活動を行っている。

シンボルマーク

2045 年には 5.48 億人と予測されています。まずは糖尿病に罹らないような**健康的な生活習慣**−健康的な食事，運動，適正体重の維持，禁煙など−と，社会を健康的な構造にすることです。それでも罹ってしまった場合は，糖尿病はコントロールできることと，きちんと管理すれば失明や腎透析，下肢切断などの合併症は防ぐことができることを知っておきましょう。学生の皆さんは，親などが「血糖値高め」といわれていないかを聞き，是非，学んだことをフィードバックしてください。

Life's Simple 7（p.232）は糖尿病にも有効とされている。

C　心臓発作（心血管疾患）

心疾患は，発作によりすぐに死に至ったり，障害が残ったりなど，QOL や **QOD** に影響が大きいものです。特に欧米では，循環器疾患は悪性新生物の 1.5 倍以上の死因となっています。人々の関心も高く，食品には「飽和脂肪酸」や「トランス脂肪酸」が表示されており，後述のようにそれらを食べないように啓蒙もされています。日本での食品表示は，一般消費者向けの加工食品にエネルギー，たんぱく質，脂質，炭水化物，ナトリウム（食塩）の表示が義務づけられているのみです。健康に直結する情報は食塩だけです。

QOD：死の質 Quality of Death
人間はいつかは死するものではあるが，安心して穏やかに迎えるという質にも留意したい。

アメリカ心臓病協会は「Life's simple 7」（**図 9.27**）として次の 7 つのうち 4

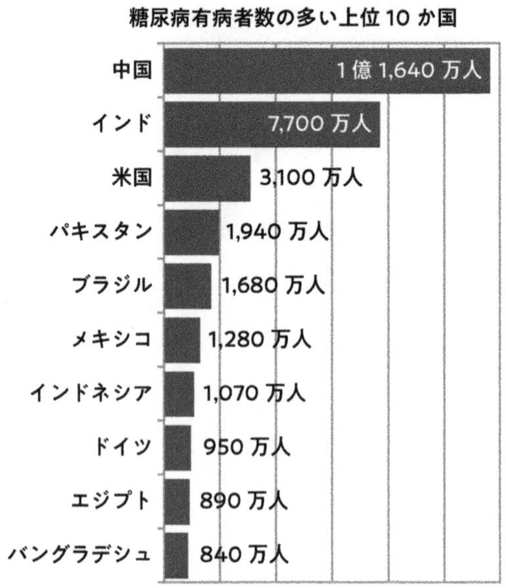

図 9.26　糖尿病患者数の多い国，上位 10 か国

日本は 2015 年の調査では 9 位。65 歳以上では世界第 6 位の 490 万人。
〔IDF Diabetes Atlas 9th Edition, 2019〕

つ以上の実践で，心臓血管疾患を 80% 低下させられるとしています。

①禁煙

②健康的な食

1日に食べる量：野菜5皿，果物4皿，穀類6皿，牛乳3杯，たんぱく質の多い料理2皿，油はスプーン3杯までで水素添加油は避ける。砂糖入りの食べ物や砂糖入り飲料，塩辛いものは食べすぎない。エネルギーのとりすぎ（食べすぎ）を避ける。

③活動的に

④体重を減らす

⑤血圧管理

⑥コレステロール管理

⑦血糖値を低く

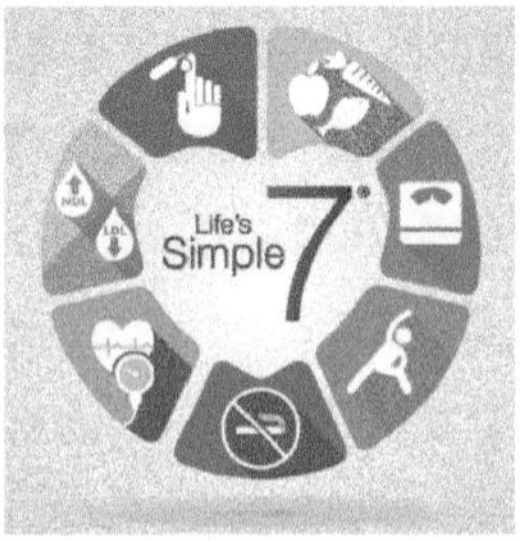

図 9.27　生活の簡単な 7 つのこと（Life's Simple 7）

〔アメリカ心臓病学会〕

Three public health interventions could prevent 94 million premature deaths., The J. Circulation (2019)

また，ハーバード大学の研究は，以下の **3 つの介入で 9,400 万人**の冠動脈疾患による早すぎる死を遅らせることができるとしています。

① 血圧低下（全世界の 70%の人の血圧を下げることで 3,940 万人）
② ナトリウム摂取（30%減らすことで 4,000 万人）
③ トランス脂肪酸（使用を全面的に止めることで 1,480 万人）

これらは達成可能で，東アジア，太平洋地域，南アジア，サハラ砂漠以南など広く世界中で有用と予測しています。

3. いったいどのような生活習慣が望ましいのか

A 15 の生活習慣から

195 か国の 25 歳以上を対象に，食事からの病気や死亡に対する危険性を検討しました。2017 年には 1,100 万人が死亡し，延べ 2 億 5,500 万人 / 年が病気や障害により不自由な生活や死亡による損失（DALYs）がありました。ナトリウム（食塩）の過剰摂取で 300 万人が死亡し，7,000 万人が障害，全粒穀類の少なさで 300 万人が死亡し，8,200 万人が障害，果物の少なさで 200 万人が死亡し，6,500 万人が障害に至ったとされています。最適摂取量が示されましたが，ナトリウム量については不確実とされています。欧米では，獣肉は牛，豚，ヒツジなどの赤肉と白肉に分ける場合が多いのですが，食べてよい赤肉の量が非常に少ないのがわかります。アジアでは乳糖不耐症の人もいるので，ここで示された数値のすべてが活用できるわけではありませんが，注目したいところです（**表 9.1**）。

T. J. Bollyky *et al.*, *The relationships between democratic experience, adult health, and cause-specific mortality in 170 countries between 1980 and 2016: an observational analysis*, *Lancet*, 2019. 3.13

B 穀類はどれくらい食べるのがよいのか

炭水化物が健康にどのような影響を与えるかについて，WHO の委託を受けて

WHO の委託を受けて行われたメタ解析。A. Reynolds *et al.*, *Carbohydrate quality and human health: a series of systematic reviews and meta-analaysis*, *Lancet*, 2019.2.2

表 9.1　食事におけるリスクと最適摂取量（1990 ～ 2017 年のデータに基づき）

リスクファクター（危険なこと）	最適摂取量（1 日）	摂取量範囲
果物の少なさ	250 g	200 ～ 300 g
野菜の少なさ	360 g	290 ～ 430 g
豆類の少なさ	60 g	50 ～ 70 g
全粒穀類の少なさ	125 g	100 ～ 150 g
ナッツ類の少なさ	21 g	16 ～ 25 g
牛乳の少なさ（乳脂肪率を問わず）	435 g	350 ～ 520 g
赤肉の多さ（牛，豚，羊，ヤギ） 鶏肉，魚，卵，単純加熱肉はよい	23 g	18 ～ 27 g
肉製品の多さ （乾燥，燻製，塩蔵加工）	2 g	0 ～ 4 g
砂糖や砂糖で甘くした飲料の多さ	3 g	0 ～ 5 g
食物繊維の少なさ	24 g	19 ～ 28 g
カルシウムの少なさ	1,250 mg	1,000 ～ 1,500 mg
海産物のオメガ 3 脂肪酸の少なさ	250 mg	200 ～ 300 mg
多価不飽和脂肪酸の少なさ	11% / 摂取エネルギー	9 ～ 13%
トランス脂肪酸の多さ	0.5% / 摂取エネルギー	0.0 ～ 1.0%
ナトリウム（食塩）の多さ	3 g 食塩換算 7.6 g	1 ～ 5 g ただし，この値は不確実との註あり

原著では g 表示であったが，日本では mg 表示することが多いので mg で表示。

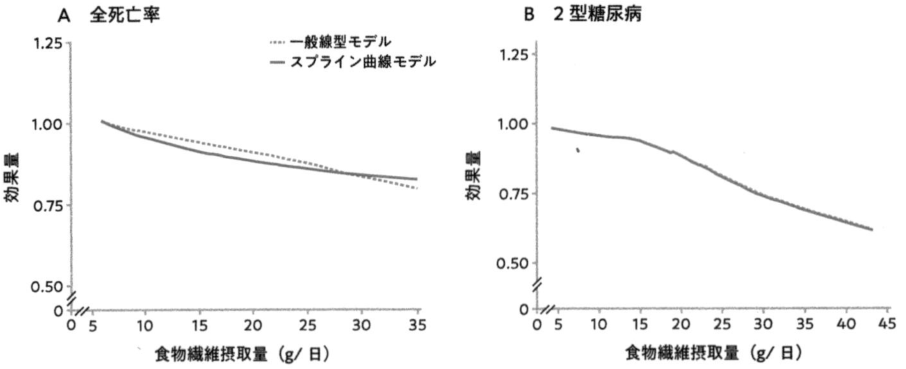

図 9.28　食物繊維摂取量と全死亡率（左）および 2 型糖尿病の発症率（右）

〔A. Reynolds *et al.*, *Lancet*, p.439, Figure1, 393:434-445（2019）〕

メタ解析という。

グリセミック・インデックスについても検討されていたが，日本では汎用されていないので，ここでは割愛した。

多くの研究を分析した研究があります。**食物繊維や全粒穀物**などについて検討したところ，全死亡率や 2 型糖尿病などの発症に効果があることがわかりました。全死亡では 1,130 万人での 68,183 例の死亡や，320 万人での 22,450 人の糖尿病発症について食物繊維摂取量との関連を分析したところ，食物繊維の摂取量が多いほど全死亡率や 2 型糖尿病，冠動脈心疾患，大腸がん（結腸および直腸）の発症率が小さいことがわかりました。また，一定量に達した場合に効果はそれ以上大きくならなくなる（プラトーに達する）ことはなく，多いほうがよりいいこともわかったのです。

世界にはさまざまな食文化があり，食べ物やそれに適した消化管の発達の差があるとは考えられますが，この研究では食物繊維は 25 ～ 29 g くらいを摂取することが望ましいとしています。しかし，日本人の実際の摂取量は 2017 年国民健康・栄養調査によれば，20 歳以上の摂取量は 15.0 g で，有益といわれる摂取量よりかなり少ないのです。20 世紀には，炭水化物は単なるエネルギー源で，脂質やたんぱく質を摂取した後の不足分を補う役割と考えられていたこともありましたが，今回の研究では，積極的な健康増進の役割を果たしていることが示されました。日本の食生活も欧米化が進んでいるので，特に若い人や子どもたちは改善していきたいものです（**図 9.28**）。

C　認知症や軽度認知障害の予防（WHO の推奨）

Risk reduction of cognitive decline and dementia, §3 *Evidence and recommendations 1*, *WHO Guidelines*, 2019, 14th May

加齢により認知機能の衰えは進む場合が多く，今や死因の 5 位です。認知症の予防は当事者だけではなく，家族によって担われることの多い援助者や社会にとって大きな関心事です。まだ手探り状態ですが，刺激を与えることや血流を増やすことなどに一定の効果が期待されており，WHO では以下のことを推奨しています。

①身体を動かす

②禁煙

③**栄養**への介入

④アルコールの節制

⑤認知機能への介入

⑥社会活動を活発にする

⑦体重管理

⑧血圧管理（高血圧）

⑨糖尿病管理

⑩脂質異常症管理

⑪うつ病管理

⑫聴力低下への援助

栄養やともに食べることで改善する項目が多いことに気づきます。

WHOの推奨する健康的な食事は以下を含んでいるものである。

(1)果物，野菜，豆，ナッツ，全粒穀物

(2)400 g以上の野菜と果物

(3)多くても摂取エネルギーの10%未満の砂糖類。できれば5%未満にする。

(4)脂質比率は30%未満。飽和脂肪酸ではなく多価不飽和脂肪酸を選ぶ。
多価脂肪酸：魚油，アボカド，ナッツ，サフラワー，キャノーラ，オリーブ
飽和脂肪は全エネルギーの10%未満，トランス酸は1%未満でできるだけ避ける。

(5)食塩は5 g未満

4．子どもたちが大人になったときのために

A　健康の3つのファクターのひとつ「社会性」

1 孤独ー新たなリスク

イギリスはEU離脱に揺れるなか，2018年に孤独省（Minister for Loneliness）を創設しました。人口の14%にあたる900万人が「たびたび」または「いつも」孤独を感じており，高齢者のうち20万人は親しい人との会話が1か月に1回もないという状態なのです。孤独は健康にとって肥満や喫煙と同程度のリスクと考えられ，近代社会の新たな公衆衛生上の課題ととらえたのです。アングロサクソン系の人々の多くは，個人をより優先・尊重する価値観をもっています。家族とのつながりが強いアジアやラテン系の国々とは状況は異なるかもしれませんが，急速に高齢化や都市化が進む日本は同じような課題を抱えていると思われます。現在ではかなり改善されましたが，日本では1991年のバブル崩壊からさらに家計などの具体的な経済悪化の分岐点になった1998年から自殺者が3万人を超える状況が14年間続きました。ひとりの自死はまわりの何人もの人の長年にわたる精神的苦悩を惹起します。日本では若者の自殺も多いです。

2 社会の激変が健康に影響した例

中世のペストや大きな戦争などの大惨事がなく，ほぼ安定した社会では見ることがないほどの大きな平均寿命の低下が起きたことがあります。もともとソ連(当時）男性の平均寿命は先進国より数年短かったのですが，多くの国で寿命が延伸するなか，伸び悩んでいました。そして1985年のソ連崩壊という社会の劇的な変容によって，男性の平均寿命は数年のうちに7年以上も低下したのです。同

時期に女性も3年以上低下しました。以前のレベルに戻るには四半世紀もかかり，今も13年近く短いままです。

3 誰もがどこかで何かしらできることを見つけていく

自給自足に近い生活をしている**インディアン**の祖父は飼っている数匹の犬について孫のリトル・トリーに話します。

「リンガーは年をとって目も耳も衰えた。マウドは嗅覚がきかないのでキツネを追うには不向きだが，聴覚と視覚は鋭い。リンガーとマウドを組ませれば，それぞれがそれなりにできる仕事がある。自分が役に立つとわかれば誇らしい気持ちになる。犬だけじゃない。誰だって自分が役立たずの穀つぶしだと思い込むのはよくない。」

人間も動物も笑顔を返すことさえできなくなるときがあるかもしれませんが，含蓄のある言葉です。かつて家にはちょっとした仕事はいろいろあり，子どもも高齢者も役に立っていました。

> 現在はネイティブアメリカンというが，著者が使っているのでそのまま使用した。Forrest Carter（フォレスト カーター）『リトル・トリー（原題 *The education of Little Tree*）』

B　身体活動（図 9.29）

生きる糧を得るためには働かなければならない，働くとは文字どおり，人が動くと書くように，動くという生活を人類は送ってきました。しかし，現代は動かず**座りっぱなし**で働くことができる時代になりました。過酷な労働は健康を損ねてしまいますが，じっとしていることは健康に極めて悪いことです。象徴的な例

> かつて5つのSといわれた。座りっぱなしは心疾患のリスクとして再注目されている。Sitting, Smoking, Salt, Sugar, Snack。

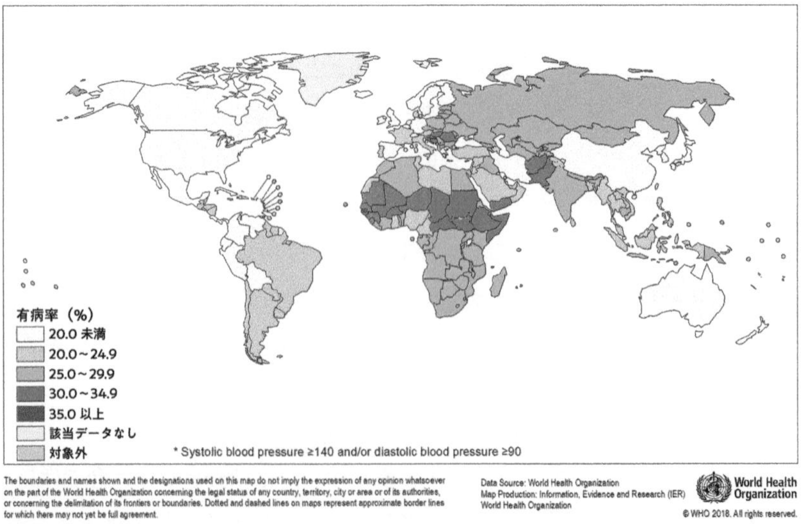

図 9.29　WHO による生活不活発（身体活動不足）の世界での蔓延（18 歳以上の男女，2015 年）

身体活動不足：1週間に中程度の運動時間が 150 分未満または激しい運動 75 分未満とした。

が宇宙飛行士です。重力の負荷がかからない空間で過ごすと，筋肉も骨も大幅にやせ細り，ひどい場合には地球に帰還したときに自力では立てなくなることさえあります。

スポーツよりも，家事など自分の生活を自分も支えていることを実感させる不確実性のある動きが子どもをたくましく育てるのではないかと思います。子どもは指導者に指示されるのではなく，広い意味で安全に守られながら，自分で考え自分たちでルールも考えながら「無駄に」「予測不能に」遊ぶことが大切です。

C　健康づくりのしやすい社会システムの構築

子どもたちに健康的な食生活を与え，知識を習得させることは大切です。しかし，健康知識や技術がなくても，買おうとしたら健康的な食べ物がいちばん安くて入手しやすいという社会をつくっておけばもっと安心です。消費者は購買行動により生産者と協働し，次のようなより**健康的な社会**をつくっておきたいものです。

①健康的な食品のほうが品揃えがよい。

②高塩分，トランス脂肪酸，飽和脂肪酸の多い食べ物は売っていない。

③健康的な食べ物のほうが**安価**に手軽に入手できる。

④野菜をたくさん使用した食べ物，魚の料理が手軽に入手できる。

学校に甘味飲料の自販機を置かないなどの実践例がある。

健康的ではない食べ物に課税する（ポテトチップス税，砂糖税など），タバコに高い税金をかけるなどがある。

D　これだけは体で覚えさせておこう

次のような健康的な食習慣を身につけておくことは一生の宝です。母国語の習得が苦痛でないように，幼いときからなら苦労なく身につけることができます。また，**家族歴**を知って，自分のリスクを知ることが大切です。

①分搗き米ごはんと魚や肉のおかず，野菜のおかずのバランスをとる。

②減塩：食塩を含んだ調味料はほとんど使用しない。

③朝食重視：朝は王様のように，昼は王子のように，夜は乞食のように。

④自分で健康的な食べ物を選ぶ・買う力を身につけさせておく。

⑤野菜好き，食事は野菜料理からはじめる。

血縁のある家族が，どのような病気に罹（かか）っているか，何で亡くなっているかを知って効果的に対策する。血縁ではなくても，姻族も生活習慣が似ている場合は参考になる。

4　90億人時代の食糧問題

1.「食糧」と「食料」

「食糧」と「食料」のちがいは，前者がコメ・麦などの**穀物・穀類**をさすのに対して，後者は「食糧」に酪農・畜産物，野菜・果実などを加えた食べ物全般をさします。人類が穀物は栽培できることに気づき，**農業**を発明したことによって定住が可能となりました。収穫が予測でき**貯蔵**ができることにより，人口も増え，

農業系では穀物，栄養系では穀類という場合が多い。食品成分表の記載は穀類からはじまるなど，その重要性が認識されている。

農業（農耕＋ヤギなどの牧畜）は1万年前頃に西アジアではじまったとされる。穀物だけではたんぱく質不足になるので，豆類や乳などを併用する。

その頃から貯蔵した穀物に寄ってくるネズミから守るために猫を飼いはじめ，農業以前の狩猟生活では犬が人類を助けたとされる（1万5千年前）。

さまざまな文明の発展につながっていったのです。このように，穀物の栽培は人々の生活の安定や生存に極めて重要な役割を果たしてきました。現代においても，穀類は多くの国で食べ物の基盤です。後進地域では最も多く食べる食べ物で，先進地域でも健康上の理由からもっと食べるように推奨されています。日本の食事バランスガイド，アメリカのフードピラミッドでも基礎食品ということで，面積が最大です。

2．穀物自給率

食べ物の自給率のなかで穀物自給率と呼ぶ指標があります。日本は，この穀物自給率が28%と低い状況にあります。2013年のデータですが，世界173か国中で日本は125位です。OECD加盟国（主要な先進国35か国が加盟）では30位です。ちなみに，フランスは189%，アメリカは127%です。

日本はなぜ穀物自給率が低いのでしょうか。主食用のコメは100%近くを自給しています。日本の農地の大半は**水田**です。水田はコメの栽培には適していますが，トウモロコシ，小麦や大麦の栽培には適していません。日本人のコメの消費が減少するなか，減反すると補助金を出すという政策がとられ，ほかの穀物の輸入が可能だったということもあり，日本の農業は新しい可能性を探るチャンスを逃したといえます。たとえばトウモロコシはほぼ100%輸入しており，しかも輸入量の80%以上をアメリカに依存しています。輸入されたトウモロコシのほとんどは飼料用です。つまり，日本の酪農・畜産の特徴は，アメリカのトウモロコシに依存した加工型畜産となっているのです。

水田は畑に水を引き込めばできるのではなく，養分を含む土の層の下に，あまり水を漏らさない層をつくり，適量の水を張ることができるようにつくり上げてきたもの。それを壊すのはしのびなかった。

このような低い穀物自給率で大丈夫なのでしょうか。今のところ，日本は経常収支が黒字（輸入金額よりも輸出金額のほうが上回っている）で，外貨の蓄積があります。また，アメリカのコーンベルト地帯では，安定したトウモロコシ生産が行われており，問題なく輸入できています。しかし，長期的にはどうでしょうか。10年先はどうなるでしょうか。2019年に77億の世界人口は，2050年には97億人に達するといわれています。食糧は自国民優先なので，食糧の調達について不安があります。

3．世界とアフリカの穀物の生産

そこで，1961年から2016年までの世界の穀物の生産面積・生産量と1961年から2015年までの人口の推移をみたものが**図9.30**です。世界レベルでは，生産面積に大きな増減はみられず，生産量についても小さな変動はみられるものの，堅調に増加していることがわかります。

他方，食糧問題が深刻になっているアフリカを見てみましょう。**図9.31**を見てください。図9.30と異なる点は，生産面積（——）が増加し生産量（——）

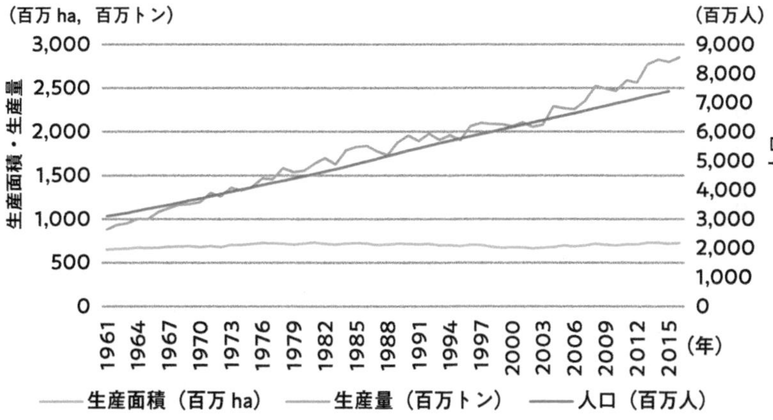

図 9.30　世界の穀物の生産面積・生産量と人口の推移

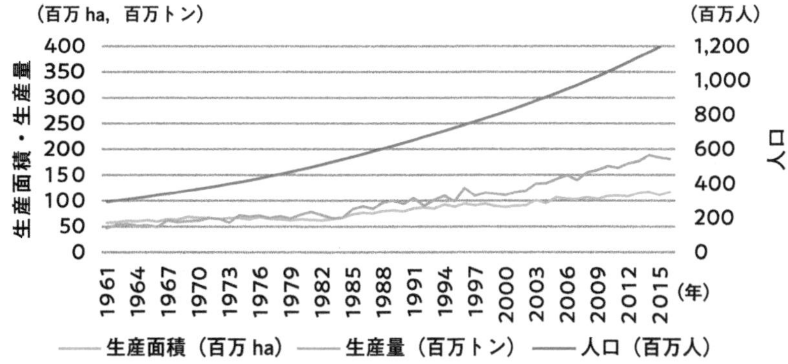

図 9.31　アフリカの穀物の生産面積・生産量と人口の推移

も増加していますが，人口（——）の急激な増加に追いついておらず，しかも年々，その差が広がっていることです。ここにアフリカの食糧問題の一部を垣間見ることができます。

4．世界とアフリカの穀物の収穫の効率と 1 人当たり供給量

A　単位面積当たり収量

さらに，問題の本質に迫るために，図 9.30 と図 9.31 から世界とアフリカの穀物の単位面積当たり収量（以下，単収 kg/ha）をグラフにしました。**図 9.32** を見てください。世界平均（——）は急速に増加しています。点線で**回帰線**を描いています。回帰線の式を回帰式といいます。図中の y が単収の推計値になります。x に 1961 年 = 1，1962 年 = 2，…，2015 年 = 56 の値が入ります。x の係

2 つの種類の数値をたくさん集め，その関連を示すようにすべての観測データになるべく近くなるように引いた連続性のある直線か曲線。ローデータには多少のばらつきがあるが，回帰線をみると傾向がわかる。

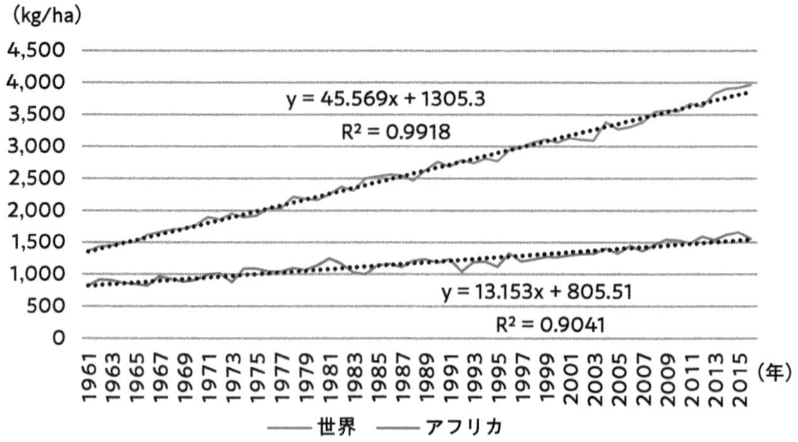

図 9.32　世界とアフリカの穀物単位面積当たり収量（単収）の推移

数＝45.569は，毎年，単収が約45.6 kg/ha増加していることを意味します。たとえば1961年の値は，実際の値が1,353 kg/haですが，回帰式の推計値が45.569 × 1 + 1,305.3 = 1,350.869 kg/haになります。2015年の値は，実際の値が3,967 kg/haですが，回帰式の推計値が45.569 × 56 + 1,305.3 = 3,857.164 kg/haになります。ほぼ実際に近い値を推計していて，よく当てはまっていることがわかります。一方，アフリカの場合，xの係数＝13.153は，世界平均の約3割弱に留まっています。また，定数項の値も世界平均の1,305.3に対して805.51と低い値になっています。このことは1961年当時から両者に差があったことになります。図9.32からは，世界とアフリカの単収の差は年々広がっていることもわかります。

B　1人当たり供給量の比較

また，別の角度から問題の本質に迫りましょう。**図 9.33**に世界とアフリカの1人当たり穀物供給量（kg/人）を示しました。世界平均では，1人当たり穀物供給量は緩やかに増加しています。ここでも点線で回帰線を描いています。xに，1961年＝1，1962年＝2，…，2015年＝55の値が入ります。xの係数＝0.916は，毎年1人当たり穀物供給量が約0.9 kg/ha増加していることを意味します。しかし，アフリカの場合，xの係数＝－0.3057と，マイナスの値になっています。つまり，アフリカでは1人当たり穀物供給量が年々減少していることを意味しているのです。もう一度，図9.31に戻ります。アフリカでは生産量は増加してはいるのですが，それ以上に人口が増加してるのです。しかも，人口の増加が線形ではなく**非線形**の形状で増加しているのです。

線形は何かの影響で別の何かが単純な比例関係で反応することで，非線形は多くのファクターが複雑に影響しあっていることをいう。

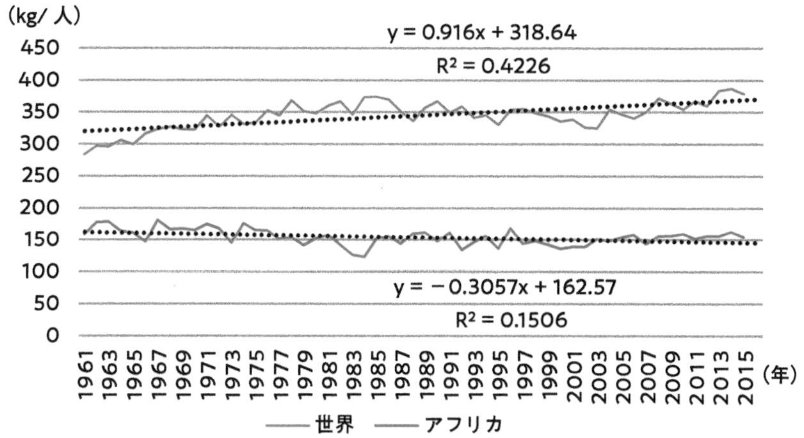

図 9.33　1 人当たりの穀物供給量の推移

5. マルサスの『人口論』

古典派経済学者の Thomas Robert Malthus（トマス ロバート マルサス）は，著書『人口論』（1798 年）で，人口は制限されなければ幾何級数的に増加するが，生活資料は算術級数的にしか増加しないので，生活資料は必ず不足する，という帰結を導いています。マルサスのいう生活資料は，本項で述べている穀物にほぼ相当します。したがって，図 9.31 のアフリカの事例は，マルサスの『人口論』の帰結に陥っていることになります。

アフリカでは，多くの国で政情不安定や民族対立が起こっています。この背景には，食糧の生産を上回る人口の増加があるのではないでしょうか。社会が不安定だから食糧不足になるのか，食糧不足だから社会が不安定になるのか，細やかな理解と支援が必要だと考えます。

6. 主要な「穀物」は？

2016 年の世界の穀物生産量は 28 億 4,900 万トンで（図 9.30），その主な内訳は，トウモロコシ 10 億 6,000 万トン，小麦 7 億 4,950 万トン，コメ 7 億 4,100 万トン（26%），大麦 1 億 4,130 万トンです。この 4 つの穀物で 26 億 9,180 万トンとなり，穀物全体の約 95%を占めます（**図 9.34**）。同様に，2016 年のアフリカの穀物生産量は 1 億 8.080 万トン（図 9.31）で，世界のわずか 6.3%です。その主な内訳は，トウモロコシ 7,060 万トン，コメ 3,250 万トン（18%），ソルガム（モロコシ）2,980 万トン，小麦 2,310 万トンです。この 4 つの穀物で 1 億 5,600 万トンとなり，穀物全体の約 86%を占めます。

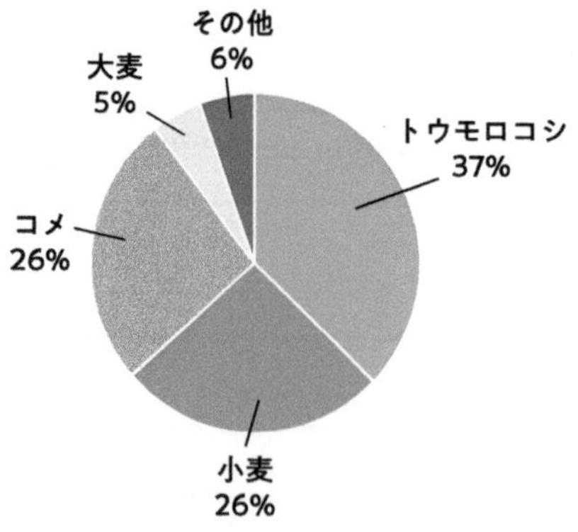

図 9.34　世界の穀物生産割合

トウモロコシはアミノ酸スコアが高くないので，適切に副食をとる必要がある。ガーナの項（p. 217）を参照。

穀物はほとんどが食用と飼料です。世界平均では，トウモロコシは生産量の約6割が飼料，約4割が食用，小麦は生産量の約2割が飼料，約8割が食用，コメはほぼすべて食用です。**アフリカの場合，トウモロコシ**はほとんどが食用です。

7. 日本の役割

世界における穀物生産と人口のアンバランスを考えると，長期的に，飼料用の穀物として，アメリカからいつまでもトウモロコシを安価に輸入できるかどうかは予断を許さない状況にあります。しかし短期的には，世界の貿易のルールからも，経済的な面からも，日本が穀物の輸入をやめて，割高な国産の穀物を飼料に用いることはできません。余っているコメでさえもMA（ミニマムアクセス）として，毎年77万トンを輸入しています（2017年度の日本の主食用米生産量は731万トン）。そのうち10万トンは食用ですが，67万トンは国内の食用以外，たとえば援助用に5万～20万トンが用いられています。量的にはわずかですが，食糧が不足しているアフリカなどの発展途上国に貢献していることになります。今後も援助を続けることは大切です。しかし，長期的には，農業技術の支援により図9.32に示すアフリカの単収の低さを改善し，自立を助けることが必要です。このような支援こそが日本に求められる大切な役割ではないでしょうか。日本は狭い国土のなかで，さまざまな技術を発展させ，食糧生産を上げてきた実績があります。その場合，単なる技術の移転ではなく，現地の農業技術者の育成に資することが肝要だといえます。

UNDP：国際連合開発計画。United Nations Development Programme
世界の開発とその援助のための国際連合総会の補助機関。

ここで日本が**UNDP**とともに推進しているネリカ米プロジェクトを紹介します。ネリカとはNew Rice for Africaで，病気や乾燥に強いアフリカ稲と収量の多いアジア稲を交雑させてつくった新しい品種です。たんぱく質量は8～10%で，在来種6～8%より多く，降雨量が年500～600 mmのサバンナ地域でも栽培可能で，病気にも強く，栽培期間が30～50日も短いなど期待されています。財政支援だけではなくJICAからも指導に出ています。

コラム

温暖化・気候変動と将来の人たちの暮らし

温暖化と気候変動

人類の他の生物を圧倒する数の増加は，化石燃料を使う術を得たことからはじまります。18世紀の産業革命の頃の世界人口は10億人ほどでした。当時の人にとって地球環境は十分大きく，「資源」は自国以外でも見つけたもの勝ちで使いたい放題だったのです。いかに資源を「活用」して自分たちだけが快適に暮らすかを考えていたのです。しかしこのような状況では，将来の人たちは安全に安心して暮らせないのではないか，ということで「持続可能(sustainable)」という理念が出てきました。

温暖化は果たして人類の活動によるものかどうかの合意までにも時間がかかりました。そうしたなかで2020年以降の温室効果ガス排出削減などのための国際枠組みを定めた「パリ協定[1]」が2016年に発効しました。すべての国が産業革命以前からの気温上昇を2℃未満，できれば1.5℃以下に抑える，そのための具体的な削減目標を決め，行動をはじめたのです。南極では2020年2月6日には18.4℃，2月9日には20.75℃を記録，EUコペルニクス気候変動サービスは2020年1月を観測史上最も暖かかったとし，WMO[2]は2010年代（10年間）の平均気温は過去最高だったとしました。

ほとんどの生命の源は太陽光で，生物の暮らしは呼吸をして排出したCO_2（二酸化炭素）を植物がO_2（酸素）にしてくれることが基本のところにあります。大気中のCO_2濃度が一定以上に上がった場合の影響や，海水がCO_2を吸収して酸性化することは，これまで経験したこともありません。環境負荷をかけない自然エネルギーに変えることが火急の課題で，特に太陽光は後発地域でも豊かで，活用支援が望まれます。

ゴミ

子どもへの教育として「ゴミを散らかさない。自分のゴミは自分で片づける」は初歩的で当然のことです。しかし，大人では決してそうではないようです。原発ゴミは十万年も国が管理するといいます。あの便利なペットボトルは分解に400年かかります。

John Ernst Steinbeck[3]はすでに1962年の著書に「アメリカの都市はどこもゴミに囲まれたアナグマの巣穴みたいなもので，壊れて錆びた自動車の山に囲まれて廃物で窒息しそうになっている。（中略） 化学廃棄物を川へ，金属廃棄物をいたるところへ，核廃棄物を地中深くや海底に捨てるという無駄なやり方がたちゆかなくなる時代がくるのではないだろうか」と語っています。実際にヒマラヤやアンデスの氷河から産業革命期の石炭粉塵汚染[4]などが見つかっています。

自然界にはなかった化学物質

地球上にあるものは大地から大気圏までの狭い閉鎖空間のなかで生成し，分解されて循環しています。「土に還る」「水に流す」ことにより誰かが食べてくれたり分解してくれたりして，巡り巡るのです。ところが，これまで自然界になかった物質は分解してくれる役者がいないことが多く，閉鎖空間に溜まっていくことがあります。今，最も注目されているのはプラスティックです。微小な粒子になって海の生物やそれを食べる私たちの体にとり込まれるのです。海藻と間違えて食べて胃がいっぱいになって餓死したウミガメやクジラ[5]のニュースが増えました。やっと2019年G20環境閣僚会合で廃プラスティック，特に海洋プラスティック[6]ゴミについて国際的枠組みをつくることが決まりました。年間800万トン以上といわれている海洋投棄への削減数値目標やその到達期限などの具体策はまだです。

さまざまな間の公平性

人間は皆平等で公平でなければならない，ということは多くの人の納得する理想です。それでは，人種間，世代間，地域間，さらに生き物の種の間ではどうでしょうか。

2019年，生物多様性および生態系サービスに関する政府間科学政策プラットフォーム（IPBES[7]）の報告を受けて，国連環境計画（UNEP）は，人類が陸海空で自然環境と生物多様性に壊滅的な打撃を与えていると警告し，約100万種の動植物が数十年のうちに絶滅する。この絶滅のペースは過去1,000万年の平均より10倍から100倍速いと発表しました。熱帯雨林や湿地[8]帯の減少が著しく，世界中のさまざまな土地に適応して繁栄してきた動植物が棲むところ，生きていくところを失っているのです。

2018年には哺乳類で初めてBramble Cay melomys（*Melomys rubicola*）[9]というネズミの仲間が絶滅しました。海面上昇で繁殖地が水没したのです。ホッキョクグマも氷が融けて生活空間がなくなりつつあります。子どもたちになじみの深いゾウやトラなどの大型動物も数を減らしています。あるサイの一種は最後の雄が死にました。漢方薬や宝飾品にする，家畜を飼うところを増やすなどの理由で多くの動植物が追い詰められています。日本でも，ニホンオオカミ，トキなどが絶滅し，メダカは環境省レッドリスト絶滅危惧Ⅱ類です。

また海面上昇により国土が消滅の危機に瀕している国もあります。1987年モルディブ大統領は国連で危機を訴えました。ツバル，バングラデシュは国土が狭くなりはじめています。都市は海辺に多いので，ヴェネツィア，ニューヨーク・マンハッタン，日本でも多くの都市が海抜数メートルです。地球上の氷の90%は南極に，9%がグリーンランドにあり，すべて溶けると海面は約70 m上昇し，氷の中のCO_2も放出され，いっそう温室効果が強まります。

この世にあるものはいったい誰のものか

アメリカ中部の100万年かけて蓄積された「オガララ帯水層」という巨大地下水層をアメリカの大規模農業は使い果たし，2050～2070年頃には消滅しそうです。ネイティブは消滅させなかったのに。これまで人が住んでいなくて新たに手が届くようになる場所，たとえば北極海・海底，月，宇宙は先着順でよいのでしょうか。何とかファーストという言葉が流行しました。自分さえよければよいとは，なんと品位に欠ける発想でしょう。生命の不思議と尊厳の結晶である生物種は人類の役に立つかどうかで考えるべき対象ではありません。

仲間を倒すほどの強い武器を持った場合

弱肉強食とはいうものの，生物界は弱者を食べすぎると食料不足になり，強者だけが増えることはできず，絶妙なバランスを保っています。それに，仲間内の戦いにはどうやら無駄な戦いをしなくてすむようなシステムが組み込まれているようです。そうでなければ勝ち残った少数の強者だけではその種は滅んでしまいます。「ある動物がその進化の歩みのうちに一撃で仲間を殺せるほどの武器を発達させたとする。そうなったときその動物は，武器の進化と並行して種の存続を脅かしかねない，その武器の使用を防ぐような社会的抑制を発達させなければならなかった」「武器相応に強力な抑制が用意されてなくて，自分の体とは無関係に発達した武器を持つ動物がたったひとついる」とLorenz（ローレンツ）[10)]は人を諌（いさ）めました。人類はこの世界のすべてを強い武器や技術で傍若無人に我がものにしてはいないでしょうか。

---

1) これまでに以下のようなとりくみが行われてきた。
「国連気候変動枠組条約」（1992）に基づき，国連気候変動枠組条約締約国会議（COP）が1995年から開かれ，第3回のCOP3で「京都議定書」が採択された。ここでは排出量の多少ということで先進国と途上国で差を設けており，これを不服として世界2位排出量のアメリカは不参加。世界一の排出国である中国は途上国として緩い基準だった。その後，COP21でパリ協定が締結。先進・途上の別なくとりくむことで175国が参加。アメリカは，民主党は推進し，共和党は否定的で，2017年に撤退を表明した。
< 2016年世界のCO_2排出量（%）>
1位　中国28.0%，2位　アメリカ15.0%，3位　インド6.4%，4位　ロシア4.5%，5位　日本3.5%

2) 世界気象機関（World Meteorological Organization）

3) 『チャーリーとの旅』の一節。『怒りの葡萄（ぶどう）』でピューリッツァ賞，1962年ノーベル文学を賞受賞。

4) P. Gabrielli, *et al.*, "*Early atmospheric contamination on the top of the Himalayas since the onset of the European Industrial Revolution*", PNAS (2020) など

5) 2018年8月に鎌倉に打ち上げられたシロナガスクジラの雄（体長10 m）はまだ生後数か月にもかかわらず，DDT（殺虫剤）や使用禁止となっているPCBなどが検出された。

6) 2018年「海洋プラスティック憲章」に日本とアメリカは署名をしなかった。

7) IPBES：Intergovernmental science-policy Platform on Biodiversity and Ecosystem Service　世界132か国の政府が参加している

8) 湿地は簡単に埋め立てることができるので，面積は2000年には1700年の13%にまで減少している。1971年にイラン，ラムサールで湿地と多様な生物，特に水鳥の生息保護のため条約が採択された。鳥は渡りをするので国際的な協力がないと守りきれない。

9) オーストラリアのグレートバリアリーフの海抜3 mの島で水没により繁殖地が減少。

10) Konrad Zacharias Lorenz（1903～1989年）：オーストリアの比較行動学創始者，動物行動学。1973年ノーベル医学生理学賞を受賞。引用は『ソロモンの指輪』（日高敏隆訳）より

10章 食と食卓の風景

1 食べ物や食卓を描く

食べ物や食卓，いっしょに食べている人を描いてみましょう。

このようにすることで，描いている人が，食べることに何を求めているか，何を体験しているかなどが見えてきます。描きはじめると，食べ物以外の食卓や部屋のしつらえが気になったり，おいしそうに見せるためにはどのようにすればよいのかなどを考えます。これらは，食卓の演出や盛りつけの技術を磨くことにもつながります。そして同時に，思い出の食，懐かしい子どもの頃の食卓，遠足に行ったときのお弁当など，多くの場面も浮かんでくるのではないでしょうか。

描くということで，これまでの食事がどのように体感・習得されているのか，食べさせる側の思いは実を結んでいるのかなどを考えることができます。

2 絵本に描かれた食や食卓

絵本の魅力は絵にあります。もちろん話のおもしろさとの相乗効果で，子どもをお話の世界に引き込んでいきます。何かを教えなくても，純粋に子どもたちを引きつければ，大きくなってから何かのときに心を温めるものになります。

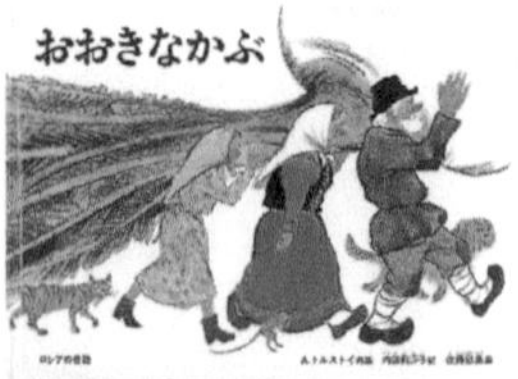

●**おおきなかぶ**　ロシアの昔話

〔A. トルストイ再話，内田莉莎子／訳，佐藤忠良／画（福音館書店）〕

カブを植えたら，びっくりするほど大きくなりました。抜くのにいろんな人が次々に応援にきてくれるというイベント感が満載です。子どもたちといっしょになって，みんなで引っ張っている感覚を味わえます。

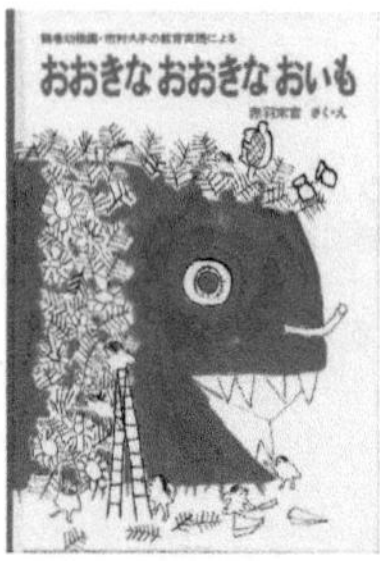

●**おおきなおおきなおいも**〔市村久子／原案，赤羽末吉／作・絵（福音館書店）〕

救荒作物のサツマイモは手間いらずでたくさん収穫でき，しかもおいしい。蔓（つる）を引っ張ると土の中から紫色のイモがとび出てきて，子どもはワクワク。秋の保育所行事の定番です。お天気は心配ですが大丈夫。子どもの遊ぶ力は想像を超えています。なんでも目の前にあるものをしっかり楽しみ，夢中になっている間に友達やチームができてくる。子どもたちに教えられることがいっぱいです。

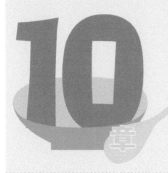

● **どろんこハリー**

〔ジーン・ジオン／文，マーガレット・ブロイ・グレアム／絵，渡辺茂男／訳（福音館書店）〕

子どもと同じくらいの大きさに描かれた犬ハリーは子どもの分身で，思いっきり泥んこ遊びをしたいという願望を疑似体験させてくれます。ハリーは苦手なシャンプーから逃げ出して，泥んこになって遊びます。でも，家族でごはんを食べている子どもを見て，急いで家に帰ります。やっぱり家が最高です。

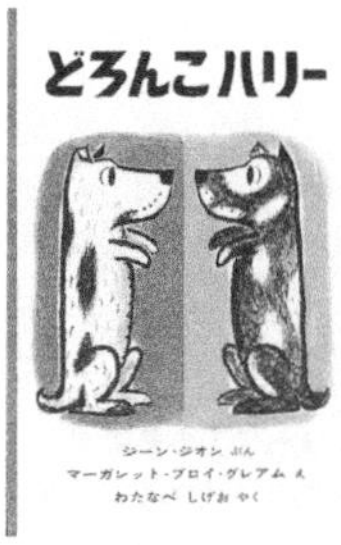

● **せかい　いち　おいしいスープ**

フランスの昔話「奇妙なスープ」。原題：石のスープ（Stone soup，1947）

〔マーシャ・ブラウン／文・絵，小宮由／訳（岩波書店）〕

お話のおもしろさを満喫できる本です。えっ？石のスープ？と子どもたちは初めから物語の世界に引き込まれます。テンポよく進む展開と，最後にみんなで楽しく食事をともにする場面では，まるでその場にいるような気分を味わえます。

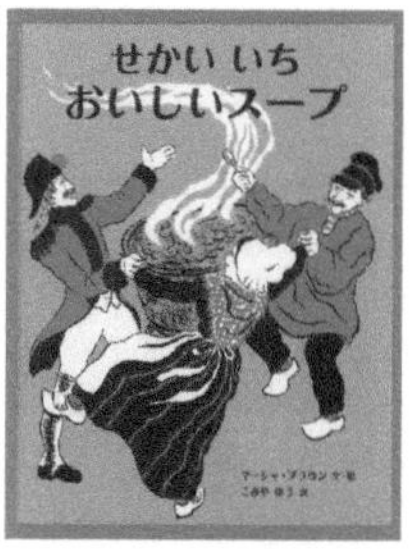

● **ふしぎなやどや**　中国の昔話「板橋三娘子」。唐時代の伝奇

〔長谷川摂子／文，井上洋介／画（福音館書店）品切重版未定〕

ある青年が三娘子の宿に泊まりました。真夜中，彼女の部屋から物音がするので壁の隙間から覗（のぞ）くと，箱から出した小人と牛が小さな畑を耕し蕎麦（そば）をつくります。そして，その粉でおいしそうなホカホカの蕎麦餅をこしらえたのです。翌朝，青年は早々に出発して物陰から様子を見ていると，その餅を食べた客は次々にヒーッと一声あげてロバになってしまうのです。さて，それから…。

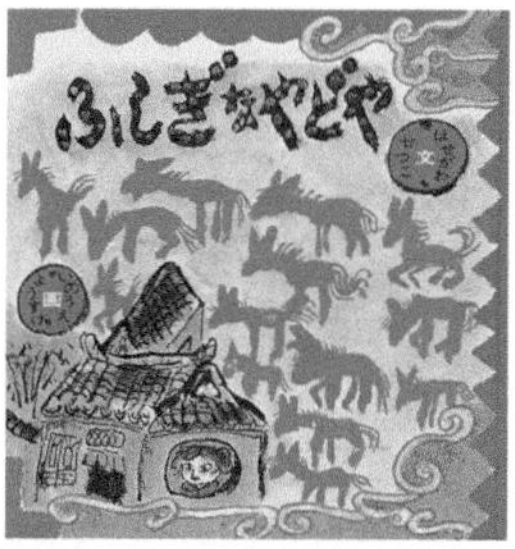

● **ロバのシルベスターとまほうの小石**

〔ウィリアム・スタイグ／作，瀬田貞二／訳（評論社）〕

子どもの好きなまぁるい小石（きっと子どものポケットにはお気に入りの1つや2つは入っている），魔法，夜の孤独，近所の人のやさしさ，子どもを失った親の悲しみ，厳しい冬，希望の春，……，野原のピクニックとお弁当，そして劇的なハッピーエンド。親の慈愛をしみじみ感じ，子どもより読み聞かせをしている大人が涙をこらえられないかもしれません。

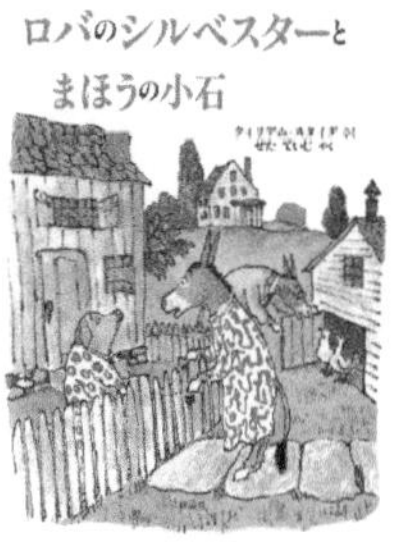

3　映画や物語に描かれた食卓

1. 教育の場としての食卓

日本の学校給食は，貧しい子どものために栄養補給を目的としてはじめられました。食には多くの役割がありますが，現在でも，栄養改善とカルシウムなど摂

1889年山形県鶴岡市の寺院の設立した忠愛小学校で貧しい家庭の子どもに行われた。第二次世界大戦後はアメリカやユニセフからの脱脂粉乳などの支援で再開された。主食は日本では採れない小麦粉を用いたパンだったが，1976年から米飯給食が開始された。

取量が少ないものを多めに摂取するなど，栄養の教育を主な目的としています。

イギリスのファンタジー小説『ハリー・ポッターシリーズ』には魔法学校で学生たちが食事をする場面があります。上流階級は食べる教育を重視してきました。単に食事マナーを身につけるだけではなく，食を全人教育と考え，歴代の大学関係者の肖像画の架かったホールで，正装（**ガウン**着用）でフルコースをいただくのです。食べるとは命をいただくこと。形は異なるものの日本でも居ずまいを正して向かったものです。オックスフォードの某カレッジでは正餐（せいさん）は教育の一環で参加は学位授与要件です。大学への客人があれば，客人，教員とともにいつもどおり学生もいっしょに食事をします。中世からの**伝統あるカレッジ**では，大学は教員と学生がともに学問を志す双方向的知的共同体だととらえているのです。高等教育はどうあるべきかをカレッジの食の風景からも考えてみたいものです。

ガウンは大学人の象徴で黒いマントのようなもの。「ガウン」と「タウン」（市井の人々）と対比された。

大学は市民社会の産物で，人口数万～10万の城郭都市で市民が育ててきており，役に立つというより学問そのものが目的。日本は急速に国力をつけるために実学志向で官立が多かった。

人は折に触れ，ともにする食事に思いを込めてきました。同じ釜の飯を食べた者の強い連帯感，別れの盃（さかずき），最後の晩餐……。いざというときのおむすびの炊き出し，温かい紅茶とクッキー。摂取栄養を超えた何かに励まされて困難に立ち向かうこともあります。あなたの忘れられない大切な食べ物は何ですか？

2. 子どもにゃ子どもの相手が必要だ

土と植物と小動物が命を吹き返させる物語－秘密の花園

●秘密の花園〔フランシス・イライザ・ホジソン／著，1911年〕

イギリスがインドを植民地にしていた時代の話です。**コレラ**で両親も召使いも亡くしたやせっぽちで顔色も悪いメアリは遠くイギリスの親戚に引きとられます。そこでは奥様が幼い赤ん坊を残して死に，夫は悲しみのあまり子どものコリンを召使いに任せきりにしていました。コリンは，自分は病気で早死にすると思い込んで陰気な部屋に閉じこもり，食事もたったひとりで食べていました。そんななか，メアリは秘密の庭を見つけます。ちょうど春先だったので，枯れているように見えた庭は，芽吹いて茂っていきます。メアリは庭の手入れで体を動かし，外の空気を吸う，すると食欲が出て，いつのまにか元気になっていったのです。そんな頃，メアリはコリンを見つけます。使用人たちには彼を何とか元気にしようなどという愛情はありません。しかし彼は，純朴なメイドの弟ディコンの子羊を抱っこしたりするうちに庭に出るようになります。メアリとコリンは庭仕事でおなかがペコペコになり，秘密の庭で搾りたての牛乳，焼き立てのレーズンパンを食べ，ゲラゲラ笑うようになります。一方，妻の死後，夫は暗い心で10年も旅していましたが，オーストリアのチロル地方やイタリアのコモ湖の美しい風景に癒され，家へ帰る気持ちになります。そして，生まれてこの方，病弱で心も病んでいたかのようなコリンに再会するのです。10歳のコリンはどんな男の子になっていたのでしょうか。

コレラについては 2.1.3 項 E（p.28）を参照。

3. 生きよ…の教え

●**白旗の少女**〔比嘉富子／著（講談社）青い鳥文庫〕

1945年，第二次世界大戦末期，沖縄は捨て石にされ，これまで経験したことのない激しい地上戦が行われ，県民の４人に１人が亡くなりました。沖縄は細長い狭い島です。北からはじまった戦闘に追い立てられるように，人々は南に逃げました。６歳の松川富子も逃げたのですが途中ではぐれ，一人ぼっちで**組織的な戦闘が終わったとされる日**までを生き抜いたのです。

6月23日が「沖縄慰霊の日」。富子がおじいさんの勧めで投降したのは6月25日であった。

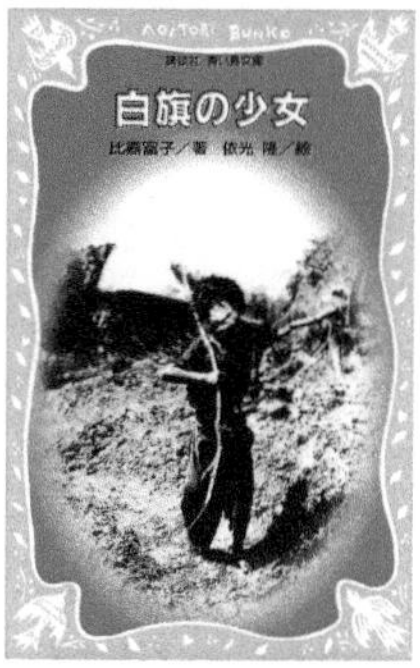

ここでは富子の父の教えに焦点を当ててみます。１年前に母が亡くなってから，５歳の富子は仕事をしている父に昼食を届けていました。アメリカ軍の地上攻撃がはじまった頃のある朝，父はお弁当を持たずに行こうといいました。そして，煮炊きしたものだけが食べ物ではないと，畑のまわりにあるダイコンやニンジンやイモを小川の水で洗ってそのまま食べることを教えたのです。首里でも地上戦がはじまり，出かけたまま帰って来ない父を３日待っていましたが，自分が帰らないときは逃げるようにという父の言葉を胸に17歳を頭に４人の子どもたちは南へ逃げていくのです。途中で兄のニイニイを機銃掃射で亡くし，それからしばらくして富子は２人の姉ともはぐれ，一人ぼっちになってしまいます。死んだ兵隊さんのおなかが異様にぷーっと膨らんでいたりという大変な状況が描かれていますが，途中で野ネズミのもっているサツマイモをもらって飢えをしのいだり，真っ白なウサギに出会い抱っこして心が和んだりというような場面も出てきます。ネズミとイモがあるのなら近くに畑があるに違いないと思って探しに行き，ウサギのためにニンジンを見つけるなど，５～６歳の子どもとは思えないほどの考える力です。「ガマ」という沖縄特有の洞窟に逃げ込んでも追い出され，友軍であるはずの日本兵に殺されそうになり，幼いながらむしろ一人のほうがよいと考えて行動し，奇跡的に逃げ延びていきます。そして，小さな「ガマ」を見つけ，ここが死に場所と覚悟の避難をしていたやさしいおじいさんとおばあさんに助けられます。たった６歳で１か月半も殺されそうになったりしながら逃げていた富子には久しぶりの平安な日々でした。富子はここでおじいさんたちといっしょに死にたいというのですが，それをおじいさんがいって聞かせます。

「この世でいちばん大切なものは人の命，命は自分のためだけにあるんじゃない，富子を生んでくれたお父さん，お母さんのものでもある。お父さん，お母さんは死んでも富子の体の中で生きているものがある。だから，大事に生き続けられるだけ生きることが富子の役目なのじゃ。自分たち二人も体は死んでなくなっても富子の心に生き続けることができるんじゃ」と。

お父さんとおじいさんの教えの深い慮り（おもんばかり）に，先を生きる者が教えるべきことは何かがしみじみと感じられます。

コラム

動物や腸内細菌とともに

身近にいる動物

今の子どもたちの身近にいる生き物は何でしょうか？　最も都会的な生活であれば，人が管理していないものは少なく，植物は観賞用の鉢植えや植栽で，動物は小型犬や猫，小鳥などでしょうか。雑草や雑木林は遠く，カブトムシやクワガタは夏休み前にデパートで買うもので，生き物を見る機会は少ないのかもしれません。

微生物

微小の生き物がいることは Antonie van Leeuwenhoek（オランダ，1632年）がレンズで小川の水，精液，歯垢などに動くものを見つけたところからはじまります。見えていない生き物がいるということは当時の人を驚かせ，彼は微生物学の生みの親とされています。それまで病気は「悪い空気」のせいなどとされていました。19 世紀になって，Louis Pasteur（フランス，1822 年）[1] は，腐敗は微生物のせいだとして殺菌法を開発し，細菌学の開祖といわれています。微生物がいなければこの世は死んだものの山になるとして，微生物の有用性も示しました。Robert Koch（ドイツ，1843 年）はその後，結核菌やコレラ菌，炭疽菌などの病原菌 [2] を特定しました。当時，微生物は一部を除いて生き物にとって不都合なものでした。

人間と微生物のかかわり

もともとヒトには受精からの子宮内での成長時に原則として微生物はいません。胎児は経膣分娩のときに，母親の乳酸菌の多い酸性の膣分泌物のなかを通り，うつぶせの姿勢で肛門側に口を向けて通るときにビフィズス菌などの大便に触れるのが最初の微生物との出会いです。お乳を飲むときに口にする乳房の皮膚にも菌はいます。ギョッとするかもしれませんが，母親の体にあるものは原則 [3] 安全です。悪さをしない菌（常在菌）に多数棲みついてもらうことで病気をもたらす菌などの侵入を防いで [4] いるのです。これまでも腸内細菌が，ビタミン K と B の生成，食物繊維の分解など，有用な働きをしていることがわかってきていました。

有用な腸内細菌叢

赤ちゃんは，お乳だけを飲んでいるときは，黄色くて不快ではないすっぱいにおいのやわらかめのうんちを 1 日何回もします。しかし，お乳以外の食べ物を食べるようになると，うんちの色もにおいも激変します。大人でも，おなかからの便りである大便を観察すると，食べた物でにおいや色，やわらかさがかなり変化することがわかります。

乳酸菌やビフィズス菌などを摂取すると有用だということをプロバイオティクスといいま

す。さらに，それらの菌の栄養となるオリゴ糖や食物繊維[5]を摂取すると，より多く増殖してくれるというのがプレバイオティクスです。その両方を摂取するともっとよいという考えがシンバイオティクス[6]です。母乳にはオリゴ糖が含まれていますが，そもそもヒトはオリゴ糖分解酵素をもっていないため，赤ちゃんは利用することができません。それなのに母乳には含まれているのです。不思議ですね，なぜなのでしょうか。

マイクロバイオータとマイクロバイオーム

人間の腸内にはたくさんの種類の菌がいて，それを腸内フローラ（腸内細菌叢）といいます。細菌は腸内だけではなく，外部に接し，物が出入りする管（口腔，鼻腔，眼，消化管，膣など）や皮膚にもいます。それらの微生物のことをマイクロバイオータといい，マイクロバイオータから由来するすべてのものをマイクロバイオームといいます。

母乳とマイクロバイオータ：母から子へのプレゼント

みどり子を胸元に抱く母……そこでは誰も知らなかったプレゼント交換が行われています。かつて母乳は無菌とされていましたが，今では，乳児は乳首のまわりの皮膚から母の常在菌をのみ込むだけではなく，母乳自体に有益なマイクロバイオータが多量に含まれていることがわかってきました。母乳にはヒト(乳児)が消化吸収できず腸内細菌しか利用できないオリゴ糖[7]が相当量含まれているのも，母乳自体に細菌が含まれているのであれば合目的的だと納得がいきます。哺乳では成長に適した栄養物だけではなく，まだ免疫力が脆弱な時期に免疫物質そのものと善玉の腸内細菌叢を早くつくることで子どもを守っているのです。

見事な共生

腸内細菌については，大腸がんとの関連が注目されるようになってきています。1,000種類くらいいる腸内細菌の種類と量によって発症が影響される可能性が指摘されるようになったのです。ほかにアレルギー，認知症，心疾患など多くの疾患にマイクロバイオータやマイクロバイオームの関連が研究されています。重量こそ宿主の人体のほうが細菌より重いですが，DNAの種類をみると，主(ぬし)は細菌たちであるかのようです。多くの菌類が人体という器を借りて花畑のように繁栄しているのです。便移植はすでに試験的に行われており，近いうちに優秀な便をあげたりもらったりする時代がくるかもしれません。実は，すでにそうしている者がいます。コアラが食べるユーカリの葉はコアラには有毒ですが，腸内細菌に無毒化してもらっているのです。母親は赤ちゃんが生まれるとすぐに自分の糞を食べ（便移植）させるのです。

どろんこ遊びのすすめ

抗生剤[8)]は多くの人を細菌感染症から救いました。20世紀の最大の発見発明のひとつです。しかし昨今では，ウイルス感染症でも予防的に処方されることも多く，耐性菌の発現などが問題になってきています。動物[9)]にも治療ではなく体重増加の目的で投与されることがあります。子どもが病気になるととても心配です。しかし，重篤ではない感染症のとき，安易に多くの抗生剤を用いると，いざというときに効かなくなることを知っておかなければいけません。また，抗生剤は有用な腸内細菌も殺してしまいます。

子どもには，多くの無害な菌との出合いが必要のようです。土壌[10)]は砕けた岩に有機物が混ざってできるもので，1 cmの厚みになるのに100年も1,000年もかかる貴重なものです。菌の宝庫で，砂より泥や黒土が有用です。また，特に犬は外部環境を足につけて運んできて，免疫的に子どもを強くしてくれるといわれています。

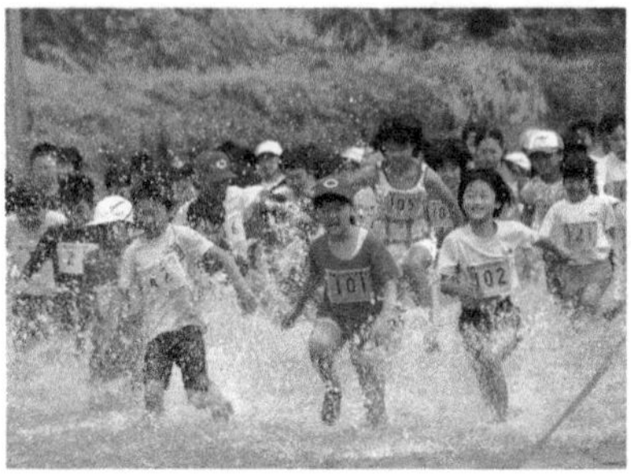

〔撮影：松岡哲博／写真提供：広島市佐伯区役所地域おこし推進課〕

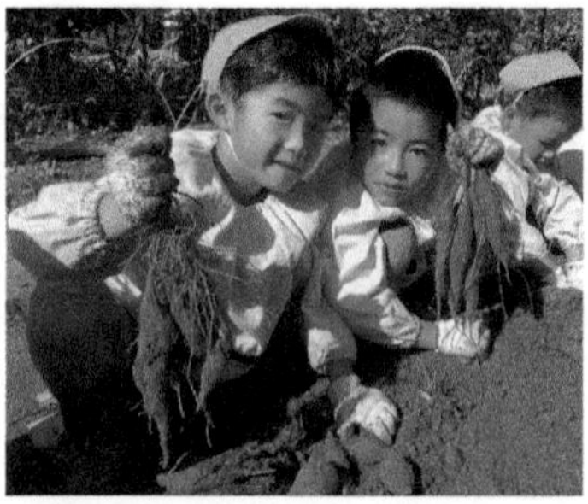

〔写真提供：清心保育園〕

1) アルコール発酵は酵母の働きであることと，その管理法を発見・開発した。現在の牛乳のパスチャライズド法（低温殺菌）はパスツールの名に由来している。
2) 清潔の概念や方法が確立されてない時代は，病人や死人を触った手のままで出産を介助し，多くの女性が産褥熱で亡くなっていた。原因病原菌は知られていなかったが，Ignaz Semmelweis（1818～1865年，ハンガリー）は塩素水で手を洗わせることで劇的に死亡率を下げた。その後，Joseph Lister（1827～1912年，イギリス）により外科手術のときの消毒法（1871年）が提唱された。
3) 垂直感染といい，胎内，産道，母乳を通じるものがある。肝炎，エイズ，白血病の一種など。
4) 干渉作用といい，細菌やウイルスにみられる。
5) ヒトは代謝することができないので，以前は不要なものと考えられていた。
6) 1995年，イギリスのGlenn R. Gibsonが提唱した。現在では，甘味づけに砂糖ではなくオリゴ糖を用いたり食物繊維を加えた商品も出ている。
7) 人乳は炭水化物が多い（7.2 g）のが特徴で，その90%以上は乳糖で残りはオリゴ糖からなる。ヒトはオリゴ糖を消化できないが，産まれてくるときに膣で受けとった細菌で利用できるようになる。ただし，最近の研究で胎便にも菌がいることがわかってきた。つまり，赤ちゃんは胎内，出生時の膣，授乳（乳汁と乳房皮膚）から細菌叢を垂直伝播されていると考えられる。また，動物により乳糖とオリゴ糖の比率は異なり，オリゴ糖は多くの種類がある。乳糖分解酵素をもたない動物もいる。
8) ペニシリン：ブドウ球菌に有効な抗生剤。Alexander Flemingによって1928年に発見された。1945年にノーベル生理学・医学賞を受賞。ストレプトマイシン：結核菌に有効な抗生剤。Selman Waksmanによって1943年に発見された。1952年にノーベル生理学・医学賞を受賞。
9) WHOは薬剤耐性に関する国際行動計画2015を定めている。日本も「責任ある慎重使用」で使用を最小に抑えることを求めている。
10) 土壌には破傷風菌が常在しているので，破傷風ワクチンをしておくこと。

参考図書

本は「どこでもドア」です。ドアを開けると，あなたの知らない世界が広がっています。

- ブライアン・コックス，生命の不思議，創元社（2014）
- ボブ・ホルムズ，風味は不思議 多感覚と「おいしい」の科学（堤理華 訳），原書房（2018）
- マリー・ドブソン，Disease 人類を襲った 30 の病魔（小林力 訳），医学書院（2010）
- サントラ・アーモット，サム・ワン，最近脳科学で読み解く 0 歳からの子育て（開一夫 訳），東洋経済新報社（2012）
- デイヴィット・J・リンデン，触れることの科学 なぜ感じるのか，どう感じるのか（岩坂彰 訳），河出書房新社（2016）
- アシュレイ・モンタギュー，タッチング（佐藤信行・佐藤方代 訳），平凡社（1977）
- 仲谷正史・筧康明・白土寛和，触感をつくる《テクタイル》という考え方，岩波書店（2011）
- アンディ・ブラニング，カリカリベーコンはどうして美味しいにおいなの？　食べ物・飲み物にまつわるカガクのギモン（高橋秀依・夏苅英昭　訳），化学同人（2016）
- 農山漁村文化協会，そだててあそぼう 1 ～ 105 巻，農山漁村文化協会（1997 ～ 2012）
- 農山漁村文化協会，つくってあそぼう 1 ～ 40 巻，農山漁村文化協会（2004 ～ 2012）
- 清水将之，私説児童精神医学史　子どもの未来に希望はあるか，金剛出版（2018）
- 沢山美果子，江戸の捨て子たち　その肖像，吉川弘文館（2008）
- 沢山美果子，江戸の乳と子ども，吉川弘文館（2016）
- ベリンダ・レシオ，数をかぞえるクマ，サーフィンするヤギ－動物の知性と感情をめぐる驚くべき物語（中尾ゆかり 訳）NHK 出版（2017）
- ヴァージニア・モレル，なぜ犬はあなたの言っていることがわかるのか 動物にも “心” がある（庭田よう子 訳）講談社（2015）
- 江草安彦ほか，重症心身障害療育マニュアル，医歯薬出版（2003）
- ローナ・ウイング，自閉症スペクトル 親と専門家のためのガイドブック（久保紘章ほか監訳），東京書籍（1998）
- 社会福祉法人豊田市福祉事業団，献立いろいろ　偏食編（2008）
- 社会福祉法人 豊田市福祉事業団，献立いろいろ　食物形態編（2009）
- 阪本寧男，雑穀博士　ユーラシアを行く，昭和堂（2005）
- イチロー・カワチ，ブルース・P・ケネディ，不平等が健康を損なう（西信雄・高尾総司・中山健夫 訳），日本評論社（2004）
- ブレット・フィンレー，マリー＝クレア・アリエッタ，「きたない子育て」はいいことだらけ　丈夫で賢い子どもを育てる腸内細菌教室（熊谷玲実 訳），プレジデント社（2017）
- 浦嶋匡，おっぱいの進化史，技術評論社（2017）
- 増崎英明・最相葉月，胎児のはなし，ミシマ社（2019）
- デボラ・ブラム，愛を科学で測った男　異端の心理学者ハリー・ハーロウとサル実験の真実（藤澤隆史・藤澤玲子 訳），白揚社（2014）
- 田中修，植物はすごい，中公新書（2012）
- チャールズ・スペンス，「おいしさ」の錯覚（長谷川圭 訳），角川書店（2018）
- フォレスト・カーター，リトル・トリー（和田穹男 訳），めるくまーる（1991）
- 山極寿一，ヒトはどのようにしてつくられたか，岩波書店（2007）
- ジョージ・シャフナー，人生について数字が教えてくれること（黒原敏行 訳）角川書店 (2001)
- 横尾壮英，大学の誕生と変貌～ヨーロッパ大学史断章～，東信堂（1999）

付録

みんなでつ

保育所行事での食べ物

保育所の行事で保護者もいっしょにみんなでつくる料理は，難しい技術が不要で，最終段階（食べる直前）では手を触れず，熱をかけ，そのまま食べる料理が適しています。イベントなどでアイスクリームの天ぷらを見ることがありますが，揚げ物や焼き物は内部温度が上がりにくいのでリスクは大きいです。また，前日ではなく必ず当日に調理します。カレーはとろみがあるので温度がなかなか下がらず，冷ますときに細菌増殖しやすいなど，意外とリスクが高いので注意が必要です。簡単で子どもも参加できて，人数も融通が利くパエリア風炊き込みごはんをつくってみましょう。

パエリア風炊きこみごはんの作り方

1

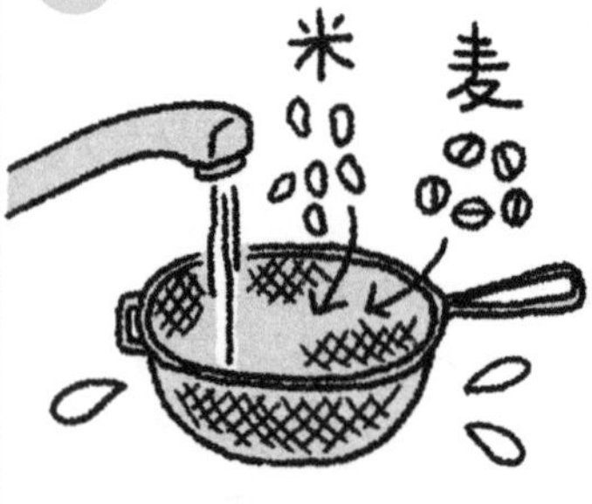

米（無洗米）と麦はざっと水通しをし，水気をきる。

2

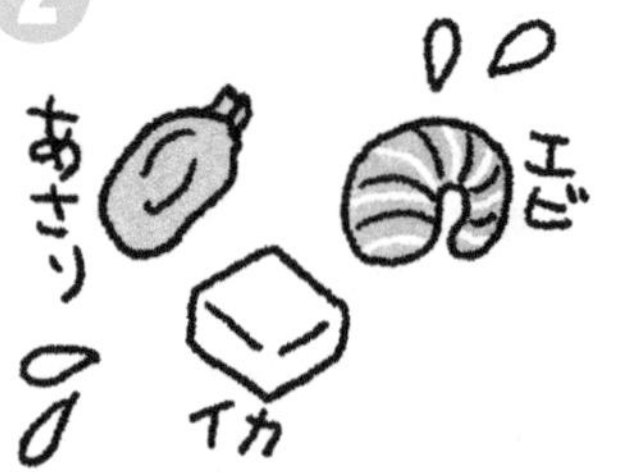

あさり，イカ，エビは冷凍のシーフードミックスを用意し洗っておく（解凍して時間をおかない）。

4

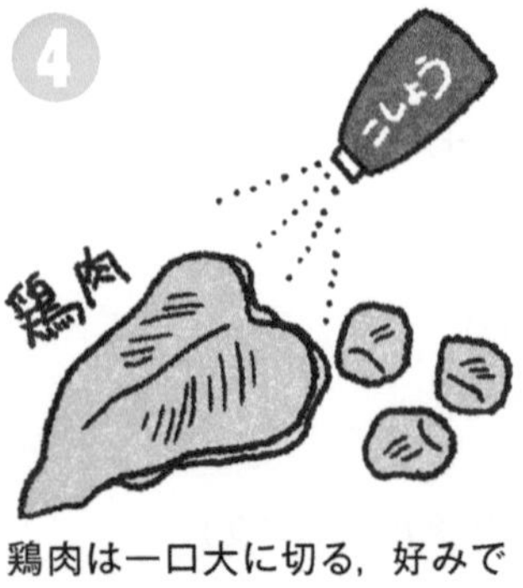

鶏肉は一口大に切る，好みでこしょうを振っておく（塩は振らない）。

5

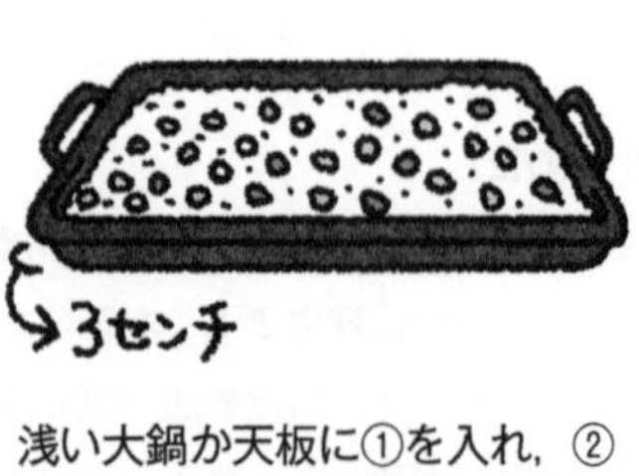

浅い大鍋か天板に①を入れ，②と④，ピーマン以外の③をのせる。材料の厚みは 3 cm 程度に薄く広くしたほうがよい。

6

⑤の上に，水と細かく刻んだスープの素，ケチャップ，オリーブ油をまんべんなく加え，加熱する。

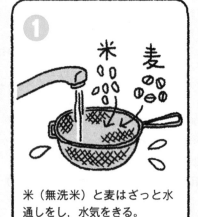

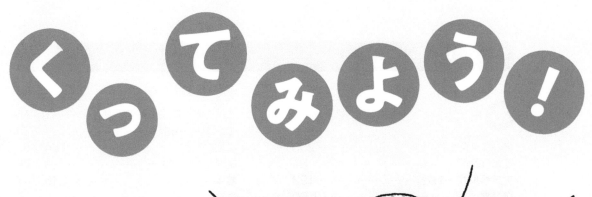

くってみよう！

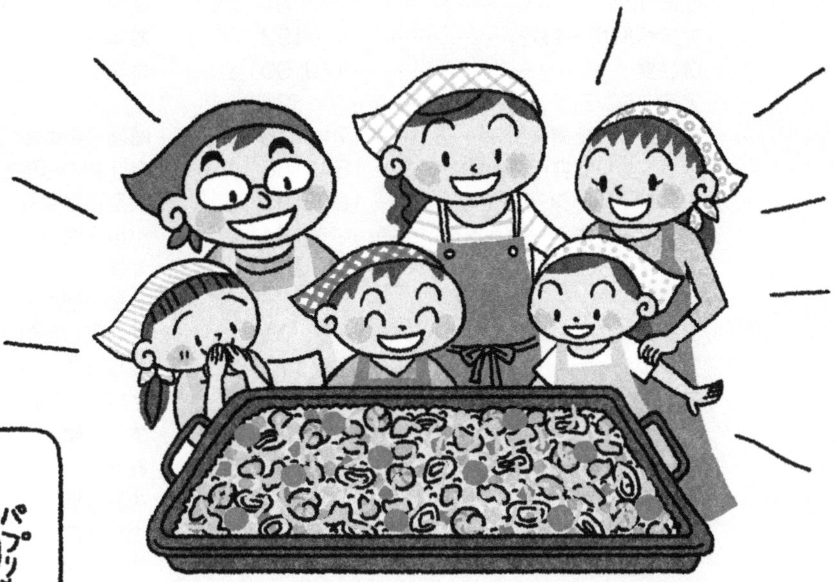

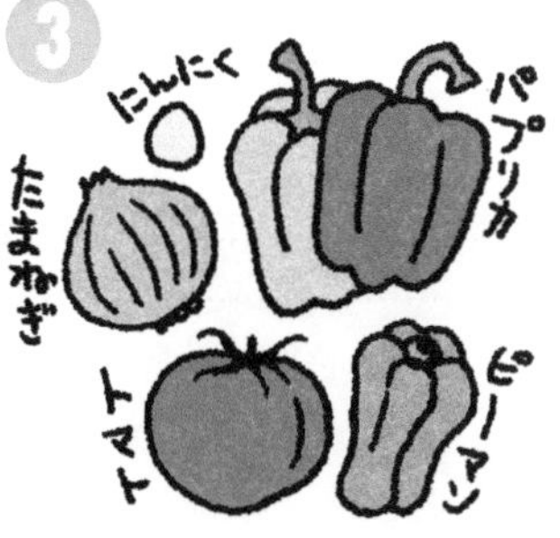
③
にんにく
パプリカ
たまねぎ
トマト
ピーマン

たまねぎ，にんにく，ピーマン，パプリカ，トマトはざく切りにする。

⑦
チーズ
ピーマン

⑥が煮え，水分がなくなってきたら，ピーマンとチーズをのせる。チーズが色づくまで加熱する。

材料名	1人分 (g)	4人分 (g)	50人分 (g)
米（無洗米）	30	120	1,500
麦（米粒麦なければ押し麦）	40	160	2,000
あさり（シーフードミックス）	12	48	600
たまねぎ	40	160	2,000
にんにく（好みで）	5	20	250
鶏肉（もも肉またはむね肉）	35	140	1,750
いか（シーフードミックス）	20	80	1,000
えび（シーフードミックス）	15	60	750
ピーマン（緑）	10	40	500
パプリカ（赤）	10	40	500
パプリカ（黄）	10	40	500
トマト	50	200	2,500
オリーブ油	8	32	400
水	95	380	4,750
固形スープの素（個）	0.4	1.6	20
トマトケチャップ	8	32	400
チーズ（ピザ用細切り）	15	60	750

※家庭ではチーズを除いて炊飯器を用いてもよい。この料理での調味料の塩分はスープの素のみ。

索 引

あ 行

アーミッシュ………………………………203
亜鉛（Zn）………………………………34
アスペルガー症候群……………………193
遊び食べ……………………………79, 90
アデノシン三リン酸（ATP）……………23
アトピー性皮膚炎………………171, 176
アドレナリン自己注射薬………184, 186
アナフィラキシー………………184, 185
アナフィラキシーショック……………184
アニマルウェルフェア…………………202
甘味…………………………………………26
アミノ酸……………………………26, 31
アレルギー………………………171, 173
アレルゲン表示……………………………63

異化…………………………………………81
閾値………………………………25, 183
育児用粉乳の分類…………………………72
イソロイシン………………………………31
I型アレルギー → 即時型アレルギー
1型糖尿病…………………………………81
一汁三菜……………………………36, 144
一次予防…………………………………226
一価不飽和脂肪酸…………………………30
イノシン酸………………………………145
異物除去…………………………………169
色の3原色…………………………………25
インスリン…………………………81, 82

ウェルシュ菌……………………………112
うま味…………………………26, 144, 145

衛生仮説…………………………………173
衛生管理…………………………………110
栄養…………………………………………23
栄養機能食品………………………………63
栄養士………………………………………40
栄養素等摂取量………………6, 8, 11, 12
栄養素………………………………………38
——の分類…………………………………29
栄養転換…………………………………223
栄養表示……………………………………62
栄養不良…………………………………215
栄養補助食品……………………………218
エネルギー（食事摂取基準における）………46
エネルギー産生栄養素比率………35, 46
エネルギー密度……………………………78
エピペン[®]……………………………184, 186
エプロンシアター…………………………66
絵本………………………………246, 247
塩味…………………………………………26

嘔吐（乳幼児の）…………………………166
嘔吐物の処理方法…………………………59
大型海洋生物……………………………105
小川未明…………………………………160
沖縄………………………………………218
お食い初め………………………139, 196
押し出し反射………………………76, 79
おしっこ…………………………………163
オゾン（O_3）……………………………23
オゾン層……………………………………23
おやつ……………………………………117
オリゴ糖…………………………30, 69, 251
オリザニン…………………………………27
オレイン酸…………………………………69
温石………………………………………140
温暖化……………………………………243

か 行

ガーナ……………………………………217
回帰線……………………………………239
壊血病………………………………………26
外食率……………………………………15, 19
懐石………………………………………140
会席料理…………………………………140
海藻………………………………………146
外部委託…………………………………156
カウプ指数…………………………………87
ガウン……………………………………248
顔色………………………………162, 164
化学物質…………………………………244
学童…………………………………66, 92
学童期………………………………………92
——の栄養（食事摂取基準における）
……………………………93, 94, 95
——の食事………………………………155
——の食生活………………………………96
——の成長曲線……………………………88
——の食べ物……………………………118
過産…………………………………………66

カゼイン………………………………… 68
家族歴……………………………… 180, 237
脚気……………………………………… 27
学校給食……………………………6, 247
学校給食摂取基準……………………… 6
割烹…………………………………… 141
家庭…………………………………… 153
加熱操作………………………………… 54
加熱方法………………………………… 55
加熱卵黄………………………………… 76
カリウム（K）………………………… 34
カリウム（食事摂取基準における）……… 48
カルシウム（Ca）……… 7, 33, 34, 99, 121
カルシウム（食事摂取基準における）…… 48
カルシウム推奨量……………………… 48
寛解…………………………………… 180
感作…………………………………… 172
がん死亡率…………………………… 229
感受性期……………………………… 132
甘藷（さつまいも）………………… 222
感染症………………………………… 105
カンブリア生命爆発…………………… 23
管理栄養士……………………………… 40

既往歴………………………………… 180
気候変動……………………………… 243
起坐呼吸……………………………… 163
起床時刻…………………………12, 15, 17
機能性表示食品………………………… 63
基本味…………………………………… 26
嗅覚……………………………………… 25
給食だより………………………134, 135
牛乳の栄養価…………………………… 71
教育…………………………………… 125
胸腺…………………………………… 173
胸部突き上げ法……………………… 169
キョフテ（Kofte）…………………… 116
麒麟(きりん)……………………………… 152
禁忌（食べ物の）…………………… 201
筋ジストロフィー…………………… 190

グアニル酸…………………………… 145
クジラ………………………………… 105
グルコース…………………………26, 29, 82
グルタミン酸………………………… 145
くる病…………………………………… 70
クロム（Cr）…………………………… 34

経口免疫療法………………………… 183
鶏卵アレルギー……………………… 180
鶏卵アレルギー発症予防に関する提言…… 180
月経……………………………………… 99
血糖……………………………………… 81
血糖値…………………………………… 81
げっぷのさせ方……………………… 114
ケミカルセンサー……………………… 24
下痢（乳幼児の）…………………… 168
減塩…………………………55, 89, 146
原核細胞………………………………… 23
健康………………………………………… 1
健康食………………………………… 145
健康増進法……………………………… 71
言語取得……………………………… 132
原始反射………………………………… 75
原発性免疫不全症候群……………… 164

誤飲……………………………………92, 170
高機能自閉症………………………… 193
高血圧…………………………………… 89
高血圧症……………………………… 147
抗原特異的 IgE 抗体検査 …………… 180
高校生 → 青年
——の身長……………………………… 6
——の体重……………………………… 7
高出生体重児…………………………… 66
硬水…………………………………… 142
抗生剤………………………………… 252
硬度…………………………………… 142
口内炎（乳幼児の）………………… 166
蝙蝠(こうもり)……………………………… 151
高齢者（食事摂取基準における）……… 45
——の食生活………………………… 121
誤嚥……………………………………92, 169
コーシャ……………………………… 131
五覚…………………………………… 145
呼吸…………………………………… 163
極小未熟児……………………………… 66
黒人…………………………………… 148
国土消滅……………………………… 244
国民病…………………………………… 27
穀物自給率…………………………… 238
穀物生産（量）……………………238, 241
ココプラス…………………………… 218
個食……………………………………… 16
孤食……………………………………… 16

五色……145
五適……145
子どもの権利条約……21
子どもの料理への興味……98
粉ミルク → 粉乳
コハク酸……145
五法……145
ゴミ……243
五味……145
小麦……241, 242
コメ……222, 241, 242
コレステロール……30
コレラ……28
献立作成……56
昆布……142, 222

さ 行

サイトカイン……174
サカサギ菌……113
先付……140
さつまいも……117
サルモネラ菌……112
参照体位……48, 49
酸味……26

シアノバクテリア……22
強肴……140
死因……229
紫外線……70
視覚……25
視細胞……25
脂質……30
脂質（食事摂取基準における）……47
脂質（母乳の）……69
思春期……93
——の食事……155
自所調理……156
シズル感……145
七五三……139
児童の有無別世帯割合……14, 17, 18
児童福祉施設……154
——の食と栄養……154
児童福祉施設における食事の提供ガイド……21
児童福祉法……20, 154
児童養護施設……154
ジニ係数……222
自閉スペクトラム症……192
脂肪酸……30
じゃがいも……117
周産期……67
就寝時刻……12, 15, 16
就業率（母親の）……14, 18
出生時体重……66
授乳……67, 113
授乳中の食生活……107
障害……188
小学生 → 学童
——の身長……6
——の体重……7
脂溶性ビタミン……32
小中学生の栄養素摂取状態……41
小児 → 幼児，学童
——の成長曲線……88
食育……21
——のとりくみ……97
食育ガイド……126
食育環境……130
食育基本法……125, 126
食塩摂取量……146
食塩相当量……48
食事摂取基準……40, 41
——に基づいた食事……50
——の概要……44
食生活指導……132
食中毒予防……58, 111
——の３原則……111
食の外部化率……15, 19
食品群……60
食品群別摂取量……6, 10
食品表示法……61
食品ロス……136
食物アレルギー……171, 173, 176
——の栄養指導……182
——の原因食物……175, 178
——の症状……176
——の診断・管理のフローチャート……178
——の臨床型……175
食物アレルギー診断のフローチャート……182
食物経口負荷試験……178, 181
食物除去試験……181
食物繊維……30, 120
食料……237
食糧……237

食糧問題……237
食事バランスガイド……60, 61
食器……151
ショ糖……30
真核細胞……23
心血管疾患……231
人口……207
人口論……241
新生児……66
新生児マススクリーニング……83
心臓発作……231
身体活動不足……236
身体障害……189
身長（乳幼児の）……4
身長（幼児・小学生・中学生・高校生の）……6
身長発育パーセンタイル曲線……4
人乳 → 母乳
シンバイオティクス……251

水銀……105
推奨量（RDA）……42
錐体……25
垂直感染……252
推定エネルギー必要量……49
推定平均必要量（EAR）……42
睡眠……163
水溶性ビタミン……32
スキンバリア……172, 177
スクロース……84
スプーンの持ち方……89
スプラウト類……117
スレオニン → トレオニン

生活習慣病……45
正期産……66
正期出生体重児……66
制御性T細胞……173
青年……66, 99
青年期……99
——の栄養（食事摂取基準における）……99, 100, 101
——の食生活……100
世界の人口……207
世界無形文化遺産……139, 144
世界食料デー……136
咳エチケット……110
摂取制限勧告……105
摂食障害……102
絶滅……23, 244
セルロース……30
セレン（Se）……34
遷延……70
線虫……24
先天代謝異常……83
——の食事療法……83, 84

早期産……66
痩身傾向児……5
——の出現率……9
阻害……81
即時型アレルギー……173, 185

た行

体温……164
代謝……81
代謝異常……81
体重（乳幼児の）……4
体重（幼児・小学生・中学生・高校生の）……7
体重発育パーセンタイル曲線……5
耐性獲得……182
体調不良……162
第二次性徴期……92, 93
耐容上限量（UL）……43
大量絶滅……23
ダウン症候群……191
多価不飽和脂肪酸……30, 69
だし……142
正しく食べる力や習慣……39
脱感作……183
脱水……163
多糖類……30
食べ物と栄養素……38
食べ物を目立たなくさせる方法……117
食べる速さと肥満……39
卵アレルギー……76
単純性肥満……96
炭水化物……29
炭水化物（食事摂取基準における）……47
タンデムマス法……83
単糖類……29
たんぱく質……31
たんぱく質（食事摂取基準における）……46
たんぱく質（牛乳の）……68

たんぱく質（母乳の）………………………… 68

チアノーゼ…………………………………… 169
乳（哺乳類の）……………………………… 108
——の栄養成分…………………………… 108
窒息…………………………………… 169, 170
知的障害……………………………………… 191
知能指数……………………………………… 191
茶懐石………………………………………… 140
チャンプルースタディ…………………… 226
中央値………………………………………… 2
中学生の身長………………………………… 6
中学生の体重………………………………… 7
中性脂肪………………………………30, 69
中軟水………………………………………… 142
腸管出血性大腸菌………………………… 111
朝食欠食……………………………………… 45
朝食欠食率……………………………………9, 12
朝食習慣……………………………10, 13, 17
朝食の共食…………………………………10, 13
調製粉乳……………………………………71, 72
——の栄養価……………………………… 71
腸内フローラ（腸内細菌叢）
……………………………………68, 70, 251
調乳…………………………………………… 112
調乳方法……………………………………… 113
超未熟児……………………………………… 66
調味操作……………………………………… 54
調理法………………………………………… 54

低栄養………………………………… 212, 215
低出生体重児……………………………66, 107
低出生体重児用調製粉乳
（低出生体重児用ミルク）………………… 72
低身長………………………………………… 217
溺死…………………………………………… 170
鉄（Fe）………………… 33, 34, 70, 99, 121
手づかみ……………………………………… 79
手づかみ食…………………………………… 116
手作りおやつ………………………………… 117
鉄欠乏性貧血………………………………70, 99
電子レンジ…………………………………54, 55
でんぷん……………………………………30, 83
転落…………………………………………… 170

銅（Cu）……………………………………34, 84
同化…………………………………………… 81
糖質（母乳の）……………………………… 69
糖尿病…………………………………81, 229
糖尿病患者数…………………………231, 232
動物福祉……………………………………… 202
トウモロコシ…………………………241, 242
トキソプラズマ……………………………… 105
特殊ミルク…………………………………… 72
特定保健用食品……………………………… 63
特別な配慮……………………………155, 162
トクホ → 特定保健用食品
トランス脂肪酸……………………………… 34
トリグリセリド……………………………… 69
トリプトファン……………………………… 31
トレオニン…………………………………… 31

な行

ナイアシン…………………………………… 32
中食…………………………………………… 16
ナトリウム（Na）……………………………26, 34
ナトリウム（食事摂取基準における）……… 48
軟水…………………………………………… 142

２型糖尿病……………………………81, 230
苦味…………………………………………… 26
二次感染……………………………………… 111
二次的乳糖不耐症………………………… 168
二重抗原暴露仮説………………………… 172
二次予防……………………………………… 226
二糖類………………………………………30, 69
日本人の食事摂取基準（2020 年版）
→ 食事摂取基準
煮物椀………………………………………… 140
乳児…………………………………………… 66
乳児期………………………………………66, 112
——の食べ物……………………………… 112
乳汁の与え方………………………………… 154
乳汁分泌……………………………………… 73
乳児用調製粉乳…………………71, 72, 112
乳糖 → ラクトース
乳等省令〔乳及び乳製品の成分規格等に
関する省令〕……………………………… 71
乳幼児
——の嘔吐………………………………… 166
——の下痢………………………………… 168
——の口内炎……………………………… 166
——の身長………………………………… 4

——の体重…………………………………… 4
——の発熱………………………………… 164
——の便秘………………………………… 168
乳幼児栄養調査…………………………10, 13
乳幼児期の食生活………………………… 122
乳幼児期発症食物アレルギー…………… 176
乳幼児身体発育曲線………………………… 3
妊産婦死亡率……………………………… 74
妊娠………………………………………66, 103
妊娠期の食事……………………………… 103
妊娠期の食生活…………………………… 103
妊娠・授乳期の食べ物…………………… 121
認知症の予防……………………… 234, 235
認定こども園……………………… viii, 154
妊婦の栄養（食事摂取基準における）
……………………………104, 105, 106

熱164
熱中症……………………………………… 165

脳性まひ…………………………………… 189
ノーマライゼーション…………………… 199
ノロウイルス……………………………… 111

は行

パーセンタイル値…………………………… 2
肺炎ウイルス……………………………… 112
背部叩打法………………………………… 169
箸の持ち方………………………………… 89
ハチ刺傷…………………………………… 186
はちみつ…………………………………… 111
八寸………………………………………… 140
発達障害…………………………………… 192
発熱………………………………………… 164
パラグアイ………………………………… 213
ハラル……………………………………… 131
バリン………………………………………… 31
パルミチン酸………………………………… 69
反射…………………………………………… 79
パントテン酸………………………………… 32

ビオチン……………………………………… 32
非加熱操作…………………………………… 54
光の３原色…………………………………… 25
ヒスチジン…………………………………… 31
微生物……………………………………… 250
ビタミン……………………………………… 31
ビタミン（母乳の）………………………… 70
——の働き………………………………… 32
ビタミンA…………………………………… 32
ビタミンB_1…………………………………… 32
ビタミンB_2…………………………………… 32
ビタミンB_6…………………………………… 32
ビタミンC……………………………………26, 32
ビタミンC（食事摂取基準における）……… 48
ビタミンD…………………32, 33, 70, 121
ビタミンD（食事摂取基準における）……… 47
ビタミンE…………………………………… 32
ビタミンK…………………………32, 33, 70
備蓄（表）…………………………… 123, 124
必須アミノ酸………………………………… 31
必須脂肪酸……………………………………30, 69
必要水分量………………………………… 163
ビフィズス菌………………………………… 69
皮膚テスト………………………………… 181
飛沫感染……………………………………… 73
肥満…………………………………39, 95, 215
肥満傾向児…………………………………… 5
——の出現率……………………………… 8
肥満度………………………………………… 5
百日祝い……………………………… 139, 196
日焼け………………………………………… 70
貧血………………………………………… 107
貧困……………………………………19, 207
貧困率………………………………………… 18

フィージー………………………………… 216
風疹………………………………………… 107
フードバンク……………………………… 136
フードピラミッド……………………………60, 61
フェニルアラニン…………………………… 31
フェロモン…………………………………… 25
フォローアップミルク……………………… 72
不可避損失量……………………………… 147
腹部突き上げ法…………………………… 169
ブドウ糖 → グルコース
不飽和脂肪酸………………………………… 30
フルクトース………………………………… 84
フレイル……………………………………43, 45
プレバイオティクス……………… 177, 251
プロバイオティクス……………… 177, 250
粉乳……………………………………71, 72

平均寿命……220, 229, 230
ベジタリアン……201
ペニシリン……252
ベビーフード……80
ペラグラ……28
ヘルパーT細胞……173
便移植……251
偏食……91
便通……57
弁当……36
便秘（乳幼児の）……168

保育園……viii
保育所……viii, 154
保育所行事での食べ物……245, 255
保育所保育指針……2, 21
飽和脂肪酸……30
補完食 → 離乳食
補酵素……84
母子健康手帳……105
補食……117
補足効果……31
ボタン電池……170
ボツリヌス菌……111
母乳……68
——の栄養価……71
——のメリット……74
母乳バンク……74
哺乳反射……75, 79
哺乳瓶の煮沸消毒……112
母乳分泌……75
哺乳量……67
ポピュレーションアプローチ……226
本膳料理……140
本節……142

ま行

マイクロバイオータ……251
マイクロバイオーム……251
マグネシウム（Mg）……26, 34
マグロ……105
マルサス（Malthus）……241
マルトース……83
マンガン（Mn）……34
慢性腎臓病……148

味覚……25, 80
味覚嫌悪学習……91
水……28, 54
未調理コーンスターチ……84
ミトコンドリア……23
ミニトマト……117
ミネラル……33, 68
ミネラル（母乳の）……70
——の働き……34
ミャンマー……209
ミルクアレルギー用ミルク……72

無月経……102
向付……140
虫歯……76
無乳糖粉乳……72

メタ解析……234
メチオニン……31
メチル水銀……105
目安量（AI）……43
免疫アレルギー反応……174
免疫グロブリン……68

目標量（DG）……43
もったいない（Mottainai）……136
もやし……117
モリブデン（Mo）……34
モロー反射……79

や行

やけど……170
やせ（食事摂取基準における）……46
やせ……93, 107
やせ願望……102

ユニバーサルデザイン……196
ユネスコ（UNESCO）……139

養護……125
葉酸……32, 121
葉酸（食事摂取基準における）……47
幼児……66, 85
——の食行動……89
——の身長……6
——の体重……7

幼児期……………………………………………… 85
——の栄養（食事摂取基準における）
……………………………… 85, 86, 87
——の食事…………………………………… 155
——の成長曲線……………………………… 88
——の食べ物………………………………… 115
幼児食……………………………………………… 80
ヨウ素（I）……………………………………… 34
幼稚園……………………………………………viii

ら行

ラクターゼ……………………………………… 69
ラクトアルブミン……………………………… 68
ラクトース……………………………………68, 69
ラクトグロブリン……………………………… 68
ラクトフェリン………………………68, 109
落下……………………………………………… 170

リジン…………………………………………… 31
リスクと最適摂取量………………………… 233
リステリア…………………………………… 105
リステリア菌………………………………… 112
離乳……………………………………………74, 76
——の進め方………………………………77, 78
離乳完了期……………………………………… 80
離乳後期………………………………………… 80
離乳食…………………………………………74, 114
——の進め方………………………………… 154
離乳中期………………………………………… 80
離乳初期………………………………………… 80
リノール酸……………………………………… 69
龍151
料亭……………………………………………… 141
リン（P）………………………………………… 34

ルワンダ………………………………………… 210

冷凍・冷蔵母乳……………………………… 155

ロイシン………………………………………… 31

わ行

和食……………………………139, 144, 145
椀刺し…………………………………………… 143

欧文・数字

ATP（アデノシン三リン酸）……………… 23
BMI（食事摂取基準における）…………… 45
BMI……………………………………………… 48
CD 4陽性T細胞……………………………… 173
CRP……………………………………………… 185
GNI……………………………………………… 211
JCS……………………………………………… 185
Life's simple 7………………… 231, 232
MyPlate………………………………………… 37
PDCA…………………………… 127, 128
PFC比 → エネルギー産生栄養素比率
QOD（死の質）……………………………… 231
SDGs（持続可能な開発目標）…………… 207
Treg細胞……………………………………… 173
UNDP（国際連合開発計画）……………… 242
UNESCO（ユネスコ）……………………… 139
unmature death……………………………… 150
WFP（国連世界食糧計画）………………… 218
WHO（世界保健機構）……………………… 67

26ショック…………………………………… 220
330ショック………………………………… 220
736ショック………………………………… 220

本

牛女…………………………………………… 160
おおきなかぶ………………………………… 246
おおきなおおきなおいも…………………… 246
どろんこハリー……………………………… 247
せかい　いち　おいしいスープ………… 247
ふしぎなやどや　………………………… 247
ロバのシルベスターとまほうの小石…… 247
ハリーポッターシリーズ…………………… 248
秘密の花園…………………………………… 248
白旗の少女…………………………………… 249

編著者紹介

青木三恵子　博士（医学）

徳島大学大学院栄養学研究科修士課程修了（酵素研），高知大学大学院総合人間自然科学研究科医学専攻にて博士号取得。

現在は高知大学 客員教授（環境医学）。

広島市出身，生活習慣や味覚が健康にどのように影響しているかを専門とし，食の栄養以外の働き，たとえば子どもの頃の食が高齢期の心を支えることにも関心がある。学生時代に知ったWiddowsonの論文は人生観の根幹にぐさりと刺さっている。学生実験で内部温度計を握ると手の冷たい学生より10℃高い。

所属学会：日本味と匂学会など

NDC 498　271p　26cm

子どもの食と栄養

「生きる力」を育むために

2020年3月25日　第1刷発行

編著者　青木三恵子
発行者　渡瀬昌彦
発行所　株式会社　講談社
〒112-8001　東京都文京区音羽2-12-21
販　売　(03)5395-4415
業　務　(03)5395-3615
編　集　株式会社　講談社サイエンティフィク
代表　矢吹俊吉
〒162-0825　東京都新宿区神楽坂2-14　ノービィビル
編　集　(03)3235-3701

本文データ制作・カバー・表紙印刷　株式会社双文社印刷
本文印刷・製本　株式会社講談社

落丁本・乱丁本は，購入書店名を明記のうえ，講談社業務宛にお送りください。送料小社負担にてお取り替えします。なお，この本の内容についてのお問い合わせは講談社サイエンティフィク宛にお願いいたします。

定価はカバーに表示してあります。

Printed in Japan

ISBN978-4-06-516751-9